五運六氣處方學

崔盛植編

東洋書籍

편자 : 철학박사 백운당 최 성 식　Dr.O.M.D., Ph.D.
　　　동양건재한의원장　Oriental Health Foods/Herbs Co.
　　　현 : 미국 LOSANGELES 거주

학력 :
UNION 경영대학 졸
ROYAL 동양의대 졸
SAN.RA O.N.D 졸

저서 :
해몽하는법
당화사주
대한만세력
오운육기처방학

경력 :
LA동양건재한의원 상무이사
뉴욕동양건재한의원 원장
로얄대학교 의과대학 이사
미주 TVI.NA협회 이사장
국제예상과학협회 미주이사장
감로회 전미주지역회장
백운당 L.A.뉴욕대표

NEW YORK :
(212) 268-0888
(212) 594-8396
945 S.WESTERN AVENUE총본부

LOS ANGELES. CALIF. 90006

LA :
(213) 735-3795
(213) 935-8989
(213) 936-8989

TELEX : 673552 HANSCO LSA

序 文

　人間은 天氣를 받아 出生하고 自然變化의 原理로서 生死苦樂의 人生을 살아간다. 天地大自然의 法則에 의하여 春夏秋冬 四季를 運行하며 陰陽五行의 原理에 의하여 森羅萬象은 養生死絶을 運行하고 있다.

　天과 地에 五行이 있어 天地의 運氣가 된다. 運은 體 되고 氣는 用이 됨으로 萬物은 그 體用에 의하여 生長하고 結實하고 枯死하게 된다.

　東洋醫學은 이 宇宙大自然의 原理에 비롯된 哲學的 科學이다. 일찌기 先賢은 五運六氣法을 案出하여 人體保養과 病藥治療의 醫術로 삼았다.

　人間은 저마다 氣候風土가 다르고 環境位置가 다른 곳에서 各己 體質이 다르게 이 세상에 出生한다. 그리고 人間은 母體에 入胎하여 生命을 附與받아 胎內에서 胎兒로서의 一定期間 宿命的生을 거치고 세상에 出生하여 이제부터 胎外에서 生命을 이어가며 宿命的 一生을 살아간다. 天地人 三才 自然의 運氣의 基礎위에서 人體를 分析研究하여야 하고 그 原理위에서 人體를 病理治療하여야 함은 지극히 당연하고 科學的 處方이라 할 수 있다. 이러한 의미에서 五運六氣處方學은 醫術의 最高의 寶書라 하지 않을 수 없다.

　現代의 모든 東西醫學者의 새로운 醫學的 視覺으로 再吟味하고 研究發展시켜야 할 重大한 課題이라 하겠다. 奧妙한 東西醫學의 眞理를 探究하여 온 筆者는 醫術의 眞隨가 五運六氣處方에 있음을 發見하고 學界의 研究資料로 整理하여 供覽하는 바이니 醫學界 先後輩同志의 高見을 바라며 醫道에 새로운 氣風이 振作되어 무궁한 발전있기를 所望하는 바이다.

　　　　　　　　　　　　　　　　己巳年 立春節
　　　　　　　　　　　　　　　美國 L.A.寓居에서
　　　　　　　　　　　　　　　　崔 盛 植 謹識

目 次

第一章 運氣原理 ………………………………… 5
第一節 五運六氣學 ………………………………… 5
第二節 五運六氣法 ………………………………… 9
第三節 主運主氣 …………………………………… 12
第四節 客運客氣 …………………………………… 14
第二章 入胎原理 ………………………………… 19
第一節 入胎算出法 ………………………………… 19
第二節 入胎四柱算法 ……………………………… 22
第三章 臟腑運氣各論 …………………………… 30
第一節 木運臟腑 …………………………………… 30
第二節 火運臟腑 …………………………………… 34
第三節 土運臟腑 …………………………………… 38
第四節 金運臟腑 …………………………………… 42
第五節 水運臟腑 …………………………………… 46
第四章 病藥治療 ………………………………… 50
第五章 處方調劑 ………………………………… 54
第六章 却病諸法 ………………………………… 310
第一節 日別却病 …………………………………… 310
第二節 天干字却病 ………………………………… 313
第三節 地支字却病 ………………………………… 313
第四節 病鬼退治 …………………………………… 315
第五節 三十日却病 ………………………………… 315
第六節 病占 ………………………………………… 315
第七章 病科處方 ………………………………… 316

第一章 運氣 原理

第一節 五運六氣學

五運 六氣學이란 어떤 學問인가.

五運 六氣는 바로 宇宙의 表象이다.

宇宙學과 考古學과 地球物理學으로 설명되어야 하기 때문이다.

大宇宙 空間에는 天體들이 끊임없이 生成變化하고 있다.

地球上에서도 四時秩序가 整然한 가운데에서 생겨나서 자라고 그리고 늙어 죽어가고 있는데 이것이 바로 相生의 原理이고 하늘의 道다.

老子는 『宇宙의 根源인 道에서 一元의 氣가 생기고 一元의 氣에서 陰陽 二氣가 생기고 陰陽 二氣에서 和氣가 생기어 이 三氣의 和合運動으로 말미암아 萬物이 生成된다』고 했다.

無極에서 陰陽이 二分하여 太極이 생기고 太極에서 木火土金水의 五元素가 생겨 相生으로 萬物이 化生하여 자란다는 생각이다.

五運六氣學 즉 東醫學의 根本思想을 이루는 이 陰陽說의 뿌리는 約 一萬二千年前에 地球上에서 사라진 『母大陸』人間들의 天地創造思想으로 거슬러지고, 직접 또는 간접으로 그 文化를 이어받은 先聖들에 의해 唱導된 陰陽五行思想에 의해 發展시킨 獨特한 漢方醫學이다.

五天運行의 「和氣合而生物」의 順序를 알아야한다.

五運을 分類하면 一運에 七十二日로 되어 있어 五로 곱하면 三百六十日이다.

六氣를 分類하면 一氣에 六十日式 되니 六으로 곱하면 三百六十日이다.

五運이란 天運이 一年中에 循環하는 眞理이다.

五運六氣란 地氣가 一年中 循環하는 眞理를 說明한 것이다.

五運은 天干을 말하고 地氣는 六氣를 말한다. 天의 五運은 바로 天干 六甲이라 하니 甲乙丙丁戊己庚辛壬癸의 十干이 되고 地의 六氣를 바로 十二支의 子丑寅卯辰巳午未申酉戌亥로 되어 있다.

五運은 甲부터 시작하여 癸에 끝나며 六氣는 子부터 시작하여 亥에서 끝난다.

이 世上에는 男子가 있으면 女子가 있는 것과 같이 天干의 甲은 陽이 되며 (+)가 되고 己는 陰이 되어 (−)가 되기에 陽과 陰이 男과 女가 된다는 眞理라 한다. 男子와 女子가 相逢하면 愛情이 생기고 愛情의 뒤에 變化는 곧 子息을 生産하게 된다는 것은 自然의 眞理가 되는 것이다. 그러기에 甲己가 合하면 土를 生한다. 그러므로 乙庚이 合하면 金을 生하고 丙辛이 合하면 水를 生하고 丁壬이 合하면 木을 生하고 戊癸가 合하면 火를 生한다.

十干이 相合하면 五干이 되고 五干이 金水木火土가 된다.

甲己를 一運이라 가정하면 그다음 乙庚은 二運이 되고 丙辛은 三運이 되며 丁壬은 四運이 되고 戊癸는 五運이 된다.

甲己 土가 一運이 되면 乙庚 金을 生하고 二運의 金이 水를 生하고 三運의 水가 四運의 木을 生하고 四運의 木이 五運의 火를 生하고 五運의 火가 다시 一運의 土를 生하기에 天理가 循環하며 相生하는 不絶의 眞理라 한다.

「例」金을 一運으로 보면 水는 二運이 되고 木은 三運이 되며 火는 四運, 土는 五運이 되므로 그 境遇에 따라 一, 二, 三, 四, 五의 運이 無順으로 變化하게 되는 것이다.

一, 天干合 夫婦配合

甲己 合化土・乙庚 合化金・丙辛 合火水・丁壬 合化木・戊癸 合化火

甲己之歲는 土運이 統之　　乙庚之歲는 金運이 統之
丙辛之歲는 水運이 統之　　丁壬之歲는 木運이 統之
戊癸之歲는 火運이 統之　　이것을 客運이라 한다.

二, 地支循環(公轉) 六氣

寅卯는 春木, 巳午는 夏火, 申酉는 秋金, 亥子는 冬水, 辰戌丑未는 四季土.

風은 初之氣, 火는 二之氣, 暑는 三之氣, 濕은 四之氣, 燥는 五之氣, 寒

은 六之氣.

三, 人生 入胎

土木臟腑의 運氣는 出生된 사람이 火旺이나 水旺의 節候에 入胎가 된다면 火土水木이 相生되므로 病氣가 없기에 下器로 태어난 運命일지라도 生命은 保存될 수 있다.

四, 治惡條件

一, 下器의 運命으로 태어난 사람
二, 死絶法에 病死葬運命으로 태어난 사람
三, 天干에 怨嗔으로 태어난 사람
四, 地支에 相冲으로 되어 있는 사람
五, 日月이 相冲으로 되어 있는 사람
六, 運命에 絶命으로 되어 있는 사람

① 四絶 計算法

例解 木이 申에서 絶이 되고 午에 死됨

木臟이라 하면 七月 申에 絶이 되고 八月 酉에 胎가 되고 九月 戌에 養이 되고 十月 亥에 生이 되고 十一月 子에 沐이 되며 十二月 丑에 帶가 되고 一月 寅에 冠이 되며 二月 卯에 旺이 되고 三月 辰에 衰가 되고 四月 巳에 病이 되며 五月 午에 死가 되고 六月 未에 葬이 된다.

그러기에 木臟腑로서 病이 發生되었다 假定하여 낫게 된다는 時期를 가리킨다면 戌亥寅卯月이라 指摘한다. 그의 眞理는 木은 戌月에 養이 되고 亥月에 生이 되며 寅月에는 帶가 되고 卯月에는 旺이 되기에 그러하다.

이 木臟腑로서 病이 重한데 낫지 못하는 理由는 巳午未月이 病死葬運이 되기에 이 時期를 벗어나서 入胎된 사람은 治療가 可能하게 된다는 것이다.

巳午未는 死絶法에 病死葬이 되기에 그러하다.

以上에 木만 들어서 이야기 하였으나 이외에 火土金水의 運命도 死絶法에   에 依하여 算出해 보면 이 眞理에 該當되어 있으니 諒知하라, 다만 火土는 同宮에 있으니 火土가 絶於亥가 되는 까닭

② 絕命解說

例解 子年에 入胎되었다 假定해서 보면 未申月에 出生한 사람이 絕命에 該當하니 絕命을 算出한다.

子에 坎中連이 되기에 坎中連 卦를 만들어 가지고
辰巳에 巽下絕이 一이 되므로 一上 生氣가 되고
丑寅에 艮上連이 二가 되므로 二中 天宜가 되고
午에 离虛中이 三이 되므로 三下 絕體가 되고
戌亥에 乾三連이 四가 되므로 四中 游魂이 되고
酉에 兌上絕이 五가 되므로 五上 禍害가 되고
卯에 震下連이 六이 되므로 六中 福德이 되고
未申에 坤三絕이 七이 되므로 七下 絕命이 된다.
子에 坎中連이 八이 되므로 八中 歸魂이 된다.

五, 十二支 地藏干 및 月令

地支	子	丑	寅	卯	辰	巳	午	未	申	酉	戌	亥
地藏干	癸水	己土 辛金 癸水	丙火 戊土 甲木	乙木	戊土 乙木 癸水	庚金 戊土 丙火	己土 丁火	乙木 己土 丁火	壬水 庚金 戊土	辛金	丁火 辛金 戊土	甲木 壬水 戊土

子는 十一月, 丑은 十二月, 寅은 正月, 卯는 二月, 辰은 三月, 巳는 四月, 午는 五月, 未는 六月, 申은 七月, 酉는 八月, 戌은 九月, 亥는 十月이라 한다.

① 一年中 二十四節候

立春, 雨水, 驚蟄, 春分, 淸明, 穀雨
立夏, 小滿, 芒種, 夏至, 小暑, 大暑
立秋, 處暑, 白露, 秋分, 寒露, 霜降
立冬, 小雪, 大雪, 冬至, 小寒, 大寒.

② 節과 十二月의 分布

立春節 正月, 驚蟄節 二月, 淸明節 三月, 立夏節 四月, 芒種節 五月, 小暑節 六月, 立秋節 七月, 白露節 八月, 寒露節 九月, 立冬節 十月, 大雪節 十一月, 小寒節 十二月.

原則 : 天干은 陽이고 地支는 陰이지만 天干끼리도 陰陽이 있고 地支끼리도 陰陽이 있다. 天干끼리의 陰陽은 이미 설명하였으므로 略하고 地支끼리의 陰陽을 설명키로 한다.

子는 陽이고 丑은 陰이고 寅은 陽이고 卯는 陰이며 辰은 陽이고 巳는 陰이고 午는 陽이며 未는 陰이고 申은 陽이며 酉는 陰이며 戌은 陽이고 亥는 陰이다.

天干과 地支字를 總合하여 陰陽이라 하고 陰과 陽을 分類한 것이 五行이라 한다. 五行은 金水木火土라 하고 金水木火는 一年을 四로 分하여 木은 春三月이 되고 火는 夏三月이 되고 金은 秋三月이 되고 水는 冬三月이 되는데 土는 中央에 있어 季節에 따라 三月 六月 九月 十二月의 節氣交替때 仲介役割을 한다.

第二節　五運六氣法

一, 天干 五運法

(一) 一運은 大寒부터 淸明前 四日까지 木運이 된다.(十二月十五日~二月)

(二) 二運은 淸明前 三日부터 芒種後 二日까지 火運이 된다(三月~四月)

(三) 三運은 芒種後 三日부터 立秋後 五日까지 土運이 된다(五月~六月)

(四) 四運은 立秋後 六日부터 立冬後 八日까지 金運이 된다(七月~九月)

(五) 五運은 立冬後 九日부터 大寒前日까지 水運이 된다(十月~十二月十五日)

以上은 天의 五運이 되어서 幾萬年이 지나도 不變하는 天干五運의 法則이다.

二, 地支 六氣法

(一) 一氣는 十二月 大寒부터 巳亥 厥陰風木의 氣가 發動한다.

(二) 二氣는 二月 春分부터 子午 小陰君火의 氣가 發動한다.
(三) 三氣는 四月 小滿부터 丑未 太陰濕土의 氣가 發動한다.
(四) 四氣는 六月 大暑부터 寅申 小陽相火의 氣가 發動한다.
(五) 五氣는 八月 秋分부터 卯酉 陽明燥金의 氣가 發動한다.
(六) 六氣는 十月 小雪부터 辰戌 太陽寒水의 氣가 發動한다.

이의 氣는 各各 六十日 八十刻半이 되고 이 原理로서 每年 變化를 하며 運行하고 있다. 主運은 天運이 되고 主氣는 地氣가 된다.

巳亥年에 入胎한 사람은 病氣는 癌癰 또는 右의 脅下에 病氣가 있다.

三, 地支 六氣의 變化

① 巳亥年의 入胎者는 巳亥 厥陰風木이 司天.
　　寅申 小陽相火가 司地.

運=氣	地　氣	天　運	臟腑	四　象
一 氣	陽明燥金	厥陰風木	金	小陽人
二 氣	太陽寒水	小陰君火	水	太陽人
三 氣	厥陰風木	小陽相火	木	小陰人
四 氣	小陰君火	太陰濕土	火	小陰人
五 氣	太陽濕土	陽明燥金	土	太陰人
六 氣	小陽相火	太陽寒水	火	小陽人

② 寅申年의 入胎者는
　　寅申 少陽相火가 司天, 巳亥 厥陰風木이 司地.

運=氣	地　氣	天　運	臟腑	四　象
一 氣	小陰君火	厥陰風木	火	小陰人
二 氣	太陰濕土	小陰君火	土	太陰人
三 氣	小陽相火	小陽相火	火	小陽人
四 氣	陽明燥金	太陰濕土	金	小陽人
五 氣	太陽寒水	陽明燥金	水	太陽人
六 氣	厥陰風木	太陽寒水	木	小陰人

③ 辰戌年의 入胎者는

   辰戌 太陽寒水가 司天, 丑未 太陰濕土가 司地.

運=氣	地 氣	天 運	臟腑	四 象
一 氣	小陽相火	厥陰風木	火	小陽人
二 氣	陽明燥金	小陰君火	金	小陽人
三 氣	太陽寒水	小陽相火	水	太陽人
四 氣	厥陰風木	太陰濕土	木	小陰人
五 氣	小陰君火	陽明燥金	火	小陰人
六 氣	太陰濕土	太陽寒水	土	太陰人

④ 子午年의 入胎者는

   子午 小陰君火가 司天, 卯酉 陽明燥金이 司地.

運=氣	地 氣	天 運	臟腑	四 象
一 氣	太陽寒水	厥陰風木	水	太陽人
二 氣	厥陰風木	小陰君火	木	小陰人
三 氣	小陰君火	小陽相火	火	小陰人
四 氣	太陰濕土	太陰濕土	土	太陰人
五 氣	小陽相火	陽明燥金	火	小陽人
六 氣	陽明燥金	太陽寒水	金	小陽人

⑤ 卯酉年의 入胎者는

   卯酉 陽明燥金이 司天, 子午 小陰君火가 司地.

運=氣	地 氣	天 運	臟腑	四 象
一 氣	太陰濕土	厥陰風木	土	太陰人
二 氣	小陽相火	小陰君火	火	小陽人
三 氣	陽明燥金	小陽相火	金	小陽人
四 氣	太陽寒水	太陰濕土	水	太陽人
五 氣	厥陰風木	陽明燥金	木	小陰人
六 氣	小陰君火	太陽寒水	火	小陰人

⑥ 丑未年의 入胎者는

　　丑未 太陰濕土가 司天, 辰戌 太陽寒水가 司地.

運=氣	地　氣	天　運	臟腑	四　象
一 氣	厥 陰 風 木	厥 陰 風 木	土	小 陰 人
二 氣	小 陰 君 火	小 陰 君 火	火	小 陰 人
三 氣	太 陰 濕 土	小 陽 相 火	木	太 陰 人
四 氣	小 陽 相 火	太 陰 濕 土	火	小 陽 人
五 氣	陽 明 燥 金	陽 明 燥 金	金	小 陽 人
六 氣	太 陽 寒 水	太 陽 寒 水	水	太 陽 人

第三節　主運主氣

　主運 主氣는 어느 해나 같은 순서로 固定되어 있고 客運 客氣는 每年 週期的으로 바뀌게 된다.

　主運主氣 萬歲不易

　客運客氣 每歲變遷.

　(主運主氣는 언제나 변치 않지만 客運客氣는 해마다 바뀐다.)

　① 主 運

　初運은 木이고 (初運 木也)

　二運은 火이고 (二運 火也)

　三運은 土이고 (三運 土也)

　四運은 金이고 (四運 金也)

　五運은 水이다 (五運 水也)

　一年을 五로 나누어 각 運의 素性을 밝힌 것이다.

　② 主 氣

　初之氣는 風(木)이고 (初之氣 風也)

二之氣는 火(相火)이고 (二之氣 火也)
三之氣는 暑(君火)이고 (三之氣 暑也)
四之氣는 濕(土)이고 (四之氣 濕也)
五之氣는 燥(金)이고 (五之氣 燥也)
六之氣는 寒(水)이다 (終之氣 寒也)
一年을 여섯으로 나누어 各 氣의 素性을 밝힌 것이다.

(1) 出生運의 主運主氣

一九七九年 五月 二十日生(음력 四月 二十五日, 日辰 丁亥).

五運은 大寒, 淸明, 立秋, 立冬. 二運인 淸明이 양력 四月 五日, 다음 三運인 芒種은 양력 六月 六日, 故로 三運은 芒種後 三日인 양력 六月 九日부터니까, 三運出生은 아니고 二運 出生이 分明한데 二運은「淸明前三火運居」니까 양력 四月 二日부터 二運이 들어왔고 二運이 들어온지 四十九日째, 안심하고 二運으로 본다.

主運의 初運은 木이고 二運은 火이니 우선「火運」出生으로 斷定해도 된다.

그럼 主氣는 몇 氣에 해당되느냐 하면

六氣는 大寒, 春分, 小滿, 大暑, 秋分, 小雪이니 二之氣의 春分이 양력 三月 二十一日이므로 양력 五月 二〇日은 二之氣가 들어온지 六十一日째이고, 三之氣 小滿이 양력 五月 二十二日이므로 앞으로 三之氣를 二日 앞두고 있다.

六氣는 五運처럼 節候의 며칠 앞이라거나 뒤라거나 하는 것이 없고 그날부터 들어오므로 가령 小滿이면 一九七九年은 未年(己未)이므로,「亥卯未年 三之氣는 小滿日 申時末交」 이므로 五月 二十二日 午後 四時 四十五分에서 五十九分사이──서울의 경우 여기에 三十二分을 프라스해서 五시 十七分 三十一分 사이가 되겠으므로 이 역시 二之氣로 단정할 수 있다.

故로 一九七九年 양력 五月 二十日生 아기는「己未年 二運 二之氣出生」이 되고 未年 二之氣는 火(相火) 이므로「火運 火氣」出生

즉 體質的으로는 「火火」臟腑가 된다.

(2) 入胎運의 主運 主氣

一九七九年 五月 二○日(음력 四月 二十五日 日辰 丁亥)生의 入胎는 이 날부터 二八六日전인 一九七八年 양력 八月 八日(음력 七月 五日)이 된다.

一九七八年 음력 七月 五日(양력 八月 八日) 受胎人의 入胎時 主運 主氣 는 어떻게 되느냐 하면

一九七八年 양력 八月 八日 즉 음력 七月 五日인 壬寅日은 공교롭게도 立秋日이다. 그리고 立秋는 이날 「卯正一刻零五分」이니 午前六時 二○分이 지만 立秋는 四次運에 해당되고 「立秋後六 金運推」이므로 四運이 오기까지 에는 아직도 六日간이 남아 있다. 故로 三運이다. 三運은 「芒種後三 土運 是」이므로 이날은 三運의 土運에 해당된다. 따라서 一九七九年 양력 五月 二○日 丁亥日生의 入胎 運氣中 「運」은 「土」가 된다.

그럼 氣는 어떠하느냐 하면 一九七八年 양력 八月 八日은 四之氣인 大暑 가 양력 七月 二十三日에 들어왔었으므로 大暑後 十七日째이고 五之氣인 秋分은 양력 九月 二十三日이므로 아직 멀다. 故로 六氣로는 「四之氣」가 분명하다. 따라서 이 사람의 主運主氣 入胎運氣는 一九七八年 戊午의 「三 運 四氣」에 入胎한 것이고 四之氣는 「主氣 四之氣는 濕(土)也」이므로 氣는 「土」가 된다.

運氣를 붙여 볼 때 一九七九年 五月 二○日 丁亥日에 出生하고 一九七八 年 八月 八日에 入胎된 것으로 보는 五運 六氣學上 「入胎運氣」는 「土土」 臟腑가 되는 것이다.

第四節 客運客氣

① 客運

甲己年은 土運으로 시작되고 (甲己合化土, 此之歲, 土運統之也)
乙庚年은 金運으로 시작되고 (乙庚合化金, 此之歲, 金運統之也)
丙辛年은 水運으로 시작되고 (丙辛合化水, 此之歲, 水運統之也)

丁壬年은 木運으로 시작되고 (丁壬合化木, 此之歲, 木運統之也)
戊癸年은 火運으로 시작되고 (戊癸合化火, 此之歲, 火運統之也)
天干이 甲이거나 己의 年은 初運이 土로부터 시작된다는 말이다.

變通的 客運은 그 主運이 木을 누르고 실제로는 土로부터 初運이 시작된다는 뜻이다.

甲己年은 初運, 二運, 三運, 四運, 五運, 이렇게 一年을 거치게 될때 二運以下는 流運法則에 의한다.

甲己年의 初運은 土이므로 「土生 金」한다. 그래서 二運은 金運이 되고, 三運은 二運의 相生을 받아 「金生 水」하므로 水運, 四運은 三運의 相生을 받아 「水生 木」하니 木運, 五運은 四運의 相生을 받아 「木生 火」하니 火運이 된다.

乙庚年의 경우도 마찬가지, 初運이 金이므로 「金生 水」하니 二運은 水運이 되고 三運은 二運의 相生을 받아 「水生 木」하니 木運, 四運의 相生을 받아 「木生 火」하니 火運, 五運은 四運의 相生을 받아 「火生 土」하니 土運이 된다.

甲己合化土, 乙庚合化金, 丙辛合火水, 丁壬合化木, 戊癸合化火, 이상의 이른바 「化氣五行」을 외우고 거기에 相生으로 짚어나간다.

② 客 氣

「運」은 一年을 五로 區分하고 「氣」는 一年을 六으로 區分한다. 그래서 「五運 六氣」라고 하는데 여기가 혼동되기 쉽다.

「運」은 하늘의 運行을 나누어서 보는 것이고, 같은 해라도 그 해에 땅의 기운은 어떻게 돌아가는가를 나누어서 살피는 것이 「氣」다.

主氣에서는 「당연한 每年의 順序」를 그 도 「風, 火, 暑, 濕, 燥, 寒」으로, 固定的 進行을 規定했지만, 사람은 누구나 갖고 있는 「善」이건 「惡」이건 간의 性(主氣)이 있지만 경우에 따라 환경에 따라 또는 마시고 안마심에 따라 성질의 變化를 일으키는 客氣가 그의 앞길에 때로는 重大한 영향을 미치듯, 地上의 時運에서 일어나는 客氣는 인간의 體質形成에 큰 영향을 주게 된다.

(1) 出生運의 客運 客氣

一九七九年 己未年 양력 五月 二〇日(음력 四月 二十五日 日辰 丁亥)에 出生한 사람.

一九七九年 양력 五月 二〇日은 즉「己未年 二運 二之氣」다.

一九七九年은「己未年」이므로「甲己年」에 해당되고 그 밑에 初運에서 五運까지 五行配定이 되어 있다. 出生運이「二運」이니까「二運」을 보면「金」으로 되어 있다. 故로 一九七九年 양력 五月 二〇日生의 五運上의 運은「金」이다.

다음으로 六氣를 찾는다. 一九七九年은「己未年」이므로「丑未年」에 해당될 것이다. 初之氣가 木이고 二之氣가「一火」이다. 出生氣가「二之氣」니까「二之氣」欄에 있는 이「마이너스火」가 해당 六氣다. 마이너스 火는「君火」즉「陰火」다. 君火, 相火에 대한 이야기는 뒤로 미루고 우선 氣는「火」로 나왔다.

「己未年 二運 二之氣」즉 客運客氣의 出生運氣는「金火」臟腑의 體質이라는 것을 알 수 있다.

(2) 入胎運의 客運 客氣

一九七九年 五月 二〇日生.

入胎는 一九七八年 양력 八月 八日 바로 立秋日, 壬寅日辰인데 運氣로는「戊午年 三運 四之氣」라는 것을 알 수 있다.

入胎年이「戊午年」이다. 故로 戊癸年은 初運이 火, 二運이 土, 三運이「金」, 入胎期가 戊午年 三運이므로 客運 入胎運은「金」이다.

다음으로 六氣, 入胎年이 戊午年이다. 故로 子午年의 初之氣는「水」入胎期가 四之氣니까 四之氣는 五行으로「土」다.

「戊午年 三運 四之氣」入胎는 그래서「金土」臟腑(體質)가 된다.

一九七九年 五月 二〇日生의 한 人間에게는 五運六氣學으로「火火」라는 出生 主運 主氣와「土土」라는 入胎 主運 主氣를 基礎石으로 하여「金火」라

고 하는 外形的 모습(出生時의 客運客氣)을 하여 「金土」라고 하는 性과 質을 가지고(入胎時의 客運客氣) 이 世上에 存在하게 된 體質的 宿命으로 거센 世波를 헤쳐가게 된 것이라 하겠다.

三, 運氣 區分

① 五 運

一年(三六五・二五六日)을 五等分하는데 그 方法은 二十四節氣에 의해 區分한다.

初運은 前年의 大寒日부터 다음 해의 初運이 들어오는 것으로 되어 있다. 그 理論에 대해서는 뒤에 펴기로 하고 우선 五運 六氣學의 初運은 大寒日(대개 양력 一月 二十一日)부터 시작된다.

二運은 淸明日의 前三日부터 시작된다. 淸明은 보통 우리가 잘 아는 植木日인 양력 四月 五日이 되는데 그러니까 前 三日이면 양력 四月 二日부터 二運이 시작된다.

三運은 芒種뒤 三日부터 시작된다. 그러니까 芒種이 드는 날은 대개 양력 六月 六日이니까 六月 九日부터 三運이 된다.

四運은 立秋뒤 六日부터 들어오고

五運은 立冬뒤 九日부터 들어온다.

『大寒 淸明 芒種 立秋 立冬』

大寒木運　始行初
淸明前三　火運居
芒種後二　土運是
立秋後六　金運推
立冬後九　水運伏
周而復始　萬年餘

② 六　氣

六氣는 一年을 六等分하는 데 이 역시 二十四節氣에 의해 區分한다.
初之氣는 역시 大寒日부터 시작된다.
二之氣는 春分日부터이고
三之氣는 小滿日부터이고
四之氣는 大暑日부터이고
五之氣는 秋分日부터이고
六之氣(終之氣)는 小雪日부터 시작된다.

『大寒 春分 小滿 大暑 秋分 小雪』

大寒厥陰 氣之初
春分君火 二之隅
小滿少陽 分三氣
大暑太陰 四相呼
秋分陽明 五位是
小雪太陽 六之餘

初之氣는 大寒日, 二之氣는 春分日, 三之氣는 小滿日, 四之氣는 大暑日, 五之氣는 秋分日, 六之氣는 小雪日
　五運 六氣學은 受胎日로서 體質을 鑑別하게 되어 있는 學問이라는 점에 간혹 문제가 생기는 수가 있다.
　入胎日이 五運에 있어서는 大寒日, 淸明日, 芒種日, 立秋日, 立冬日 등 各運의 分界日에 들어오는 경우가 있다. 그러나 가령 淸明날이 入胎日이라고 할 때 「淸明前 三日」부터 二運이 들어오므로 淸明이 四月 五日(양력)일 경우 四月 二日 子正부터 二運으로 보면 되므로 문제가 안 생긴다.
　그러나 六氣의 경우는 다르다. 五運처럼 前三日이니 後三日이니 하는 것이 六氣에는 없고 二之氣의 경우 春分日부터로 되어 있다. 五運 六氣學의 原典에서는 春分이 드는 날 子正부터 二之氣로 보라고 하지 않았다.
　一年은 三六五·二五六日, 이를 六으로 等分하면 六〇·八七六日이란 계산이 나온다.

每「氣」의 日數는 다음 表와 같다.

每年 年支에 따라 入節時刻은 또 아래와 같이 다르다.

第二章 入胎 原理

第一節 入胎算出法

◆干合 甲己 合, 乙庚 合, 丙辛 合, 丁壬 合, 戊癸 合.
◆支合 子丑 合, 寅亥 合, 卯戌 合, 辰酉 合, 巳申 合, 午未 合.
干合圖 支合圖
① 入胎日數(懷姙日數) (외워두면 더욱 便利하다)
子午日 生 二七六日
卯酉日 生 二四六日 또는 三○六日
辰戌日 生 二九六日
丑未日 生 二六六日
寅申日 生 二五六日
巳亥日 生 二八六日
① 入胎日算出法
양력 一九七九年 五月 二○일. 陰曆으로는 四月 二十五日인데 日辰은

「丁亥」다(一九七九年 曆書참조). 이날 午前 零時 三十二分이 넘어서 서울에서 出生한 아이라면 이는 정확한 「丁亥日」生이다.

丁亥日은 앞 項「入胎 日數」의「已亥日 生 二八六日」에 해당하므로 이 아이는 어머니 배 안에 자리 잡은 지 二八六日째 되는 날에 태어난 것으로 보아 주게 될 것이다.

「丁亥」日生인데 이 天干과 地支이「合」이면 무엇이 되는가를 본다.

「丁壬 合」,「寅亥 合」이므로「壬寅」이란 것이 나오게 된다. 즉「丁亥」와 「壬寅」은 서로 干支가 相合되어 합궁이라는 인연이 된다.

出生日과 同宮이 되는 날이 바로 그 사람의 入胎日로 본다. 그러므로 「丁亥日」生은 그 入胎日이「壬寅日」이라는 것이 算出된다.「丁亥日」生은 「亥日」生이므로 앞에서 論及한 바와 같이 二八六日만에 낳은 셈이 되는데 出生日 즉 一九七九年 음력 四月 二十五日부터 逆算해 보면 一九七八年 여름 어느 날에 二八六日째 되는「壬寅日」에 이른다. 六十甲子는 六十日만에 같은 日辰이 오게 되므로 一九七九年 음력 四月 二十五日로부터 거슬러 올라가다 보면 二二六日째에 나타나는「壬寅日」이 있고, 또 넘어가면 三四六日째에 맞게 되는「壬寅日」이 있게 된다. 자칫 잘못 계산하면 엉뚱한「壬寅日」을 붙들고 入胎日로 계산하기 쉬우니까, 해당되는「壬寅日」을 찾는다.

음력 한 달은 三〇日내지 二十九日이니까 二八六日을 나누어 보면 286÷30＝9……16, 즉 九個月하고 十六日이 남는다. 음력 四月 二十五日에서 滿 九個月을 거슬러 올라가면 작년 七月 二十五日이 되고 여기에서 다시 나머지 十六日을 빼면 七月 九日경이 된다. 음력은 二十九日짜리도 있으니까 七月 九日이 정확하지 못할 게다. 그러므로 한달을 三〇日로 잡았던 관계로 그 사이에 二十九日짜리 즉 작은 달이 보통 十個月 사이에 五個月정도 되니까, 七月 九日에서 다시 四~五日을 더 빼 본다. 그러면 七月 四, 五日경이다.

그럼 萬歲曆 一九七八年 戊午年을 본다. 七月을 본다.「七月大」밑에 戊戌 戊申 戊午 이렇게 戊字로 된 干支가 나란히 세개가 表記되어 있다. 즉 七月 초하루는 戊戌日이고 十一日은 戊申日, 二十一日은 戊午日이란 뜻이다.

이 중에서 찾고자 하는 入胎日 「壬寅」과 같은 旬中에 있는 干支가 어느 것인가를 골라 본다.

앞에 적은 「甲午旬中」의 干支를 보면 찾고자 하는 「壬寅」의 네 번째 위에 「戊戌」이 들어 있다. 즉 「壬寅」과 같은 旬中에 있다는 것을 알 수 있다.

戊戌은 초하루니까 壬寅日은 며칠인가를 차례로 짚어나간다. 초하루 戊戌, 초이틀 己亥, 초사흘 庚子, 초나흘 辛丑, 초닷새 壬寅, 즉 음력 一九七八年 戊午年의 음력 七月初五日이 「壬寅」日이고 이 날이 바로 一九七九年 己未年 음력 四月 二十五日(양력 五月 二十日)「丁亥日」에 낳은 아기 (男女 관계없이)의 懷姙된 날이고 이 날부터 二八六日째 되는 날에 出生한 것이다.

그런데 卯酉日에 있어서는 두가지로 나오므로 문의자에게 물어보는 것이 좋고 애매할 때는 두가지로 푼다거나, 또는 身體的 條件 等(二四六日生이면 대개 달이 못찬 탓으로 虛弱體가 많음-경험상) 여러모로 참작하여 달 넘어 낳은 것으로 즉, 三○六日째에 出生한 것으로 보고 거기에 대한 치료를 강구해도 무방하다.

入胎日의 逆算法으로 「相冲法」을 주장하는 사람이 있었다.

가령 「丁亥日」生일 경우 丁辛七殺, 巳亥相冲, 그래서 「辛巳日」入胎로 보아야 된다는 主張이었다.

原典은 「太極이 나누어져서 陰陽이 있게 되고 陰陽이란 天地의 道이며 萬物의 綱紀이며 變化의 父母이고 生殺의 本始라고 神明의 府다. 그러므로 生物을 「化」라고 하고 物極을 「變」이라고 하며 陰陽을 分別할 수 없는 것을 「神」이라고 한다」(入門)고 했다.

사람은 「變」도 아니고 「神」도 또한 아니다. 오직 陰陽의 委和로 發生된 「化」物인 것이다.

甲, 己年의 正月 月建은 丙寅인데 丙火의 生을 받아(火生 土) 土運이 생긴다고 해서 「甲己合化 土」, 이같은 化氣五行이 天地를 흐르고 사람은 그 「힘」에 의하여 그 影響을 받아 태어나게 되므로 入胎運과 出生運은 相合관계에 있다는 理論이 성립된다.

第二節 入胎四柱算法

地氣는 해마다 變化하므로 各各 個人의 運命과 病名 藥名도 다르다. 이를 計算하려면 四柱八字를 먼저 配列한다. 四柱八字를 세워 天干相合으로서 入胎四柱를 잡아 五行의 金木水火土로서 풀이가 된다.

例解 甲子年 十一月 二十日 午時生

西紀一九二四年 甲子를 쓰고 十一月 二十日은 大雪節의 뒤 十日만에 出生하였으니 이해의 十一月을 보면 十一月 月建이 丙子月建이 되고 生日이 二十日이니 이날의 日辰이 己巳가 되며 또는 時間이 午가 되니 定時法으로 이날의 時가 庚午가 된다. 總合하여 四柱 기둥을 세운다.

甲子　　十一月二十日 午時의 四柱기둥

丙子　　萬歲曆 西紀一九二四年이 되는 甲子年이다.

己巳

庚午

天干合：甲己同年相合　土　乙庚同年相合　金　丙辛同年相合　水
　　　　丁壬同年相合　木　戊癸同年相合　火

地　合：子丑合　寅亥合　卯戌合　辰酉合　巳申合　午未合

四柱八字에 己巳 日干 日支를 中心으로 하여 본다. 己의 合은 甲이 되고 巳의 合은 申이 되니 上下를 合하면 甲申日이 되고 甲申日을 가지고 出生된 十一月부터 十個月을 遡及하여 헤어보면 甲子年 二月中에 이 甲申日이 있고 二月中을 보면 二月一日이 甲申日이 된다. 二月은 驚蟄節에 들어 있고 二月節이 되기에 丁卯 月建이 된다.

이 四柱八字는 甲子年 二月一日(午의 合은 未) 未時가 된다. 甲 日 干의 定時法으로 計算하면 辛未가 된다.

入胎四柱는 다음과 같다.

甲子　　　※ 二月一日 甲申日 入胎四柱가 된다.

丁卯　　一 一 土水臟腑

甲申

辛未

二月一日이 天干 五運法에 甲己는 一運土이니 一運土가 되고 地支의 六

氣로는 子年의 地支變化法에 一氣水가 되기에 一氣水라 한다. 그러므로 이 入胎四柱의 運氣는 甲子年의 一運 一氣가 된다.

一運은 甲己合이 土이며 甲己年으로는 처음이 되기에 一運이므로 天干運이 一運이고 子午年으로는 六氣의 變化가 子年 一氣가 되기에 太陽寒水의 一氣가 되고 다음으로는 四像으로는 太陽人에 該當된다.

甲子年 一一土水篇의 病名과 藥을 찾아보라.

이 사람은 甲子年二月一日에 入胎가 되었으니 同年 十一月二十日까지 計算해 보면 엄마의 腹中에 二百八十六日을 있다가 出生되었다.

以上 說明된 것을 綜合하면 다음과 같다.

甲子　十一月二十日　午時生　四柱　　甲子　二月一日　未時　入胎
丙子　　　　二八六日　出生　　　　丁卯　二月　驚蟄節
己巳　　　　　　　　　　　　　　　甲申　一一土水
庚午　　　　　　　　　　　　　　　辛未

方藥病名

一一土水臟腑 病名：胃經濕痰이 流行하여 四肢骨節 上焦가 虛熱하고 下
　　　　　　　　　焦가 冷하다.

藥名：加味分付湯

白伏令　　　二錢五分　　　　吉　更　　　　二錢
當　歸　　　　　　　　　　　只　角　　一錢五分
川　芎　　　　　　　　　　　付　子
便香附　　　　　　　　　　　肉　桂　各一錢五分
白　朮　　　　　　　　　　　五味子　　　　七分
陳　皮　　　各一錢　　　　　　　　　　　以上

五運 六氣順番으로 찾아본다.

出生한 年月日時를 가지고 四柱八字를 세운 다음 入胎된 四柱八字를 다시 세워 天干의 五運이 어느 절후에 있는가를 보아 天運을 정하고 地支의 六氣가 어느 季節에 있는가를 보아 地支의 六氣를 定한다. 下에 各各 十二支의 區別을 보고 金木水火土의 五行을 정한다.

一, 五運인 天運定數
一運 : 大寒부터 立春 雨水 驚蟄 春分 淸明前 四日까지
二運 : 淸明前 三日부터 穀雨 立夏 小滿 芒種後 二日까지
三運 : 芒種後 三日부터 夏至 小暑 大暑 立秋後 五日까지
四運 : 立秋後 六日부터 處暑 白露 秋分 寒露 霜降 立冬까지
五運 : 立冬後 九日부터 小雪 大雪 冬至 小寒 大寒前까지

二, 六氣의 地氣定數
一氣 : 大寒 立春 雨水 驚蟄까지 巳亥 厥陰風木
二氣 : 春分 淸明 穀雨 立夏까지 子午 小陰君火
三氣 : 小滿 芒種 夏至 小暑까지 丑未 太陰濕土
四氣 : 大暑 立秋 處暑 白露까지 寅申 小陽相火
五氣 : 秋分 寒露 霜降 立冬까지 卯酉 陽明燥金
六氣 : 小雪 大雪 冬至 小寒까지 辰戌 太陽寒水

　　天運은 一運 二運 三運 四運 五運 以上은 없다.
甲己年에 入胎한 사람 計算法
　　一運은 土 二運은 金 三運은 水 四運은 木 五運은 火
乙庚年에 入胎한 사람 計算法
　　一運은 金 二運은 水 三運은 木 四運은 火 五運은 土
丙辛年에 入胎한 사람 計算法
　　一運은 水 二運은 木 三運은 火 四運은 土 五運은 金
丁壬年에 入胎한 사람 計算法
　　一運은 木 二運은 火 三運은 土 四運은 金 五運은 水
戊癸年에 入胎한 사람 計算法
　　一運은 火 二運은 土 三運은 金 四運은 水 五運은 木

三, 入胎天運 循環相生天理
　　自己의 入胎한 年의 天干 六甲字를 보고 무슨 運에 있는가를 본다.
甲己年 : 一 土　　二 金　　三 水　　四 木　　五 火
乙庚年 : 一 金　　二 水　　三 木　　四 火　　五 土

丙辛年: 一 水　　二 木　　三 火　　四 土　　五 金
丁壬年: 一 木　　二 火　　三 土　　四 金　　五 水
戊癸年: 一 火　　二 土　　三 金　　四 水　　五 木

四, 六地氣 變化

自己의 入胎한 年의 地支가 十二中에 무슨 地氣에 있는가를 본다.

① 巳亥年 入胎人

一氣	金	小陽人	二氣	水	太陽人
三氣	木	小陰人	四氣	火	小陰人
五氣	土	太陰人	六氣	火	小陽人

② 寅申年 入胎人

一氣	火	小陰人	二氣	土	太陰人
三氣	火	小陽人	四氣	金	小陽人
五氣	水	太陽人	六氣	木	小陰人

③ 辰戌年 入胎人

一氣	火	小陽人	二氣	金	小陽人
三氣	水	太陽人	四氣	木	小陰人
五氣	火	小陰人	六氣	土	太陰人

④ 子午年 入胎人

一氣	水	太陽人	二氣	木	小陰人
三氣	火	小陰人	四氣	土	太陰人
五氣	火	小陽人	六氣	金	小陽人

⑤ 卯酉年 入胎人

一氣	土	太陰人	二氣	火	小陽人
三氣	金	小陽人	四氣	水	太陽人
五氣	木	小陰人	六氣	火	小陰人

⑥ 丑未年 入胎人

一氣	土	小陰人	二氣	火	小陰人
三氣	木	太陰人	四氣	火	小陽人
五氣	金	小陽人	六氣	水	太陽人

五, 實例解說

庚午 七月十五日 午時生 女　　己巳 十一月二十六日 未時 入胎
甲申 原出生 四柱　　　　　　丙子 入胎四柱 冬至
庚申 二百七十六日出生　　　　乙巳 五六 火火 小陽人
壬午　　　　　　　　　　　　癸未

尋見 己巳年 五六火火篇
病名：心經에 病이 있고 肺經이 惡氣때문에 病氣가 血管에 있으므로 心熱血症의 病이 있고 뼈마디가 아프며 四肢가 쑤신다.

二氣 飮子

熟地黃　　　　　　　　　甘 草
當 歸　　　　　　　　　蒼 朮　　　各 一錢
川 芎　　　　　　　　　牛 膝
枸杞子　　　　　　　　　鹿 茸　　　各 二錢
白芍藥　　各 一錢五分　　五味子
附 子　　　　一錢　　　蓮 肉　　　各 一錢
　　　　　　　　　　　　　　　　　以上

戊 午 九月十日 巳時生　　丁 巳 十一月三十日 申時 入胎
壬 戌 原出生 四柱　　　　癸 丑 小寒
甲 午　　　　　　　　　己 未　五六 水火
己 巳　　　　　　　　　壬 申

病名：水와 火가 相剋하니 消化不良이 있으며 각기가 있어 뼈마디가 아픈 것을 느낀다.

肉　桂	牛膝酒洗
肉從容	木　香　　　各　二錢
杜冲干製　去糸	木　香
當　歸	砂　仁　炒研　　　各　一錢
川　芎　　　各　二錢	甘　草　　　　七分
	以上

甲　子　五月九日　戌時生　男	癸^火亥^木　八月十九日　卯時　入胎
庚　午　原出生四柱	辛^水酉^金　二百五十六日　出生
庚　申	乙^金巳^木 ^{火土}_{水金}四五水土 臟腑 太陰人
丙　戌	己^土卯^金 ^{金木}_{土金}

立秋運中 秋分에 出生하니 天運 四運 地氣 五氣이니 地氣가 年支 木 一支 木 月支 金 時支 金에 金剋木이 되니 肝에 病이 있다. 그리고 原四柱 午月 旺火가 入胎四柱의 月柱 金을 剋하니 火金相戰이 되기에 長壽하기 어렵다.

五十才에 肝경화로 死亡함이다.

二百五十六日 下器이니 貧困하고 短壽像이다. 五運 六氣의 病에 藥쓰는 法은 癸亥年 四 五 水 土篇을 보면 胃에 濕痰이 있기에 四肢骨節이 아프고 가슴이 답답하며 체증도 있으며 陰은 적고 陽이 虛하다.

補陰煎

熟地黃	人　蔘
山　藥	山茱萸
當　歸	陳　皮　　各　一錢五分
砂　仁　炒研　　各　一錢五分	赤伏令
澤　瀉	肉　桂
附　子　　　各　一錢	五味子　　各　一錢 干三

以上과 같은 處方임.

丁　丑　十一月十二日　辰時生男	丁^木丑^土　正月二十二日　酉時　入胎
壬　子　原出生四柱	壬^木寅^火　二百七十七日　中器　中壽
乙　亥	庚^金寅^火　大寒節　雨水中

　　　　庚　辰　　　　　　　乙金 酉金　天運 一運 地運 一氣
　　　　　　　　　　　　　　一一　木木　小陽人
(木木)　年干 木　月干 木　日干 金　時干 金　金木 交戰 肝弱
(金火金)　月支 火　日支 火　時支 金　相剋 肺弱
病名 : 肝에 病이 있고 중풍기도 있고 피부가 가려우며 소화가 안되고 머
　　　리도 어지럽다.

加減杞菊湯

枸杞子	三錢	熟地黃	三錢
山　藥	一錢五分	牧　丹	一錢五分
澤　瀉	一錢五分	柴　胡	一錢五分
甘　菊	七分		以上
靑　皮	三錢		
山茱萸	一錢五分		
牛　膝	一錢五分		

甲 申	二月 六日 酉時生男	癸火 未土	四月十七日 辰時 入胎
丙 寅	二運 原 四柱	丁木 巳木	淸明 天運 二 地氣 二
癸 亥	二百七十六日出生	戊火 寅火	二　二　土　火
辛 酉		丙木 辰木	入胎四柱의 月令木이 出生月의 寅木을 도우니 救濟가 되므로 長壽하게 된다.

病名 : 癸未年 二 二 土 火
　　　胃에 습담이 있고 신수가 허하기에 精神이 이상하고 어지러우며
　　　체기를 끼고 있다.

加味蔘鎭湯

白伏令	三錢	白芍藥 酒炒	一錢五分
吉　更	二錢	鹿　茸 酒炙	一錢五分
熟地黃	四錢	人　蔘	一錢五分

五味子	一錢	遠志 去骨	一錢五分
當歸	一錢五分	枸杞子	一錢五分
麥門冬 去心	一錢五分	砂仁	七分
甘草	七分		
干	三		
召	二		

己 丑	六月十三日 亥時生 男	戊火 子火	八月二十四日 寅時 入胎
辛 未	一運 原四柱	辛水 酉金	立秋 天運四 地氣五
己 亥	二百八十六日 出生	甲土 寅火	四五 水 火 小陽人
乙 亥		丙水 寅火	

原四柱 月令 未土가 入胎四柱 月令 金을 生하니 有救되기에 用藥하면 効力이 있다.

病名 : 戊子年 四 五 水 火

　　　장부가 냉하여 소화가 불량하고 담체기 생기며 어지럽고 뼈마디가 쑤신다.

陳陰煎

熟地黃	七分	肉桂	二錢五分
當歸	七分	干	三
枸杞子	四錢	召	二
付子	二錢五分	약을 식혀 마신다	
五味子	二錢五分		
乾干	二錢五分		

庚 辰	二月四日 卯時生 女	己 卯	五月十五日 戌時生 入胎
己 卯	原四柱	庚 午	夏至 天運三 地氣三
甲 寅	二百五十六日 出生	己 亥	三三 水 金 太陰人
丁 卯		甲 戌	

原四柱 月令 卯木이 入胎四柱의 月令 火를 生하니 약을 쓰면 効力이 있다.

病名 : 己卯年 三 三 水 金

금기가 조열하여 냉증이 생기고 해소기도 있고 갈비 밑이 결리고 골절이 아프며 간간 번열증이 나고 한열이 왕래한다.

加味熟伏湯

熟地黃	一兩	白伏令	五錢
白朮	五錢	白芍藥	三錢
鹿茸	三錢	玄蔘	三錢
五味子	三錢		
當歸	三錢		
川芎	三錢		

第三章 臟腑運氣各論

第一節 木運 臟腑

一, 木火

客運 木에 司地에서 파생된 支位의 地氣運이 火이다.

子午少陰君火司天, 卯酉陽明燥金 司地에서, 卯位의 다음 支位에서 初之氣가 세어져서 생긴 五行이다. 子年 君火(一)일 경우 戌位가 初之氣(水), 亥位가 二之氣(木), 子位가 三之氣(一火), 丑位가 四之氣(土), 寅位가 五之氣(十火)이다.

入胎年이 子年인 사람은 三之氣에 入胎되었으면(어느해 어느 運의 木運인가 하는 것은 따지지 말기로 하고서)「木-火」가 되고, 五之氣에 入胎됐으면「木+火」가 된다.

「+火」니「-火」는 결국 司地에서 入胎된 것이므로, 그 氣節과 交叉位에 있는「小司天」(小天氣 亞司天)이 있을 건 分明하다(卯酉陽明燥金司天 子午少陰君火司地).

木+火일 경우 三之氣에 해당하고(子年일 경우의 例) 三之氣는 子位 이에 대한 小司天은 자연 卯酉가 된다.

「木－火」의 小天氣는 卯酉, 卯酉는 陽明燥金이라 「金」氣다. 이건 또 바로 「小天氣」다. 이것이 運「木」을 下剋上하므로 「天氣剋運」이 되고, 天氣剋運은 바로 「天刑」이다. 風木 肝臟이 肺, 大腸의 金氣에 의해, 그 기승이 어느 程度抑壓되어 얌전해 지는 한편, 心, 心包絡의 火氣를 누를 水氣가 不足케 되고 母位가 剋 받는 것을 볼 때 相火가 發氣할 氣勢를 取하게 되어 痰火가 盛하고 이 體質의 싸움은 항시 臍上部에 오게 된다.

「大調中湯」證도 일어나기 쉽고, 항시 十全大補湯으로 臟器間의 바란스를 꾀하여 紛爭豫防을 꾀할 필요가 있다.

　　木火　　木＋火는 天符運
　　　　　　木－火는 天刑運

① 木＋火

〈十全大補湯〉

人蔘, 白朮, 白茯苓, 甘草, 熟地黃, 白芍藥, 川芎, 當歸, 各 一錢二分, 黃芪, 肉桂, 各 一錢, 入 干三片, 棗二枚.

② 木－火

〈大調中湯〉

人蔘, 白朮, 白茯苓, 甘草, 當歸, 川芎, 生地黃, 白芍藥, 各 一錢二分半, 黃連, 半夏, 瓜蔞仁, 各 一錢, 入 干三片.

二, 木土

地氣 土는 丑未太陰濕土, 小司天(小天氣)은 辰戌太陽寒水가 된다. 小天氣 水가 運木을 아래에서 生해 주므로 「順化」運이다.

臟器中에서 유일한 將軍之官으로서 人身 운동의 모든 筋力이라고 하는 莫强한 幕僚들을 기르고 있고 勇而能斷에 謀慮 가득하면서도 潛發未明 답답해 하고 있어, 꽤 까나로운 성질에 심심하여 어디 座首라도 하나 없나 하는 판에 제일 호락호락한 制剋對象인 脾土가 밑에 와서 대령하고 있으니 한번씩 광기를 부리게 된다.

일어난 病에는 平肝湯(淸肝解鬱湯)으로 그 怒氣를 누를 수밖에 없다.

肝木을 다둑거리고 脾의 國防을 튼튼히 해 주어 肝이 발작하지 못하게 하고 脾를 넘보지 못하게 해야 된다. 그래서 마땅히 補用에 十全大補湯이 處方된다.

　　木土　　順化運
① 〈平肝湯〉

當歸, 白朮 各 一錢, 貝錢, 貝母, 赤茯苓, 白芍藥, 梔子 各 七分, 人蔘, 柴胡, 牧丹皮, 陳皮, 川芎, 甘草 各 五分.

② 〈十全大補湯〉 (補藥으로 쓸 경우)

人蔘, 白朮, 白茯苓, 甘草, 當歸, 川芎, 熟地黃, 白芍藥 各 一錢 二分, 黃芪, 肉桂 各 一錢, 入 干三片, 棗二枚.

三, 木金

氣金은 卯酉陽明燥金이므로 小天氣는 子午小陰君火가 된다. 運木은 君火를 生하므로 泄氣된다. 그래서 「小逆運」이 된다.

氣金은 運木에게 있어서 아니꼬운 존재다. 救世主처럼 나타난 것이 小天氣 君火, 이 君火를 利用하여 氣金을 抑壓해야만 분이 풀린다. 運木이 火 小天氣에게 物心兩面으로 기운을 쏟게 된다. 火는 君火로서 陰火다. 陰火가 陽金을 만나니 陰陽調和가 이루어져, 도리어 氣金을 아내처럼 귀여워하려 든다. 脾土가 受邪하게 되고 腹控中央에서 항시 먹구름이 감돈다. 이들을 平和롭게 하기 위하여는 부득이 苓朮湯의 處方이 필요하게 된다.

肝怒가 極에 달하면 한바탕 어지럽히게 된다. 이때 陰氣가 돌아 腹痛이 일어나고 시끄러워진다. 肝을 平케 하고 脾胃의 傷處를 수습하려니 治中湯을 불러들일 수 밖에 없다.

六味湯의 常用으로 臟器의 滋養, 强壯을 꾀하고, 血行異常을 防止해 주며 水分의 代謝異常을 막아 주도록 한다.

　　木金　　君火小逆運
① 〈苓朮湯〉

白茯苓, 白朮, 厚朴, 靑皮, 草果, 半夏 各 一錢, 乾干, 甘草 各 五分 棗二枚.

② 〈治中湯〉

靑皮, 陳皮, 人蔘, 白朮, 炮乾干 各 二錢, 炙甘草 一錢.

③ 〈六味湯〉 (補藥으로 쓸 경우)

熟地黃 四錢, 山藥, 山茱萸 各 二錢, 白茯苓, 牧丹皮, 澤瀉 各 一錢半.

四, 木 水

氣水는 辰戌太陽寒水다. 자연히 丑未太陰 濕土가 小司天이 되게 되므로 運剋 天氣가 되어 「不和運」이 조성된다.

肝木이 脾土를 上臨下剋하고 小天氣 脾土는 또 地氣 腎水를 옆에서 괴롭힌다. 집안 紛亂이 벌어진다.

腹痛이 일어나고, 설사가 나고, 肝火는 들먹거리고, 그대로 治中湯證을 나타낸다.

木水   不和運

① 消化器病이 있을 경우

〈治中湯〉

靑皮, 陳皮, 人蔘, 白朮, 炮乾干 各 二錢, 炙甘草 一錢.

② 消化器系統에 異常이 없을 경우

〈八物湯〉

人蔘, 白朮, 白茯苓, 甘草, 熟地黃, 白芍藥, 川芎, 當歸 各 一錢 二分.

五, 木 木

氣木은 巳亥厥陰風木, 小司天은 寅申少陽 相火가 된다. 上臨下生이 되므로 「小逆運」이다.

上과 옆에서 命門 相火를 도와주고 三焦의 火를 부채질한다.

木 運氣 모두가 衰하게 되므로, 肝木의 神經質만 높아 가서 自利不渴의 現象이 나타나게 된다. 治中湯으로 덥히고 肝氣를 다독거린다.

陰陽 雙和가 均衡을 잃게 되는 경우가 많고, 특히 섹스 뒤에 오는 體溫 調節中樞의 異常이 심하여 房事로 인한 몸살 등이 있다. 雙和湯이 더없는 補藥이다.

木木   相火小逆運

① 〈治中湯〉

靑皮, 陳皮, 人蔘, 白朮, 炮乾干 各 二錢, 炙甘草 一錢.

② 〈雙和湯〉 (補藥으로 쓸 경우)

白芍藥 二錢五分, 熟地黃, 黃芪, 當歸, 川芎 各 一錢, 桂皮, 甘草 各 七分 半, 入 干三片, 棗 二枚.

第二節 火運臟腑

一, 火土

氣土는 丑未太陽土이므로 辰戌太陽寒水가 小天氣, 그래서 下剋上하여 運火를 剋한다. 天氣 剋運이 되어「天刑運」을 免치 못한다.

地氣土가 天氣 水를 剋하고 天氣 水는 그 분풀이를 運火에 쏟는다. 運火는 더구나 地氣 土에게 上臨 下生되어 小逆的으로 泄氣를 당하니 運火가 孤, 虛가 심함.

自焚消滅 지경에 이른다. 마땅히 四六湯으로 心火의 水氣를 보급해 주므로써 運火의 安定이 도모되고, 三巴 속에서 脾土가 깔려 죽게 되어 비명을 지르거든 여기에 白朮 草菓의 救急班을 대동시켜 수습함이 마땅하다.

木火　　天刑運

① 消化器病이 없을 경우

〈四六湯〉

熟地黃 四錢, 山藥, 山茱萸 各 二錢, 澤瀉, 牧丹皮, 當歸, 川芎, 白芍藥 各 一錢五分.

② 消化器病이 있을 경우

〈加味 四六湯〉

乾地黃 四錢, 山藥, 山茱萸 各 二錢, 白茯苓, 澤瀉, 牧丹皮, 當歸, 川芎, 白芍藥 各 一錢 五分, 白朮, 草菓 各 一錢.

二, 火金

卯酉陽明燥金이 地氣, 子午少陰 君火가 小天氣, 그래서 비록 陰陽이 다르지만 게가 가재를 맞아 반가운 마음에 집안이 단란하다.

이 熾火 속에서 은사 죽음 당하는 臟器가 하나 있다. 肺다. 肺가 邪를 받고 小腸이 大腸에게 君臨하므로 虫樣突起가 그 放熱作用機能만으로는 감당하지 못한다. 盲腸炎이 불가피하겠고, 肺의 受邪는 皮膚腠理를 다스릴 여력을 잃게 된다.

惡寒이 잦고 微熱이 가시지 않으며 小腹이 무지근하다.

雙和湯과 十神湯이 알맞은 處方이다.

「天符運」이라는 데에서 많은 사람이 健康하게 된다.

木金　君火天符運

① 惡寒症勢가 없을 경우

〈雙和湯〉

白芍藥 二錢五分, 熟地黃, 黃氏, 當歸, 川芎 各 一錢, 桂皮, 甘草 各 七分半, 入 干三片, 棗 二枚.

② 惡寒症勢가 있을 경우

〈十神湯〉

香附子, 蘇葉, 升麻, 赤芍藥, 麻黃, 陳皮, 川芎, 葛根, 白芷 甘草 各 一錢, 入 干三片, 棗 二枚.

三, 火水

地氣가 辰戌太陽 寒水이므로 小天氣(小司天)은 丑未大陰濕土가 맡게 된다.

運火가 小天氣 土를 生하므로 運生 天氣다. 그래서 「小逆運」이 된다.

運火는 土小天氣를 生하여 地氣 水를 剋하고, 地氣水는 다시 運火를 剋한다.

運火는 地水를 두려워하므로 土小天氣를 生하는 데에 많은 힘을 쏟게 된다.

運이나 小天氣, 어디서나, 地氣 水는 母金을 얻지 못하고 天水가 濕土의 毛細管 引力에 의해 水分이 弱化되어 火를 剋함은 오히려 自體의 水氣조차를 지탱 못하고, 또 이웃한 命門의 相火가 發動하여 腎盂炎, 膀胱炎까지도 일으켜 놓는 破局을 맞는다.

小腸이 實化되어 熱해지므로 大小便의 排泄機能이 痲痹되어 便秘에 小便雜澁이 겹치게 된다.

腎水를 채워 주어야 되고, 大小便不通이 있을 경우에는 腎氣湯에 當歸와

郁李仁을 加味하여 大小腸과 膀胱의 正常化를 꾀해야 한다.

　　火水　　小逆運

① 小便이 不利한 症勢가 없을 경우

〈腎氣湯〉

熟地黃 四錢, 山藥, 山茱萸 各 二錢, 白茯苓, 牧丹皮, 澤瀉 各 一錢 五分, 五味子 一錢.

② 大小便이 不利한 症勢가 있을 경우

〈加味 腎氣湯〉

熟地黃 四錢, 山藥, 山茱萸, 郁李仁, 當歸 各 二錢, 白茯苓, 牧丹皮, 澤瀉 各 一錢 五分, 五味子 一錢.

四, 火木

巳亥厥陰位에 서 있게 되므로 風木이 地氣가 되고, 寅申少陽 相火가 小司天이 된다. 運火와 小司天이 火이므로 「運氣相同」이다.

運火가 相火의 熾熱과 合이 되니 臟腑가 熱하고, 特히 心, 小腸이 過實할 危險이 크다. 肺大腸이 크게 受邪하고 肝木이 힘을 잃는다.

血氣가 좋아 보이나, 항상 不健康에 괴로워한다.

四六湯과 雙和湯은 症候의 程度를 보아 投與한다.

人蔘, 附子의 害毒이 크다. 비록 그때에는 毒性을 못느낀다 할지라도 蓄積되어 있어 蔘附를 복용했을 때에 一命을 빼앗기게 된다.

巳는 正五行으로 陰火(君火)이고, 六氣로 해서도 風木이다.

巳月은 巳亥風木月이므로 寅申少陽 相火가 司天한다.

相火가 宙氣의 火를 熾盛케 해 주는 데에서 巳月(四月)에 相火氣가 크게 發動한다.

　　火木　　相火天符運

① 〈雙金湯〉

白芍藥 二錢 五分, 蒼朮 一錢, 當歸, 川芎, 熟地黃, 黃芪 各 一錢, 桂皮, 甘草, 麻黃, 陳皮, 厚朴, 藿香, 半夏 各 七分, 吳茱萸 五分, 入 干三片, 棗二枚.

② 〈四六湯〉(補藥用 Ⅰ)

熟地黃 四錢, 山藥, 山茱萸 各 二錢, 白茯苓, 澤瀉, 牧丹皮, 當歸, 川芎, 白芍藥 各 一錢 五分.

③〈雙和湯〉(補藥用 Ⅱ)

　白芍藥 二錢 五分, 熟地黃, 黃芪, 川芎 各 一錢, 桂皮, 甘草 各 七分半, 入干三片, 棗 二枚.

五, 火 火

　客氣가 몇 之氣째였건 간에 寅, 申位에 닿게 될 경우 寅, 申相火가 地氣가 되어 臟腑는 「火+火」가 된다.

　巳亥厥陰風木이 小天氣가 된다. 風木이 下位에서 運火를 生케 된다. 그러므로 「天氣生 運」이 되어 「順化 運」이 된다.

　入胎 客氣가 몇 之氣째가 되었던 간에 子, 午位에 之氣가 닿게 될 경우 子午 君火(-火)가 地氣가 되어 臟腑는 「火-火」가 된다.

　卯酉陽明 燥金氣이 小天氣가 된다.

　燥金이 下位에서 上位(父位, 母位)火로부터 剋을 받으므로 運剋 天氣 格이 되어 「不和運」을 이룬다.

　雙金湯과 十神湯의 投與 경우, 自汗일 경우는 雙金湯을, 無汗일 경우는 十神湯을 虛證(火+火)이 나타날 경우에는 四六湯加入 木香 處方한다.

　「火+火」臟腑는 順化運이어서 臟器間의 軋轢이 별로 두드러지지 않고, 다만 運火가 天氣 木의 도움을 받아 熱化加重의 현상을 일으키지만 「火-火」臟腑의 경우는 묘한 體質이 된다.

　火, 金 사이는 다른 相剋과 다르다. 金氣는 원래 剛强한 것이어서, 火에 쉽게 눅어 버리지 않는다. 한바탕 싸움질을 벌린다. 그래서 이런 관계를 火金相爭이라고 해서, 奇門은 年運에 이것이 들어오면 그 집안은 그해 形言할 수 없는 災厄을 당한다.

　人體臟器가 생겨나면서부터 이같은 體質로 타고나면 항시 心不安定하고, 속이 편치 못하여 경우에 따라서는 나쁜 性質이 形成되거나 神經質的 히스테릭하게 되기도 하고 肢體上의 痲痺나 關節不仁, 關節炎 등의 症候를 보이기도 한다.

　그러므로 補用으로 四六湯을 복용해 나가면 사회운까지도 열린다는 결

론이 나온다.

火火　　火＋火 順化運
　　　　火－火 不和運

① 〈雙金湯〉

白芍藥 二錢 五分, 蒼朮 二錢, 當歸, 川芎, 熟地黃, 黃芪 各 一錢, 桂皮, 甘草, 麻黃, 陳皮, 厚朴, 藿香, 半夏 各 七分, 吳茱萸 五分, 入 干三片 棗二枚.

② 〈十神湯〉

香附子, 蘇葉, 升麻, 赤芍藥, 麻黃, 陳皮, 川芎, 葛根, 白芷, 甘草 各 一錢, 入 干三片, 棗二枚.

③ 〈加味 四六湯〉

熟地黃 四錢, 山藥, 山茱萸 各 二錢, 白茯苓, 澤瀉, 牧丹皮, 當歸, 川芎, 白芍藥 各 一錢 五分, 木香 五分.

第三節 土運臟腑

一, 土 金

土 客運에 金 地氣다. 金 地氣는 卯酉陽明 燥金이다. 子午少陰 君火가 小天氣가 된다. 小天氣 君火는 運土를 下에서 生하므로 즉 子位에서 父(母)位를 生하므로 「順」이 되고 「天氣 生運」이 되어 「順化運」이다.

君火 小天氣가 生 運火하고 運火는 生 地金하므로 대체적으로 오장이 편한 體質이다.

小天氣의 生을 받은 運 濕土가 小天氣「一火(君火)」를 만난 地氣金이 陰陽配合되어 琴瑟이 좋아져서 이른바 속 썩일 일이 없게 되다 보니 濕土가 實해져서 太過할 念慮가 있다.

平素에 별로 補藥이 필요 없는 體質이지만 간혹 中焦에 濕이 끼어 속이 거북하거나 이유 없이 泄瀉가 나는 수가 있다. 이럴 경우 理中湯으로 다스리면 平安해진다.

원래 무난하게 타고난 體質이어서 별로 평소의 補藥이 필요 없다. 그래서 局方例에도 이렇다할 補藥이 제시되지 않았다.

土金　　君火順化運
① 泄瀉 症勢가 없을 경우
〈理中湯〉

人蔘, 白朮, 炮乾干 各 二錢, 炙甘草 一錢.
② 泄瀉 症勢가 있을 경우
〈加味 理中湯〉
人蔘, 白朮, 炮乾干 各 二錢, 炙甘草, 附子 各 一錢.

二, 土 水

運土에 太陽寒水가 地氣로 配合된 體質이다. 太陽寒水(辰戌)는 太陰濕土(丑未)가 小司天이 되므로 小天氣가 土다.

運도 土이고 小天氣도 土이므로 「運氣 相同」을 이루어 「天符 運」이 된다.

健康한 者가 많으나 雙土가 되어 地氣 水를 剋하므로 水가 더러 孤, 虛의 코너로 몰릴 수 있는 경우가 있게 된다.

毛細管 引力의 物理作用에 의해 腎水로부터 빼앗아 온 水를 自體의 過剩된 濕과 합쳐 뭉쳐 놓는다.

局方은 八味湯으로 滋腎水시키면서 보다 앞서 白茯苓을 爲君하여 濕을 쳐주도록 處方한다.

濕이 太過해서 「除濕以 補腎」의 필요가 있을 경우, 즉 泄瀉, 腹痛이 隨伴될 때는 當, 芍을 佐로 하여 脾를 按撫시킨다.

土水　　天符運
① 泄瀉 腹痛이 없을 경우
〈加減 八味湯〉 Ⅰ
白茯苓 三錢, 山藥, 山茱萸, 熟地黃 各 二錢, 牧丹皮, 澤瀉 各 一錢五分, 肉桂, 附子 各 五分.
② 泄瀉 腹痛이 있을 경우
〈加減 八味湯〉 Ⅱ
白茯苓 三錢, 山藥, 山茱萸, 熟地黃 各 二錢, 牧丹皮, 澤瀉 各 一錢吾

分, 當歸, 白芍藥 各 一錢, 肉桂, 附子 各 五分.

三, 土木

運土가 巳亥厥陰 風木의 위에 있으므로 地氣 木이 下位剋上하는 形態를 이룬다. 그러나, 巳亥와 同宮인 寅申 少陽 相火가 小天氣位에서 運土를 生해 주므로 天氣 生運이 되어「順化運」이 된다.

이 體質은 平素 健康한 편이라 하겠다.

만약 自身이 保養을 잘못하거나 健康만 믿고 寒暑를 무릅쓰고, 苦된 過勞를 犯하거나, 酒色에 耽溺돼 臟器의 바란스를 깨트릴 경우, 順化에 逆調現象을 크게 일으키게 된다.

土木 體質이 힘만 믿고 함부로 처신했다가는 腎水가 沽渴되고 肺金이 氣泄되어 五味子湯證이 나타나게 된다.

五運 六氣學上 가장 조심해야 할 體質의 하나다.

土木   相火順化運
① 咳嗽症勢가 없는 사람일 경우
〈五味子湯〉

五味子, 附子, 巴戟天, 鹿茸, 山茱萸, 熟地黃, 杜冲炒去絲 各 一錢, 入干三片, 鹽 小許.

② 咳嗽症勢를 가지고 있는 경우
〈加味 五味子湯〉

五味子, 附子, 巴戟天, 鹿茸, 山茱萸, 熟地黃, 杜冲炒去絲 款冬花 各 一錢, 入 干三片, 鹽 小許.

四, 土火

運土를 地氣火가 下生上하므로 順化的 體質이다. 그러나 地氣가「一火」일 경우 子午少陰 君火이니 卯酉陽明 燥金이 小天氣되므로「土金」이 되어「運生 天氣」라「小逆運」이 되고, 地氣가「＋火」일 경우면 寅申少陽 相火이므로 小天氣는 巳亥厥陰 風木이 된다. 그러므로「天氣剋運」하여「天刑 運」이 된다.「土一火」는 運土가 小天氣에게 土生金으로 泄氣되는 것같이 보이지만 地氣火가 運土를 生하므로 運土가 旺하여 體質이 濕하고, 따라서 腎

水가 受邪케 된다.

八味湯으로 「補腎以 除濕」함이 타당하고 木香으로 三焦 君火를 도와 人體콘트롤 에너지를 활발케 하면서 胃濕의 조화를 꾀하는 것이 현책일 것이다.

「土＋火」는 運土가 小天氣 風木의 剋을 받는 듯 보이나, 小天氣 風木은 地氣 火를 生하여 運土를 도웁는 一方도 없지 않다. 결국 濕土가 世旺케 되어 濕體質이 되고, 腎水도 受邪한다.

역시 八味湯에 木香을 加味함이 可하고, 證에 따라 新陳代謝의 衰下를 賦活시키고 몸을 덥혀줄 必要를 느낄 경우 附子를 或 倍加시키기도 할 수 있고 아직 그같은 附子證이 안 보일 경우는 除해도 무방하다.

　土火　　土 火＋天刑運
　　　　　土 火－小逆運

〈加味 八味湯〉

熟地黃 四錢, 山藥, 山茱萸 各 二錢, 白茯苓, 澤瀉, 牧丹皮 各 一錢五分, 木香, 甘草 各 一錢.

五, 土 土

運土가 地土와 相同되어 濕旺體質이다. 地土는 丑未太陰 濕土이므로 辰戌太陽寒水가 小司天이다.

따라서 土 水 運氣를 이루어 運剋 天氣하므로 「不和 運」이다.

運濕土와 地濕土가 쌍지어 腎水를 剋하므로 八味湯으로 「補腎以 除濕」함이 原則이지만, 경우에 따라서는 脾土가 居旺하여 實證을 보이는 수가 있다.

　土土　　不和運

① 消化不良症을 가진 경우

〈加減 八味湯〉

白茯苓 四錢, 山藥, 山茱萸, 熟地黃 各 二錢, 牧丹皮, 澤瀉 各 一錢 五分, 肉桂, 附子 各 五分.

② 消化不良 등 消化器에 異常이 없는 사람일 경우

〈八味湯〉

熟地黃 四錢, 山藥, 山茱萸 各 二錢, 白茯苓, 牧丹皮, 澤瀉 各 一錢 五分, 肉桂, 附子 各 五分.

③ 實證을 보이는 疾患中일 경우.

(ㄱ) 〈大承氣湯〉

大黃 四錢, 厚朴, 枳實, 芒硝 各 二錢, 先煎 枳實, 厚朴煎半乃下 大黃煎之 七分 去渣 入 芒硝 再 一沸 用之.

(ㄴ) 〈小承氣湯〉

大黃 四錢, 厚朴, 枳實 各 一錢 五分.

第四節 金運臟腑

一, 金 水

運金에 水地氣, 辰戌太陽 寒水가 地氣다. 의당, 丑未太陰 濕土가 小司天이 되므로 「金土」의 運 小天氣를 이룬다. 以下 生上의 「天氣生 運」이므로 「順化運」이다.

小司天 土가 運金을 生하고, 運金은 水地氣를 生하는 三者順化를 이룩하지만 土가 生을 받을 곳이 없다.

脾土가 弱해지므로 「磨水穀以 養四臟」할 힘과 輔心君할 「諫議」의 意志가 弱해진다.

倦怠, 健忘, 消化不良 등이 따른다.

四君子湯에 加味하고, 六君子湯을 써야 한다.

金水 順化運

① 〈加味 四君子湯〉

人蔘, 白朮, 白茯苓, 甘草, 砂仁, 草菓 各 一錢.

② 〈六君子湯〉 Ⅰ

人蔘, 白茯苓, 陳皮, 甘草 各 一錢, 半夏, 白朮 各 一錢半, 入 干三片, 棗 二枚.

③ 泄瀉 腹痛症을 訴할 경우

〈加味 四君子湯〉 Ⅱ

人蔘, 白朮, 白茯苓, 砂仁, 草菓, 炮乾干, 炙甘草 各 一錢.

二, 金 木

　地氣 木은 巳亥厥陰位의 風木, 小天氣는 寅申少陽 相火가 맡게 되므로 運 天氣는 「金+火」가 되고 「天氣剋 運」이어서 「天刑」運이다.

　「火金 相爭」이 되고, 地氣 木의 生을 받은 小天氣 相火는 더욱 熾烈해진다. 肺金이 부지하겠는가. 血痰을 볼 수가 있고, 外感에 內傷까지 誘發시켜 食慾不振, 感氣의 고장, 皮膚는 거칠고 몸은 야위어질 수도 있는 體質이 된다.

　쉬 疲勞가 오고, 呼吸器疾患도 없는데 섹스後에는 예외없이 血痰이 나온다.

　骨蒸現象은 氣不足에 肺가 傷할까 우려되는 體質이다.

　補中益氣湯을 補用으로 많이 服用하는 것도 體質改善의 묘책이 된다.

金木　　相火天刑運

① 血痰症이 없을 경우

〈加味 補中益氣湯〉 Ⅰ

黃氏 三錢, 白述 二錢, 當歸 一錢半, 人蔘, 柴胡, 甘草, 麥門冬 各 一錢, 升麻, 陳皮 各 五分.

② 血痰症을 보이는 사람일 경우

〈加味 補中益氣湯〉

黃芪 三錢, 白朮 二錢, 當歸 一錢半, 人蔘, 柴胡, 甘草, 麥門冬, 地骨皮 各 一錢, 升麻, 陳皮 各 五分.

三, 金 火

　「金+火」와 「金-火」의 두가지이다.

　「金+火」의 地氣 火 즉 相火는 寅申位의 相火이므로 巳亥 風木이 小天氣가 된다. 運天氣의 構成이 「金木」이 되겠고 「運剋 天氣」하므로 「不和 運」

이다.

　運金이 天氣 木을 剋하자, 天氣 木은 相火를 충동질하여 運金에게 報復을 꾀한다.

　地氣 相火가 運 金을 下剋上하면 運金은 天氣 木을 剋하고, 木은 地氣 相火를 꾀여 人體에 있어서는 自身도 모르게 몸이 衰化해 가고 老化現象이 빨리 온다.

　臟器間의 감정을 다둑거려 熱氣를 식혀준다. 陰陽 雙和를 시켜 화해시켜 주고 그 여파로 입은 상처들을 아물려 주는 收拾策이 필요하다.

「金-火」의 地氣 君火는 小司天이 陽明 燥金이 될 것이다. 運 天氣가 「金金」이 되므로 「運氣 相同」하여 「天符運」이다.

　運氣가 金氣一色이므로 燥하고 君火(心臟系)와 肝木이 受邪하기 쉽다.
　體質病症에 補正湯, 心肝의 水氣를 四六湯으로 도와주어야 한다.
　　金火　　金＋火 不和運
　　　　　　金-火 天符運
　①〈補正湯〉
　白芍藥 二錢 五分, 蒼朮 二錢, 當歸, 熟地黃, 川芎, 黃芪, 麻黃, 陳皮, 厚朴, 藿香, 半夏, 炙甘草, 桂皮 各 一錢, 吳茱萸 五分.
　②〈四六湯〉(補藥用일 경우)
　熟地黃 四錢, 山藥, 山茱萸 各 二錢, 白茯苓, 澤瀉, 牧丹皮, 當歸, 川芎, 白芍藥 各 一錢 五分.

四, 金 土

　氣土는 濕土(丑未太陰)이고, 小司天은 辰戌太陽 寒水가 된다.
　運天氣는 그래서 「金 水」가 되겠다.
　「運生 天氣」가 되므로 「小逆運」이다.
　父位의 金이 아래에 있는 子位에게 힘을 泄氣당하고 보니 逆子를 거느린다. 그러나 氣土가 運金을 生하는 한편으로 小司天을 抑壓한다(土剋水). 그러므로 脾土가 일이 바쁘다. 그러나 小司天과 地氣의 軋轢은 항시 먹구름을 일으킨다. 金, 水의 大腸, 腎, 膀胱 간에 不和가 생기고 보니 排泄이

정상일 수 없을 게다. 泄瀉腹痛이 따르게 되기 쉽고 命門火를 도와 떨어진 新陳代謝機能을 賦活시키고 특히 小腹을 덥게 해주기 위해서는 附子에게 일을 맡겨야 한다.

六君子湯이나 人蔘養胃湯이 큰 역할을 담당하게 될 것도 자명하다.

金土　　小逆運

① 〈六君子湯〉

人蔘, 白茯苓, 陳皮, 甘草 各 一錢, 半夏, 白朮 各 一錢半.

② 〈人蔘養胃湯〉

蒼朮 一錢半, 陳皮, 厚朴, 半夏 各 一錢 二分半, 白茯苓, 藿香 各 一錢,

人蔘, 甘菓, 甘草炙 各 五分, 入 干三片, 棗 二枚.

③ 泄瀉 腹痛症이 있는 경우

〈加味 六君子湯〉

人蔘, 白茯苓, 陳皮, 甘草 各 一錢, 半夏, 白朮 各 一錢 五分, 附子 五分.

五, 金 金

地氣가 陽明 燥金자리에 있을 때 少陰 君火가 小司天이 된다는 것은 法則이다. 따라서 運天氣는 「金－火」가 되겠고, 火天氣 君火는 運金을 下剋上한다.

「天氣剋運」曰 「天刑」이라 했다.

運金과 地氣가 모두 金인데다가 微弱한 君火 혼자서 다룰 수는 없다.

陰火가 두 陽金을 만나게 되니 도리어 「相悅」의 氣分으로 돌아가서 잘 어울리는 光景이 보이게 된다.

火金이 모이게 되니 燥하기 이를 데 없다. 물 또는 液物(술같은 것)이 要求된다.

感氣에 술로 다스리는 體質이 많다.

八物湯으로 燥氣를 적셔주고, 肝, 脾間의 平和를 꾀함이 바람직하다.

金金　　君火天刑運

〈八物湯〉

人蔘, 白朮, 白茯苓, 甘草, 當歸, 川芎, 熟地黃, 白芍藥 各 一錢 五分, 入 干三片, 棗 二枚.

第五節 水運臟腑

一, 水 木

水運 木氣 入胎다. 厥陰風木자리인 巳位, 亥位에 客氣가 닿을 때라 하겠다. 寅申이 自動的으로 小天氣를 맡게 되니 小司天은 相火가 된다.

水木 臟腑의 運 小天氣는 「水+火」가 되겠고, 水+火는 「運剋天氣」를 나타내어 「不和運」을 이룬다.

運水는 地氣 木을 生하고, 地氣 木은 小天氣 相火를 生한다. 小司天 相火는 運水에게 制剋을 받을 것같으나, 運은 父位에 있는 木을 生하다 보니 當爲이긴 하나 運水가 生을 받을 金을 얻지 못하므로 泄, 虛의 상태에 빠진다.

水氣가 弱해지고, 相火는 갈 곳을 몰라 左衝右突, 아니면 弱해진 水를 以臣 伐君할 염려가 있다.

下焦가 調和를 이루지 못하고 上焦 下冷體質로 化하기 쉽다.

澤瀉 爲君으로 약해진 腎系의 水分 代謝 異常을 정상화시켜 주고, 桂, 附로 浮上 相火를 鎭靜(肉桂의 作用)시키면서 附子로 하여금 陰經으로 導引해 내리고 新陳代謝의 衰下를 賦活시켜 주면서, 身體 上下의 體溫을 조절해 주면 健康이 회복된다.

水木　　不和運

〈加減 八味湯〉

澤瀉 三錢, 山藥, 山茱萸, 熟地黃, 白茯苓 各 二錢, 牧丹皮 一錢 五分, 肉桂, 附子 各 五分.

※ 만약 腹痛이 있을 경우이면 肉桂, 附子를 倍加할 것.

二, 水 火

地氣 火가 相火일 경우 「小逆運」이 되겠고, 君火일 경우면 「順化運」이

되겠다.

즉 地氣가 相火(寅申 少陽 相火)이면 小司天이 亥陰厥陰 風木이 된다. 運水가 小天氣 木을 生하므로 「運生天氣曰, 小逆」에 해당되어 「小逆」을 벗을 길이 없다.

地氣가 君火(子午少陰 君火)일 경우, 小司天은 卯酉陽明燥金이 되므로 運 水, 小天氣 金, 運水를 小天氣 金이 生하므로 「天氣生運曰, 順化」에 해당되어 「順化」의 美風을 보여 준다.

「水－火」이건 「水＋火」이건 臟腑處方은 모두 八味湯 依本方으로 되어 있다.

「水－火」는 그 사이에 小司天 金이 끼어 있다. 小司天 金이 運水를 生하려 해도 地氣 火가 擧動을 注視하고 있고, 運水가 火를 剋하려 하나 母金(生我者는 臟腑에서 母가 되므로)이 剋을 받을 것같고, 그래서 서로가 기회만 노리게 되는데 水火가 모두 지치게 된다. 虛弱體質이 많고 根氣가 없는 성격을 형성한다.

運水가 小司天 木을 生하고, 木은 地氣 火를 生하는데 이때 생기는 언바란스는 運 水가 生을 받는 母金을 얻지 못하고 泄氣만 하다 보니, 腎水가 虛해지고, 강해진 相火는 運 水때문에 衝上하지 못하고 小腸이 大腸이나 건드러보는 식이 된다. 大小腸이 약해져서 便通의 不安定, 盲腸手術, 虛陽의 發動 등으로 건강이 해쳐진다.

八味湯으로 水氣를 補하고 相火를 陰經으로 끌어넣어 안정시킨다.

水火　　水＋火 小逆運
　　　　水－火 順化運

〈八味湯〉

熟地黃 四錢, 山藥, 山茱萸 各 二錢, 白茯苓, 牧丹皮, 澤瀉 各 一錢 五分, 肉桂, 附子 各 五分.

三, 水 土

水運 土氣 臟腑다. 土는 丑未太陰 濕土, 小司天은 辰戌太陽寒水가 된다. 水土臟腑의 運 小天氣는 그래서 「水水」가 된다. 「運氣 相同」어서 「天符

運」이다. 雙水에 地土가 毛細管 引力으로 反爲泄氣 現象을 일으켜 水氣가 아래로 몰리고, 腎水가 實하다가 反虛되어 濕冷하다.

八味湯으로 다스리는데 白茯苓을 爲君치 않을 수 없고, 疝氣가 발작하면 桂皮로 爲君하여 痙攣을 진정시키면서 冷濕 積氣를 흩어야 한다.

보통 腸管 痙攣을 奔豚疝이라고 하여 建中湯을 쓰게 되지만, 水土臟腑에 이 處方으로 臨했다가는 도리어 惡化시킨다.

水土   天符運
① 奔豚 上衝症을 訴하지 않느 경우
〈加減 八味湯〉 I

白茯苓 三錢, 山藥, 山茱, 熟地黃, 山茱萸 各 二錢, 牧丹皮, 澤瀉 各 一錢 五分, 肉桂, 附子 各 五分.

② 奔豚 上衝症을 訴하는 사람일 경우
〈加減 八味湯〉 II

桂皮 三錢, 山藥, 山茱萸, 熟地黃 各 二錢, 白茯苓, 澤瀉, 牧丹皮 各 一錢 五分, 肉桂, 附子 各 五分.

四, 水 金

運水에 氣金 臟腑. 氣金은 卯酉陽明 燥金이므로, 小天氣는 子午少陰 君火가 된다. 運水는 小天氣 君火(一火)를 剋하므로 「運剋 天氣曰 不和」, 「不和」運이 된다. 陽水가 上位에 있고, 陰火가 下位에 있어 陰陽의 配合을 이루지만 上火 下水의 原則을 벗어나서 變則的 和合을 가져온다.

腎水가 實證을 보여 冷濕하게 되어 腎이 도리어 虛(限界効用의 原理)한 現象이 나타나서 腎虛로 인한 腰膝痛, 홀몬分泌 減少, 前立腺肥大, 膀胱機能低下 등의 症候를 보이고, 惡寒이 일기도 한다. 八味湯에 白茯苓 爲君하여 水分代謝異常을 바로잡고, 杜冲, 破古紙로 固精補腎해 준다.

水金   君火不和運
① 惡寒症이 있는 사람의 경우
〈加減 八味湯〉 I

白茯苓 三錢, 山藥, 山茱萸, 熟地黃 各 二錢, 牧丹皮, 澤瀉 各 一分 五

分, 杜冲, 破古紙, 麻黃, 桂皮 各 一錢, 肉桂, 附子 各 五分.

② 惡寒症을 보이지 않을 경우

〈加減 八味湯〉 Ⅱ

白茯苓 三錢, 山藥, 熟地黃 各 二錢, 牧丹皮, 澤瀉 各 一錢 五分, 杜冲, 破古紙 各 一錢, 肉桂, 附子 各 五分.

五, 水 水

地氣 水는 辰戌太陽寒水이므로 運과 地氣사이에는 丑未太陰 濕土가 小司天으로 暗線을 긋는다.

運 水에 小天氣 土가 되므로 「天氣剋運曰 天刑」, 그래서 「天刑運」이다.

小司天 土는 運水와 地水 사이에 끼어 도리어 濕氣를 빼앗겨 脾氣가 衰下現象을 보이게 된다.

몸이 차가워지고, 消化機能이 低下됨은 分明한 이치다. 「理中, 建中은 治太陰 臟寒之 不足」이라고 했다. 즉 脾가 寒(水)으로 인해 冷해져서 機能을 잃었을 때에 쓰는 處方이다.

二十五相 기초체질의 運氣學的 形成 원리와 用藥局方의 제정원칙을 살펴 보았다. 體質은 꼭 入胎期의 客運客氣, 그대로의 原理原則대로만 형성되는 것도 아니다.

受胎期의 臟腑運氣가 「火土」라고 하자. 三運 四氣 入胎일 경우 어느 해이건 똑같은 主運 主氣 「土土」(主運의 三運은 土, 主氣의 四氣는 濕土)와 入胎年이 庚午年의 예일 경우, 그 해를 「統之」하는 客運 客氣인 「金金」(乙庚合化金, 子午少陰君火司天에 司地는 卯酉陽明燥金), 그리고 副運氣인 출생기가 가령 辛未年 三運 主氣(萬歲不易)「土-火」, 그리고 辛未年의 客運 客氣인 「水水」(丙辛合化水, 丑未太陰濕土司天에 司地가 辰戌太陽寒水) 등이 간접적으로 主運氣 「火土」에 영향을 끼치고 있다는 것을 참작 다각도 검토하여 비록 「火土」 體質이라 할지라도 이 경우는 「火土」(出生運氣), 「土土」(入胎年 主運 主氣), 「金金」(入胎年 客運 客氣), 「土-火」(出生年 主運 主氣), 「水水」(出生年 客運 客氣)가 영향을 끼치고 있고 또 發病期와 治療期의 主客運氣와 五天運流行 등을 감안하고

자라나는 동안의 營養環境과 居住地域의 風土영향, 그리고 또 발병했을 때의 직접적 원인과 간접적 원인 등 外部的, 內部的 영향이 따를 것이다. 그러므로 전단에 臨할 때에는 運氣學의 大綱으로 여러 사정이 참작되어야 한다.

水水　　天刑運

① 消化不良症이 없는 경우

〈附子 理中湯〉Ⅰ

附子, 人蔘, 白朮, 炮乾干, 甘草 各 一錢.

② 消化不良을 訴하는 경우

〈附子 理中湯〉

附子, 人蔘, 白朮, 炮乾干, 甘草, 便香附子, 砂仁 各 一錢.

第四章　病藥 治療

　　五臟 六腑를 가진 人體는 臟腑의 虛實과 溫冷의 動情을 보아 治療를 하는데 病氣가 發生하는 原理는 같으나 大人과 中人과 小人에 依하여 治療法이 다르다.

　　大人은 胃를 다스린 다음 腎經에 降火 補脾 藥을 쓴다.

　　五歲부터 十歲까지는 蛔虫을 除去시키고 驚氣가 없어지게 治病하고 十歲부터 十五歲까지는 心經을 治療하고 腎의 水氣를 補助하여 養生이 되도록 治病하고 十五歲부터 三十歲까지는 腎의 水氣를 治療하고 胃經을 治療하면 火氣를 내려 治病한다.

　　藥劑를 六十甲子 方藥篇에 있는 대로 하여 補瀉法을 取하고 男과 女에 對하여 精製 重量에 알맞도록 藥을 加減하여 治病한다.

一, 歲氣 藥用法

一氣부터 六氣까지를 歲氣라 한다.

太陰의 脈은 其脈이 沈하고 小陰의 脈은 其脈이 鉤하고 厥陰의 脈은 其脈이 弦하고 太陽의 脈은 其脈이 短澁하고 小陽의 脈은 其脈이 大而浮하니 그러기에 이것을 六氣의 脈이라 한다.

陰症에는 陽藥을 쓰고 陽症에는 陰藥을 쓰므로서 歲氣用藥法이라 한다.

二, 診脈方法

左右手의 寸과 關과 尺의 三部를 合하니 六部가 되고 한 部位에서 三番式 짚어보니 三, 三은 九가 되기에 九候라 하여 浮中沈이라 한다.

① 五臟 六腑
1. 五臟 : 心, 肺, 肝, 脾, 腎
2. 六腑 : 膽, 胃, 大腸, 小腸, 膀胱, 三焦

② 脈法

左手의 寸은 心臟과 小腸의 脈에 關連이 있으니 君火로부터 나온다.
左手의 關部는 膽과 肝의 脈에 관련되어 있으니 風木으로부터 나온다.
左手의 尺部는 腎과 膀胱脈에 關連되어 있으니 寒水로부터 나온다.
右手의 寸口는 肺와 大腸에 關連되어 있으니 濕土에서 나온다.
右手의 關部는 脾와 胃에 關連되어 있으니 濕土에서 나온다.
右手의 尺部는 命門과 三焦에 關連되어 있으니 相火에서 나온다.
各部에서 浮와 中과 沈의 三候가 있다.
浮脈은 皮膚와 腑에서 主로 나온다.
寸脈은 陽과 上部에서 나오게 된다.
天은 心이 되고 肺는 上焦에 應하여 있으니 心과 胸以上 頭까지 病이 있게 된다. 關脈은 陰陽中에 中部를 가리키고 사람의 肝과 膽과 中焦에 應하니 隔以下 배꼽까지 病이 있게 된다.

尺脈은 陰하고 陰은 下部를 가리키고 地는 腎과 命門에 應하게 되니 배꼽 以下 발까지 病이 있다.

③ 四時의 脈을 보는 弦鉤毛實法

春脈은 弦에 있으니 弦은 肝이며 東方木이 된다.
夏脈은 鉤에 있으니 鉤는 心臟이며 南方火가 된다.
秋脈은 毛에 있으니 毛는 肺이며 西方金이 된다.
冬脈은 實에 있으니 實은 腎이며 北方水가 된다.
四季節은 遲緩하지만 脾에 關連이 있으니 中央土가 된다.
四時에 平脈이 되어 있으면 和緩하다고 본다.
氣는 胃에 있으며 氣가 있으면 살고 氣가 없으면 死亡하게 된다.
一呼 一吸하는 것을 一息이라 하는데 너무 가쁘거나 너무 느려져도 病이 된다. 만일 三遲二敗하면 冷하며 生命이 위태롭다.
八脫되면 九死 十歸墓라 하였다. 두번 숨쉬는데 脈이 한번씩 놀면 死脈이라 한다. 한번 呼吸하는데 脈이 네번씩 뛰면 平脈이 되기에 좋다.
關格이 막히면 死脈이 된다 하였다. 六數七極이 되면 熱氣가 많다.
男子가 長期間 설사를 하면 좋지 아니하고 女子가 長時間 구역질을 하면 좋지 않다.
老人이 자고져 하나 잠을 이루지 못하는 것은 氣는 有餘하되 피가 不足하다는 原因이 되며 少壯한 사람이 자고져 하나 잠을 이루지 못하는 것은 피는 有餘하나 氣가 不足한데 原因이 있다.
本來 가난한 사람이 富者가 되면 기쁨으로 인하여 마음에 상처가 나게 되며 富者가 가난하게 되면 화병으로 가슴이 두근거려 病이 생긴다.
老人의 病은 補虛하여 주는 것이 좋고 少年의 近病은 擲邪하여 주는 것이 第一 좋은 것이다.
飮食을 적당히 먹는 것은 病에 좋은 藥이 되는 것이니 脾와 胃를 調理하는 것이 醫中의 大道라 한다.

三, 隨症加減用藥法

入胎 年月日時의 臟腑에 따라 藥을 쓰면은 좋다. 久病에는 그 根源을 治

療키 爲하여 入胎 年月日時의 장부에 해당된 藥을 쓰고 近病은 病氣가 發生된 그해의 節氣에 依해 藥을 쓴다.

　例解 入胎運氣가 二二라 假定하면 病난 그해의 二運二氣에 藥을 쓰면 낫는다.

四, 人體는 小天地

　病治法은 胃를 다스리고 腎經을 다스리는 것이 各病의 治療方法이다.

　하늘에는 三百六十五日이 있으니 사람에게도 三百六十五個의 骨節이 있다.

　하늘에는 十二時가 있으니 사람에게는 十二經絡이 있다.

　하늘에는 五運六氣가 있으니 사람에게는 五臟六腑가 있다.

　하늘에는 해와 달이 있으니 사람에게는 耳目이 있다.

　하늘에는 二十四節候가 있으니 사람에게는 二十四焦가 있다.

　하늘에는 四時의 季節이 있으니 사람에게는 四肢가 있다.

　땅에 草木과 土石이 있으니 사람에게는 털과 힘줄과 뼈마디가 있다.

　사람의 上半身을 天氣라 하고 사람의 下半身을 地氣라 한다.

　사람은 天地의 精氣를 받아 있기에 小天地라 한다.

　近病은 當年의 運氣變化가 있어 病이 發生한 것이니 入胎四柱運에 받은 運氣數理 및 臟腑 處方藥을 發病 當年運氣로 바꾸어 用藥을 하여야 한다.

　久病은 入胎四柱運命의 運氣에 依하여 根源을 治療한다.

　五運이란 木火土金水며 一身에는 五臟이 된다. 六氣는 一年 十二個月 二十四節候며 一個月에는 두 節과 候가 있고 二個月에는 四個의 節과 候가 있기에 一年十二個月의 六氣가 있으니 天干과 地支를 總合하여서 五運六氣라 한다.

　五運六氣는 木火土金水 東西中央 南北이라 하고 土는 中央에 있으니 사람에게도 比較하여 胃經이 되는 셈이니 胃經은 萬病에 關連이 있기 때문에 重要하다는 것이다. 南方은 火라 하나 사람에게는 마음이 되고 五臟에는 임금이 되니 사람의 몸 전체를 心臟으로서 움직이게 된다.

第五章 處方 調劑

一, 甲子年

一一 土水

胃經濕痰流行四肢骨節痛上焦虛熱下焦冷也

胃가 습하고 四肢骨節이 아프며 상초에는 허열 하초엔 冷氣가 있음.

加味令付湯

白伏令	二錢 半
當 歸	
川 芎	
便香付	
白 朮	
陳 皮	各 一錢
吉 更	二錢
只 角	
付 子	
肉 桂	各 一錢半
五味子	七分
干 三	
召 二	

二二 金木

脾經痰生故肝經不足脚氣蛔虫痛精神眩暈

脾에 痰이 붙어서 肝이 나빠지며 각기병 생기고 횟배가 아프며 정신이 없고 어지러운 기운.

加味四六湯

白伏令	四錢
當 歸	二錢
川 芎	
熟地黃	
山 藥	
山茱萸	
白芍藥	
牧 丹	
澤 舍	
肉 桂	
付 子	
鹿 茸	酒灸 各 一錢半
五味子	七分

三三 水火

水旺病在心冷消化不良夢煩或頭痛

병이 심장에 있고 消化가 잘 안되며 고얀 꿈이 잦으며 혹 골이 띵하고 아픔.

加味八味湯

白芷	
川芎	
沙蔘	各一錢半
青皮	
柴胡	
桂枝	
枸杞子	各一錢
肉從容	
五味子	各七分
干 三	
召 二	

五五 火火

心胃經熱火痰故虛火克金肺
不足腹痛水枯上火也

심장과 위장에 열화로서 담이 되고 허약한 화기가 肝을 자극, 肺가 弱해지고 배도 아프며 수기가 말라 버리고 화기만 치솟음.

降火補陰煎

玄蔘	七錢
熟地黃	三錢
白朮	
白伏令	
當歸	
川芎	

人蔘	三錢
付子	
乾干	各二錢
肉桂	
白朮	
麥門冬	
白伏令	
吳茱萸 湯炮	
肉豆久煨	各一錢半
工砂仁 砂研	
藿香	各一錢
五味子	五分
干 三	
召 二	

四四 木土

肝經水旺精神眩暈或血症頭
痛食味不足性急

肝에 水氣가 왕성하므로 정신이 부족하고 어지러운 기가 있으며 또 혈액이 순환되지 아니하고 골이 띵하고 음식을 먹어도 맛을 알지 못함.

加味朮厚湯

| 白朮 | 二錢 |
| 厚朴 | |

白芍藥　　　　　　　各 二錢
香付子
黃芪 蜜炙　　　　　　各 一錢半
五味子
甘草　　　　　　　　各 一錢
　　干　三
　　召　二

一二 土木

肝經瘀血胃經濕痰故眩暈消化不良滯症陽氣不足或浮症

肝에 어혈이 들고 위장에 습담이 붙어서 어지러우며 소화가 잘 되지 않고 체증도 있으며 양기가 부족하고 혹부증도 있다.

加減復元湯

白伏令　　　　　　　三錢
乾干
付子
肉桂
澤舍　　　　　　　　各 二錢
柯子肉
茴香 酒炒
陳皮
靑皮
厚朴　　　　　　　　各 一錢

蘇子 炒研
木香　　　　　　　　各 一錢
甘草　　　　　　　　七分

二三 金火

火剋金肝胃熟痰腹痛四肢骨節痛

火가 金을 극하니 肝과 胃에 열담이 있고 배가 아프며 사지가 나른하고 뼈마디가 쑤신다.

加減正元湯

熟地黃　　　　　　　五錢
桂皮
乾干
當歸　　　　　　　　各 一錢
大黃 酒炒黑　　　　　七分
獨活
吳茱萸 湯炮　　　　　各 二錢
兵郎
蘇葉
川椒 去目　　　　　　各 一錢
鹿茸 酒炙　　　　　　一錢半
五味子　　　　　　　五分
　　干　三
　　召　二

三四 水土

水剋火故未能火生土胃經虛
食無味滯症冷痰四肢骨節痛
性急

水가 火를 극하여 火氣가
土를 살리지 못하니 胃가
약하여 음식맛이 없고 체증
도 있으며 냉담으로 뼈마디
가 아픔.

加味付茸湯

熟地黃		一兩 五錢
當　歸		
肉　桂		
付　子		各 二錢
乾　干		
五味子		
鹿　茸 酒炙		
肉從容	各	一錢
吉　更		三錢
白介子 炒研		二錢
干　三		
召　二		

四五 木火

肝經水旺木剋土急火痰入脾
經精神眩暈驚痰瘀血流往四
肢脚痛頭痛怔忡症

肝에 火痰이 붙어 비위가
弱하고 정신이 맑지 못하고
담의 작용도 깜짝깜짝 놀라
며 어혈이 있어 四肢가 나
른하고 골절이 아프고 머리
가 띵하며 가슴이 두근거
림.

加味養血湯

當　歸		
川　芎		
白芍藥		
熟地黃		
木　香		
砂　仁 炒研		
天門冬		
五味子		
桂　皮		
人　蔘		
黃　芪		
枸杞子		
肉從容	各	一錢
鹿　茸 酒炙		三錢
靑　皮		
白　朮 土炒	各	一錢
干　三		
召　二		

五六 火金

心傷故肺濕痰或乾咳漱急浮症消化不良

마음이 상하여 肺에 습담이 붙고 마른기침을 하며 급성부증이 생기고 소화불량증이 생김.

復元湯

熟地黃 爲君		三錢
白芍藥		
石菖蒲		
遠 志 生骨		
麥門冬 去心		各 一錢
澤 舍		二錢五分
柯子肉		
木 香		
茴 香 酒炒		
獨 活		
厚 朴 干製		
吳茱萸 湯炮		
橘 皮		各 二錢
肉 豆 炙煨		
兵 郎		
蘇 葉		
甘 草		
川 椒 去目		各 一錢
干 三		
召 二		

二, 乙丑年

一一 金木

肺經濕痰故血分不足左尺不能或麻木風症

肺에 습담이 있고 피가 부족하기에 왼편다리가 자유롭지 못하고 마목풍증이 있음.

加味補肝湯

桂 皮	三錢
白芍藥	二錢
熟地黃	
當 歸	
川 芎	
人 蔘	各 一錢
甘 草	五分
鹿 茸 酒炙	二錢
乾 干 炮	一錢

二二 水火

冷痰入五臟精神不足全身不能骨節痛

냉담이 오장에 들어가 작용하기에 胃가 약해지고 정신이 흐려지며 전신이 마비되고 뼈마디가 쑤심.

加味鎭陰煎

人蔘	一錢
熟地黃	三錢
當歸	二錢五分
肉從容	
枸杞子	
鹿茸 酒炙	
山藥	
山茱萸	各 二錢
白朮	
蒼朮	
陳皮	
肉桂	各 一錢
付子	二錢
赤伏令	
麥門冬	
木通	各 七分
黃芩	
厚朴	
甘草	各 五分

三三 木土

肝痰風木人胃經怔忡精神不足消化不良

　肝에 풍기가 있고 담이 있어 위가 좋지 않고 가슴이 두근거리며 정신이 부족하고 소화가 잘 안됨.

加味歸茸湯

熟地黃	五錢
當歸	三錢
鹿茸 酒炙	
山藥	
山茱萸	
枸杞子	
肉從容	
白伏令	
甘草	
五味子	各 二錢
石菖蒲	一錢
遠志去骨	一錢
干三	

四四 火火

心大肺虛乾泉乾咳血分不足精神眩暈心傷有滯症虛陽發生或吐血症頭冷

　심장은 크고 肺는 약하여 기름기가 마르고 해소가 있고 피도 부족하고 정신이 이상하며 어지럽고 심정이 상해 체증이 생기고 허양이 발동하며 혹 피를 토하기도 하며 머리가 싸늘한 증세가 있음.

補中治濕湯

熟地黃 爲君　　　　　三錢
白伏神
鹿　茸 酒灸　　　各 二錢
五味子　　　　　　三七根
海　馬 人乳灸
蛤　蚧 酒灸　　　各 五錢
人　蔘
白　朮
蒼　朮
陳　皮　　　　　　各 一錢
赤伏令
麥門冬
木　通　　　　　　各 七分
當　歸
黃　芩
厚　朴
甘　草　　　　　　各 五分
　　　干　五
　　　召　四

五五 土金

胃肺經濕痰膝浮骨節痰咳喘
急或腹痛陰多陽小也

위장과 肺가 습담이 있고
무릎뼈가 아프고 뼈마디가
아프며 기침하고 헐떡거리
며 배도 아픔. 음은 많고
양은 적음.

加味六君子湯

人　蔘
鹿　茸 酒灸　　　各 三錢
白　朮
龍眼肉
使君子肉
乾　干　　　　　　各 二錢
砂　仁 炒研
肉　桂　　　　　　各 一錢
五味子　　　　　　　五分
甘　草　　　　　　　五分
吉　更　　　　　　　三錢
只　角　　　　　　　二錢
白芥子 炒研　　　　　七分
　　　干　五

一二 金火

肺經旺大胆心小故心傷煩熱
精神眩暈咳喘陽小陰大麻疾
症

肺가 왕성하고 담은 크고
마음은 적으며 또는 心情이
상하여 번열증이 나고 정신
이 이상스러우며 어지럽고
기침하고 헐떡이며 陽은 적
고 음은 많아 마질이 있음.

加味降火湯

當　歸
白伏令　　　　　　各 一錢半

枸杞子
肉從容　　　　　各 一錢半
五味子
黃芩 炒
白芥子 炒研　　　各 一錢
半夏 干製
白朮
肉桂
陳皮
川芎　　　　　　各 一錢半
柴胡
厚朴
木香
桑白皮　　　　　各 一錢
　　　干 五

二三 水土

金不生水故陰虛火動夢中水生水剋火不生火故冷滯消不良也

金이 水를 살리지 못하여 음은 약하고 陽은 왕성하니 꿈을 꾸며 헛소리치고 또 冷滯가 있기에 소화불량증이 있음.

加味鎭陰煎

熟地黃
付子

牛膝
澤舍
肉桂
炙甘
鹿茸
五味子　　　　　各 一錢
　　　干 三

三四 木火

肝火生胃經入痰滯精神不足或血症麻風症頭痛也

肝에 火氣가 있고 胃에 담체가 있으며 정신이 이상하고 혈액순환이 순조롭지 못하므로 마풍증이 있으며 골이 아픔.

加味補脾飮

人蔘
白朮
柴胡　　　　　　各 二錢
半夏 干製
砂仁 炒研
枸杞子　　　　　各 一錢半
當歸
川芎
草果　　　　　　各 一錢
厚朴

麥門冬 去心　　　各 一錢
鹿　茸 酒炙　　　一錢五分
甘　草　　　　　　　七分
　　　干　三
　　　召　二

四五 火金

肺經熱火痰消化不良四肢骨節痛腹中痰積痛咽喉症

肺에 화기와 담이 있어 消化가 不良하고 사지골절이 쑤시고 中風증세가 있으며 인후병이 있음.

開氣消痰湯

吉　莄
便香付
白干蠶　　　　　　各 二錢
陳　皮
片　芩
只　角　　　　　　各 一錢
紫　胡
半　夏
羌　活
荊　介
兵　郞
良　干　　　　　　各 七分
甘　草　　　　　　　五分
鹿　茸 酒炙　　　　　一錢

五味子　　　　　　　七分

五六 土水

土剋水故下焦腎水不足冷上濕焦痰滯症四肢骨節痛

土가 水를 극하기에 하초에 腎水가 부족되고 상초에 습담과 체증이 있으며 사지가 나른하고 뼈마디가 쑤심.

加味降火湯

半　夏 干製
白　朮
肉　桂
陳　皮
當　歸
川　芎　　　　　　各 一錢半
柴　胡
厚　朴
麥門冬
木　香
桑白皮　　　　　　各 一錢
鹿　茸 酒炙　　　　三錢
丁　香
白豆久 炒
乾　干 炮
益智仁 炒研　　　　各 一錢
五味子　　　　　　一錢七分
　　　干　三

三, 丙寅年

一一 水火

裏冷全部冷痰夢中水剋火心
傷虛熱發生消化不良

속이 冷하므로 전신에 冷담이 있어 심장이 상하고 허열이 발생 되며 소화불량증이 있음.

加減八味湯

白伏令	四錢
山藥	
山茱萸	各 二錢
熟地黃	
澤舍	
牧丹	各 一錢半
肉桂	
付子	各 五分
鹿茸	
枸杞子	各 一錢
五味子	五分
干 三	
召 二	

二二 木土

肝旺風木皮膚痒麻精神眩暈
胃經入驚痰瘀血眼疾或血痲
小便或大或小或白或赤頭痛也

간경에 풍기가 있고 피부가 가려우며 정신이 이상해지고 어지러우며 위에 담과 어혈이 있어 깜짝깜짝 놀라는 기색이 있고 안질이 있으며 피가 섞여 나오는 임질도 있고 소변이 많았다 적었다 희다 붉다 하며 골이 아픔.

加味補益湯

人蔘	三錢
白芷	
天麻	各 一錢
白芍藥	
鹿茸 酒炙	各 二錢
知母	
黃柏	各 八分
梔子 炒	七分
白朮	
甘草	
當歸	
川芎	
陳皮	
升麻	
柴胡	各 一錢半

눈이 붉고 때로는 신경질을 내기도 하고 온화 하기도함.

加味補益湯

熟地黃 爲君	
龜 板 酒炙	各 二錢
柯子肉	
五味子	各 一錢
川 芎	
陳 皮	各 一錢半
砂 仁 炒研	一錢
鹿 茸 酒炙	二錢
升 麻	
柴 胡	
黃 芪	
白伏令	各 一錢半

五五 金水

肺經咳喘急或痰積聚症四肢骨節痛也

肺에 해소기가 있어서 급하게 헐떡거리며 또 담도 쌓인 증세로서 사지가 나른하고 뼈마디가 아픔.

加味四茸湯

當 歸	五錢
川 芎	二錢

黃 芪	
白伏令	各 一錢半

三三 火火

性急心傷肺經不足腎水乾泉上焦熱下焦冷

성질이 급하여 심장이 상하고 肺가 약하며 콩팥에 물과 기름이 마르고 상초에 열이 있고 하초는 냉함.

黃連淸心飮

黃 連	
生地黃	
當 歸	
白伏神	
山召仁 炒	
遠 志 去骨	
人 蔘	
蓮 肉	各 一錢

四四 土金

胃肺經濕痰四肢骨節頭痛風濕痰流注於全體也

胃와 肺에 습담이 있어 사지가 느릿하고 뼈마디도 아프며 간에는 화기가 있어 골이 아프고 어혈이 있기에

熟地黃
白芍藥
鹿茸 酒炙　　　各二錢
五味子
桂枝　　　　　各一錢
　　干　三
　　召　二

一二 水土

冷腹痛四肢骨節痛消化不良
滯症手足水冷症也

냉증으로 사지가 나른하고 뼈마디가 아프며 소화불량증이 있고 손과 발이 항상 냉함.

加減八味湯

付子　　　　　　三錢
沙蔘
人蔘
白朮　　　　　各二錢
鹿茸 酒炙
熟地黃
乾干 土炒　　各一錢半
肉桂
五味子
當歸
川芎

枸杞子　　　　　一錢
甘草　　　　　　七分
　　干　三

二三 木火

肝火頭痛瘀血目赤似瘧非瘧
症痛

간에 火氣가 있어 골이 땅하고 어혈이 있기에 눈이 붉기도 하며 성질이 사나운 것 같기도 하고 사납지 않은 것 같음.

加味養胃湯

白朮　　　　　　二錢
人蔘
甘菊
陳皮
玄蔘
川芎
白芷　　　　　各一錢
肉豆久
熟地黃
枸杞子
五味子　　　各一錢五分
柴胡
靑皮　　　　　各七分
荊介
白伏令

防風
薄荷
甘草　　　　　　　各 五分
　　干 三
　　召 二

三四 火金

心肺熱火痰脅痛脚氣痛也
심장과 폐에 열화기가 있어 담이 생기고 갈비밑이 저리고 각기병이 생김.

加味二陳湯

半夏 干製
南星
黃芩
赤伏令
梔子
陳皮
蒼朮
吉更
遠志
柴胡
石菖蒲　　　　　　　各 一錢
木果
黃柏 塩酒炒　　　　　各 七分
知母 塩酒炒　　　　　　七分
　　干 三

四五 土水

胃經濕痰下焦腎水枯渴手足不仁
위에 습담이 있기에 하초가 냉하고 콩팥에 물이 마르고 자유롭지 못함.

加味養胃湯

付子
肉桂
破古紙 塩酒炒研　　　各 一錢
杜冲 干製去糸　　　　　七分
五味子　　　　　　　　五分
鹿茸 酒炙　　　　　　二錢
白述　　　　　　　　　二錢
人蔘
甘菊
陳皮
當歸
川芎
白芷　　　　　　　　各 一錢
白伏令
防風
薄荷
甘草　　　　　　　　各 五分
　　干 三
　　召 二

一一 木土

肝經血分太過怔忡胃經虛有滯症

간에 피가 넘쳐서 가슴이 두근두근하고 胃가 弱하여 체증이 있음.

加味八物湯

人　蔘	
白伏令	
白　朮	
便香付	
當　歸	
川　芎	
白芍藥	
砂　仁 炒研	各一錢半
干　三	
召　二	

二二 火火

金火相剋心肺經血小未能水生火也木則血濁故血分病也

金이 火에 剋을 당하니 심장과 폐에 피가 적어 모든

五六 金木

肝經血分不足陽虛水氣枯咳喘胆乾也

간에 피가 부족하여 양기가 허하고 水氣가 말라서 기침도 하고 쓸개가 건조함.

加味養胃湯

當　歸 爲君	二錢
枸杞子	
蓮　肉	
熟地黃	
乾　干	
車前子	
五味子	各一錢
白　朮	二錢
人　蔘	
甘　菊	
陳　皮	各一錢
玄　蔘	
當　歸	
川．芎	
白　芷	各一錢
白伏令	
方　風	
薄　荷	
甘　草	各五分
干　三	

하고 건기침이 나며 숨이 차며 음이 많고 양기가 허하여 병이 생김.

加味雙和湯

白芍藥
熟地黃
黃 芪 蜜炙
當 歸
川 芎
陳 皮
山茱萸
人 蔘
貢 仁 炒研　　　　　各 一錢
鹿 茸 酒炙　　　　　二錢
五味子　　　　　　七分
甘 草
肉 桂　　　　　　各 五分
　　　干 三
　　　召 二

四四 金水

肺金燥冷上焦虛煩症下焦陰虛或脚氣骨節痛精神不足也
肺가 燥하다 冷하다 하기에 상초에 번열증이 생기고 하초에 음이 허하며 혹 각기병이 생기고 뼈마디가 쑤시며 정신이 이상해짐.

병이 오게 됨.

加味雙和湯

遠 志 去骨
石菖蒲
白伏神
天門冬　　　　　　各 一錢
鹿 茸 酒炙　　　　　二錢
五味子　　　　　　七分
白芍藥
熟地黃
黃 芪
當 歸
川 芎
陳 皮
蒼 朮
厚 朴　　　　　　各 一錢
甘 草
肉 桂　　　　　　各 五分
　　　干 三
　　　召 二

三三 土金

胃肺經濕痰入肝經血分陽虛肥乾乾咳喘陰多故虛陽動多用水氣生病也

胃와 肺가 습담이 있어 간에 피가 탁하여 양기가 허

加味雙和湯

白伏令 爲君
熟地黃
黃　芪
當　歸
川　芎
陳　皮
蒼　朮
厚　朴
甘　草
肉　桂　　　　　　　　各　一錢
白豆久
人　蔘
五味子
天門冬　　　　　　　　各　一錢半
鹿　茸 酒炙　　　　　　　　八分
　　干　三
　　召　二

五五　水木

心冷腹痛陰陽虛中胃虛乾嘔症

心冷하여 복통이 생기니 이
것은 음양이 허한中 위가
허하여 건구역질 증세가 있
음.

加味滋腎湯

熟地黃　　　　　　　　　　五錢
當　歸
枸杞子
鹿　茸 酒炙
肉從容
付　子
肉　桂
五味子　　　　　　　　各　一錢
杜　冲 干製炒去糸　　　　　五分
柴　胡　　　　　　　　　　五分
　　干　三
　　召　二

一二　木火

木肝經血屬旺不得木生火心
胃經虛滯脈瘀血症忡眩暈頭
痛客來症

肝에 피가 부족하고 위가
허하여 체증이 생기고 어혈
이 있어 가슴이 두근거리며
어지럽고 머리가 아픔.

加味大補湯

人　蔘
白　朮
當　歸
川　芎
白芍藥
枸杞子　　　　　　　　各　一錢半

枸杞子	一錢
白芍藥	二錢五分
熟地黃	
當歸	
川芎	
牛膝	
桂枝	
乾干	
黃芪	各 一錢半
甘草	七分

三四 土水

胃强水邪胃經濕滯痰四肢不
筋下焦不足

위가 故障이 생기어 체증이
있게 되고 사지가 自由롭지
못하고 하초를 잘 움직이지
못함.

加味雙補湯

白芍藥	二錢五分
熟地黃	
當歸	
川芎	
桂皮	
乾干	
黃芪	
鹿茸 酒炙	各 一錢半
柏子仁	一錢

肉桂	
熟地黃	
木香	
甘草	各 一錢半
玄蔘	
五味子	各 一錢
干 三	
召 二	

二三 火金

心經肺邪火剋金故未能金生
水而病生腎經故陰虛火動上
焦煩熱眩暈怔忡消化不良下
冷泉乾也

심장에 화기가 있기에 위에
병이 생기고 음이 약하기에
화기가 치솟아 오르고 상초
에 번열이 있으며 어지러운
기운이 있고 가슴이 두근거
리며 소화불량증이 있고 하
초가 아픔.

加味雙補湯

兵郎	
蓮肉	
巴戟	
鹿茸 酒炙	各 二錢
肉從容	
五味子	各 一錢

枸杞子
付　子　　　　　　　　各 一錢
甘　草　　　　　　　　　　七分

四五　金木

　　肺强肝邪血分虛心弱肺鬱咳
　　喘急陽虛無力也

　　肺가 강하기에 肝에 피가
　　부족하다 심장이 약하고 肺
　　가 답답하며 기침도 하고
　　양기가 허하여 힘이 없음.

加味雙補湯

白芍藥　　　　　　　　　　四錢
仁　蔘 為君　　　　　　　三錢
鹿　茸 酒炙　　　　　　　二錢
熟地黃
當　歸
川　芎
牛　膝
木　果
桂　皮
桂　枝
半　夏
乾　干
黃　芪　　　　　　　　各 一錢半
兵　郎
五味子
甘　草　　　　　　　　　各 七分

五六　水火

　　腎尅心邪裏冷消化不良寒邪
　　肢節痛精神鬱鬱心悲症也

　　콩팥과 심장에 고장이 생겨
　　속이 냉하기에 소화불량증
　　이 생기고 뼈마디가 아프며
　　정신이 이상하게 됨.

加味補精湯

土龜板 酒炙　　　　　　　一兩
附　子
當　歸
枸杞子
肉　桂
肉從客　　　　　　　　　各 三錢
五味子
知　母
黃　柏 塩酒炒　　　　　各 一錢
乾　干　　　　　　　　　　七分

五, 戊辰年

一一　火火

　　心尅肺邪金不足故痰喘未能
　　金生水而腎不足陽虛消化不
　　良也

　　심장과 폐에 고장이 있어

담이 붙고 헐떡이며 콩팥에 물이 부족하여 양기가 허하고 소화불량증이 있음.

加味滋腎湯

熟地黃
枸杞子
肉從容
山　藥　　　　　各 三錢
巴　戟
破古紙 塩酒炙
元杜冲 干製
鹿　茸 酒炙　　　各 二錢
唐木香
砂　仁 炒研
五味子　　　　　各 一錢
半　夏　　　　　　　七分

二二　土金

胃弱心强金不生水瀉土補腎
或浮症

위가 약하고 심장이 허하여 설사를 하고 혹 부증이 생긴다. 그러기에 콩팥을 보호해야 함.

加減壯原湯

人　蔘

白　尤　　　　　各 二錢
赤伏令
破古紙 塩酒沙研
陳　皮　　　　　各 一錢
肉　桂
乾　干
肉從容
枸杞子
五味子　　　　　各 一錢
唐木香
工砂仁 炒研　　　各 七分
黃　芩 酒炒　　　　五分
甘　草　　　　　　　三分

三三　金水

肺强肝木受邪血分陽虛火痰
入腎經陰虛流注上焦故頭痛
骨節痛或四肢不動

폐가 강하여 간이 고장난 것이니 피가 부족되며 양기가 허하고 담이 있으며 콩팥도 고장이 생겨 머리가 아프고 뼈마디가 쑤시며 사지가 나른하고 힘줄에 힘이 없음.

加減眞陰煎

熟地黃　　　　　　　七錢
肉從容　　　　　　　五錢

肉 桂
覆盆子
蓮 肉
香付子
乾 干
五味子　　　　　　　各 二錢
鹿 茸 酒炙　　　　　一錢五分
　　　干　三

四四　水木

水剋火心臟受邪順性用心脾
土不足故滯症生也

물이 불을 이기니 심장에
고장이 있게 된다. 비위가
좋지 아니하여 체증이 생
김.

加味附茸湯

當 歸
熟地黃　　　　　　　　五錢
枸杞子　　　　　　　各 二錢
肉從容
鹿 茸 酒炙　　　　　各 一錢半
肉 桂
附 子
乾 干　　　　　　　各 五分
五味子　或血症嘔吐則加
白 朮　　　　　　　各 一錢
　　　干　三
　　　召　二

五五　木火

肝木太强脾土受邪未能土生
金故血滯驚痰瘀血征忡筋縮
症有皮膚痒麻

肝이 강하기에 비위가 고장
이 생기고 피가 흐리며 체
증도 있고 담으로서 깜짝
놀라기도 한다. 어혈이 있
기에 가슴이 두근거리며 피
부가 가려움.

加味解盉湯

蘇 葉
升 麻
赤芍藥
陳 皮
川 芎
葛 根
白 芷
蒼 朮
桂 枝
甘 草
砂 仁
熟地黃　　　　　　　各 一錢
青 皮
黃 蓮　　　　　　　各 六分

一二　火金

心强太過故肺金受邪未能金
生水腎水不足心煩虛熱或乾
咳血症

심장에 고장이 있고 肺가
弱하여 콩팥에 물이 부족하
니 번열증이 나고 건기침이
나며 피가 부족함.

加味大補湯

乾地黃	三錢
巴戟	
山藥	
山茱萸	
肉從容	
白伏令	
五味子	
麥門冬	
肉桂	各 一錢
甘草	
玄蔘	
鹿茸 酒炙	各 五分

二三 土木

脾土太過腎水受邪未絲水生
木故肝經血分陽氣不足裏冷
消化不良四肢骨節痛

비위에 고장이 생기고 콩팥
에 고장이 생기니 肝에 피
가 마르고 양기가 부족하며

속이 냉하고 소화불량증도
있고 사지와 뼈마디가 아
픔.

加味生脈散

白伏令	
陳皮	
白木	
砂仁 炒研	
只角 夫炒	
吉更	
香付子	
甘草	
鹿茸 酒炙	
肉從容	
枸杞子	各 一錢
當歸	二錢
川芎	
熟地黃	
麥門冬	
人蔘	
五味子	
肉桂	各 一錢半
付子	五分
干	三
召	二

三四 金木

肺金太過肝木受邪未能木生火故心冷血虛消化不良骨節痛眩暈

肺에 고장이 있어 肝도 나빠지니 심장이 냉하고 피가 흐리며 소화가 안되며 뼈마디가 아프며 어지러움.

加味生脈散

當　歸	二錢
川　芎	
熟地黃	
白芍藥	
人　蔘	
五味子	各 一錢半
肉　桂	
香付子	
甘　草	
砂　仁	
白伏令	
唐木香	
烏　藥	
防　己	
牛　膝 酒洗	各 一錢

或腹痛血虛頭痛人

白　芷	
半　夏	各 一錢

干 五

四五　水火

腎水太過水克火心傷腸冷故消化不良客邪骨節痛也

콩팥에 물이 많아서 심장이 차니 소화가 안되고 나쁜 병이 오고 위와 뼈마디가 아픔.

加味補心湯

當　歸	
川　芎	各 三錢
白伏令	
沈　香	
兎糸子 酒炒研	
熟地黃	
黃　芪 蜜炙	各 二錢
付　子	
肉　桂	
巴　戟	
破古紙 塩酒炒	
柏子仁 炒研	
肉從容	各 一錢

若腎水不足則加

胡蘆巴 酒炒	八分
鹿　茸 酒炙	
五味子	各 五分

五六　土木

위가 강하고 肺에 濕痰이 있으며 콩팥에 물이 적고 하체가 냉하여 상체에는 열기가 있기에 체증이 생기고 사지가 나른하며 허리가 아픔.

加減和中飮

白朮	
厚朴 干製	
桂心	
藿香	
草果仁 炒硏	
乾干	
砂仁 炒硏	
鹿茸 酒炙	
五味子	各一錢

二二 金水

相合土克水腎水受邪肢節痛頭痛眩暈嘔吐瘀血症

신장에 물이 흐리며 골절이 아프고 머리가 띵하며 어지럽고 구역질이 나오며 죽은 피가 왕래하여 병이 생김.

加減雙補湯

當歸	二錢

肝水太過胃土受邪消化不良怔忡俠疹風痒症

간이 거세어 위가 고장이 나고 소화가 안되며 가슴이 두근거리고 부스럼이 나고 가려우며 중풍증이 생김.

加味生脈散

當歸	二錢
川芎	
熟地黃	
白芍藥	
麥門冬	
人蔘	
五味子	各一錢半
白朮	
砂仁 炒硏	
白豆久 炒硏	
肉桂	
香付子	
甘草	各一錢

六, 己巳年

一一 土金

胃土太過胃肺經濕痰腎水受邪下冷上熱痰滯症四肢腰痛也

川 芎
熟地黃
黃 芪 密炙
人 蔘
鹿 茸
枸杞子
白伏令　　　　　　　　各 一錢半
靑 皮
砂 仁 炒研
白 朮 土炒
肉從容
肉 桂
牧 丹
澤 舍 入
熟地黃 爲君
仁 蔘
黃 芪
沙 蔘
五味子
肉從容　　　　　　　　各 一錢

三三 水木

腎水太過未能水生木心受邪
畏冷消化不良骨節眩暈症也

신장이 거세 심장에 고장이
생기고 뱃속이 냉하고 소화
가 불량하며 뼈마디가 아프
고 어지러운 기가 있음.

加減養胃湯

沙 蔘　　　　　　　　三錢
白伏令
白 朮
當 歸
川 芎　　　　　　　　各 二錢
柴 胡　　　　　　　　干 三
枸杞子　　　　　　　　召 二
肉從容
五味子　　　　　　　　各 一錢
靑 皮
砂 仁　　　　　　　　各 一錢
鹿 茸 酒炙
肉 桂
甘 草　　　　　　　　各 七分

四四 木火

肝木太過胃經受邪脾虛弱嘔
吐或滯症頭痛眩暈

간이 거세어 위가 고장이
생기며 비위가 허약하여 구
토도 하며 체증도 생기고
머리도 아프며 몸병이 생
김.

加減柴四湯

人 蔘　　　　　　　　二錢

白朮 土炒
白伏令
柴胡
當歸
川芎
白芷
熟地黃　　　　　各 一錢半
乾地黃
肉桂
砂仁 炒研
甘草　　　　　　各 一錢

五五 火土

心動火故火克金受邪肺經血管不足陽俱虛消化不良肢節痛

심장이 더웁고 폐에 피가 부족하며 음과 양이 모두 약하여 소화가 안되고 뼈마디가 아픔.

加減八味湯

白伏令　　　　　　四錢
山藥
山茱萸
熟地黃　　　　　各 三錢
肉桂
牧丹
付子　　　　　　各 一錢半

麥門冬 去心
川芎
鹿茸 酒炙
五味子　　　　　各 一錢半

一二 土水

胃強水邪病在腎經下冷不得水乘火降消化不良四肢腰痛

위가 거센 물이 있기에 위에 고장이 생겨 하체가 냉하여 물이 위로 오르지 못하고 불이 아래로 내리지 못하여 소화가 안되고 사지와 허리가 아픔.

二氣飲子

熟地黃　　　　　　三錢
當歸
川芎
枸杞子
白芍藥　　　　　各 一錢半
付子
甘草
蒼朮
白介子
杜冲
牛膝 酒炒
五味子
五加皮　　　　　　各 一錢

裏冷消化不良眩暈或寒熱頭痛肢節痛

신장에 물이 차서 병이 心臟에 있기에 속이 차고 소화가 안되며 어지럽고 한열이 왕래하며 머리가 띵하고 뼈마디가 아픔.

二氣飲子　　鹿茸八味湯

熟地黃	三錢
當歸	
川芎	
枸杞子	
白灼藥	
細辛	
白芷	
付子	
甘草	
白介子	
蒼朮	各一錢
熟地黃	四錢
山藥	
山茱萸	各二錢
白伏令	一錢五分
牧丹	
澤舍	各一錢半
肉桂	
付子	各五分

干三

玄蔘	一錢

干三

二三 金木

肺金旺血分肝經受邪陰多陽小脅痛四肢骨節痛

肺가 旺盛하고 간에 피가 부족하여 陰은 많고 양은 부족하여 사지가 나른하고 뼈마디가 아프며 갈비밑이 절림.

二氣飲子

杜冲	
牛膝	
肉從容	
鹿茸 酒炙	各二錢
五味子	七分
熱地黃	三錢
川芎	
枸杞子	
白芍藥	各一錢半
甘草	
白介子	各一錢

干三

三四 水火

腎水太過水克火故病在心經

四五 木土

肝木太過胃土受邪急性痰火
滯症消化不良或皮風血風

肝이 거세어 胃에 고장이
생기고 급성인 담병과 체증
이 있으며 혈액순환이 되지
않고 피풍도 있고 중풍증세
도 있음.

加味養胃湯

蒼朮	二錢
白朮	
白伏令	
人蔘	
白芍藥	
柴胡	
玄參	
砂仁 炒研	
青皮	
白芷	
防風	各一錢
羌活	
甘草	各七分
干三	
召二	

五六 火火

心鬱太過肺經受邪病在血管
心熱血症骨痛四肢無力

심장이 거세어 肺가 고장이
나고 병이 혈관에 있으니
심장이 더웁고 뼈마디가 아
프고 지에 힘이 없음.

二氣飲子

牛膝 酒洗	
鹿茸 酒炙	各二錢
五味子	
蓮肉	各一錢
熟地黃	
當歸	
川芎	
枸杞子	
白芍藥	各一錢半
付子	
甘草	
蒼朮	各一錢
干三	

七, 庚午年

一一 金水

肺金太過肝木受邪陽虛或咳
嗽脅痛骨節痛

肺가 지나치게 거세어 肝에
고장이 있으니 陽氣가 허하

고 해소가 있으며 뼈마디가 아픔.

四六湯

熟地黃	四錢
山　藥	
山茱萸	各 二錢
白伏令	
牧　丹	
澤　舍	各 一錢半
當　歸	
川　芎	
白芍藥	各 一錢二分
人　蔘	
桑白皮	
貝　母	
半　夏	各 五分
干　三	
召　二	

二二 水木

腎水太過心經受邪未能火生土胃經濕痰滯症消化不良或精神眩暈

신장에 물이 지나치게 많아 심장에 고장이 생기니 위에 습담이 있고 체증이 있으며 소화불량증이 생기고 정신이 이상하게 됨.

加味八味湯

白伏令	四錢
山　藥	一
山茱萸	
熟地黃	各 一錢半
當　歸	
五味子	
破古紙 塩酒炒	
巴　戟	
杜　冲 干製	
牛　膝 酒洗	
澤　舍	
牧　丹	
肉　桂	
人　蔘	
鹿　茸 酒炙	各 一錢

三三 木火

肝木太過未能木生火心飜怔忡症頭痛眩暈胃經不足或滯症

간이 고장이 생기어 심장에 번열증이 있고 가슴이 두근거리며 머리가 띵하고 위가 나쁘며 체증이 있음.

加味八味湯

白伏令	四錢

山　藥
山茱萸
熟地黃　　　　　　　各 一錢半
杜　冲 干製
牛　膝 酒洗
澤　舍
牧　丹
人　蔘
鹿　茸 酒炒
砂　仁 炒硏
白　朮　　　　　　　各 一錢
　　　干　三

四四　火土

心傷故眩暈嘔吐或乾咳肢節痛頭痛症寒熱往來

심이 고장이 나서 어지럽고 구역질도 나며 혹 기침도 하고 뼈마디가 쑤시며 한열이 왕래함.

加味八味湯

白伏令　　　　　　　四錢
山　藥
山茱萸
熟地黃　　　　　　　各 一錢半
杜　冲 干製
牛　膝 酒洗　　　　　各 一錢

澤　舍
牧　丹
肉　桂
人　蔘
玄　蔘
黃　芪
砂　仁 炒硏　　　　　各 一錢
五味子　　　　　　　七分

五五　土火

胃土太過腎水受邪濕痰流注四肢骨節痛或頭痛

위에 고장이 생기어 신장에 자극을 받고 담이 생기며 사지와 뼈마디가 아프고 머리가 아픔.

加味八味湯

白伏令　　　　　　　四錢
山　藥
山茱萸
熟地黃　　　　　　　各 一錢半
杜　冲 干製
牛　膝 酒洗
澤　舍
肉　桂
人　蔘
鹿　茸 酒炒
川　芎　　　　　　　各 一錢

芍藥
五味子　　　　　　　各一錢
知母
黃白 塩酒炒　　　　　各七分
　　　或乾咳血症加
五味子
枸杞子　　　　　　　各一錢

一二　金木

肺克肝經血分不足陽虛陰多
咳嗽肢骨痛痰滯症頭風痛

폐에 고장이 있고 간에 피
가 부족하여 양기가 허하고
음은 많기에 해소도 생기고
뼈마디가 아프고 담으로 체
증도 생기고 머리가 아프며
중풍증세도 나타남.

加味雙金湯

白芍藥　　　　　　　二錢五分
當歸　　　　　　　　一錢五分
川芎
熟地黃
黃芪 酒炙
人蔘
陳皮
肉從容
牛膝 酒洗
木果　　　　　　　　各一錢

鹿茸 酒炙
木香
白芷
杜冲
山茱萸
肉桂　　　　　　　　各一錢
甘草　　　　　　　　七分
　　　干三
　　　召二

二三　水火

心冷復痛消化不良寒熱來往
精神不足也

심장이 냉하고 뼈가 아프며
소화가 안되고 한열이 왕래
하며 정신이 부족함.

加減八味湯

白伏令　　　　　　　三錢
麥門冬
山茱萸
熟地黃
肉桂　　　　　　　　各一錢半
付子
乾干
鹿茸
枸杞子
五味子　　　　　　　各一錢

三四 木土

胃經肝經鬱滯寒邪風症眩症瘀血乾泉不足

위장과 간이 울체증이 생기고 한기가 나며 중풍증도 있고 어지러우며 어혈이 생기고 기름기가 말라 버림.

加減雙金湯

柴　胡	
吉　更	各 二錢
白芍藥	二錢五分
當　歸	
川　芎	
熟地黃	
黃　芪 酒炙	
人　蔘	
陳　皮	
肉從容	各 一錢半
牛　膝 酒洗	
桂　枝	
鹿茸 酒炙	
五味子	各 一錢
甘　草	七分
干　三	
召　二	

四五 火火

金火相克故脚膝痛咳嗽積聚腹痛

金이 火에 극을 당하여 다리와 무릎이 아프고 해소가 생기며 배에 적이 쌓여 배가 아픔.

滋陰煎

當　歸	五錢
熟地黃	
肉從容	
枸杞子	
鹿　茸	各 三錢
五味子	
麥門冬 去心	
甘　草	各 二錢

五六 土金

胃肺經熱痰頭痛肢痛陽虛寒症肝經血分不足也

胃와 肺에 열기가 있어 담이 생기고 뼈마디가 아프며 머리도 띵하고 양기가 허하여 한기가 생기고 肝에 피가 부족함.

加味雙和湯

白芍藥	二錢五分
當　歸	

川芎	
熟地黃	
鹿茸	各 二錢
五味子	
黃芪	
人蔘	
甘草	各 七分
干 三	
召 二	

八, 辛未年

一一 水木

水克火故心經受邪裏冷陽虛消化不良夢事不吉寒熱來往眩暈

水가 火를 克하니 심장에 고장이 생기고 속이 냉하며 陽이 허하고 소화가 안되며 꿈자리가 어지럽고 한열이 왕래하며 어지러운 기가 있음.

加減雙和湯

白灼藥	
當歸	
川芎	各 一錢

鹿茸 酒炙	
熟地黃	
黃芪 蜜炙	各 一錢
五味子	
付子	
肉桂	各 七分
干 三	

二二 木火

肝經太過胃受水邪精神眩暈消化不良或心虛不寤半身不遂

간에 고장이 있어 위가 나빠지고 정신이 이상스러워지며 어지럽고 소화가 안되며 심장이 허하고 잠을 이루지 못하며 혹은 반신불수가 됨.

加味五子湯

五味子	
人蔘	
砂仁 炒研	各 一錢半
巴戟	一錢
山茱萸	
熟地黃	
鹿茸 酒炙	
杜冲 干製	各 一錢

白朮
澤舍   各 一錢
五味子
柴胡
升麻   各 五分

三三 火土

臟腑未能火生土胃經濕痰消
化不良四肢筋縮頭痛眼赤

장부에 고장이 있어 위에
습담이 생기며 소화가 아니
되고 사지 골절이 아프며
머리가 띵하고 눈이 붉어
짐.

加味五子湯

五味子
鹿茸   各 一錢半
人蔘
遠志 去骨
石菖蒲
巴戟
山茱萸
熟地黃
鹿茸 酒炙
杜冲 干製
當歸   各 一錢

白朮
澤舍   各 一錢

四四 火土

胃經太過腎經受邪腎經裏弱
滯症

위에 고장이 있어 腎經이
쇠약하게 되어 체증이 생
김.

加味補精湯

久板   七錢
熟地黃   四錢
肉從容
枸杞子   干三
人蔘
白伏令
白朮   各 二錢
牛膝
肉桂   各 一錢
付子   七分
五味子   七分

五五 金金

肺經太過肝經受邪病在血分
脅痛四肢骨節痛

肺에 고장으로 肝까지 좋지 못하며 피가 부족하여 갈비가 아프고 사지골절이 아픔.

加味五子湯

熟地黃 爲君	五錢
桂 枝	三錢
黃 芪	
黃 柏	
五味子	各 一錢半
巴 戟	
山茱萸	
熟地黃	
鹿 茸 酒炙	
杜 冲 干製	
當 歸	
白 朮	
澤 舍	各 一錢

一二 水火

腎水太過心經受邪心冷消化不良骨節痛頭痛寒熱奔出

신경이 지나치게 나빠 심장에 고장이 생기고 냉하여 소화가 아니되며 머리도 띵하고 한열이 왕래함.

鎭陰煎

熟地黃	一兩
付 子	五錢
牛 膝	二錢
澤 舍	一錢五分
肉 桂	
鹿 茸 酒炙	各 三錢
五味子	
甘 草	各 七分

二三 木土

肝經太過胃經受邪滯症皮膚搔痒症陰虛火動

간에 고장이 있고 위가 헐어 체증이 생기고 피부가 가려우며 陰은 약하고 화기는 발동함.

加味六君煎

熟地黃	五錢
當 歸	
半 夏	各 二錢
白伏令	
陳 皮	各 二錢
人 蔘	
付 子	
肉 桂	
白芍藥	各 一錢
乾 干	

甘　草　　　　　　各 七分
砂　仁 炒研　　　　一錢五分

三四　火火

心經太過肺經受邪咳嗽喘息
精神不足頭瘡面腫渴症血症
上熱下冷陰虛

심장과 폐가 고장이 생겨
천식과 해소가 있고 정신이
부족하고 머리도 띵하며 두
창도 생기고 면종도 나며
설사도 하고 피도 부족하며
위는 열기가 있고 아래로는
열기가 없음.

清心蓮子飲

當　歸
白伏神　　　　　　各 三錢
蓮　肉
玄　蔘
遠　志
熟地黃
枸杞子
五味子
肉從容　　　　　　各 二錢
梔　子
黃　柏　　　　　　各 一錢
甘　草　　　　　　　　七分
　　干　三

召　二

四五　土金

胃肺經濕痰急咳喘脅骨節痛
精神眩暈

위와 폐에 습담이 있어 해
소와 천식이 있고 갈비뼈가
아프며 정신이 이상하여지
고 어지럽기도 함.

加味六君煎

當　歸 爲君　　　　　三錢
人　蔘
麥門冬 去心
砂　仁 炒研　　　　各 二錢
陳　皮
桂　皮　　　　　　各 七分
五味子　　　　　　　　五分
熟地黃　　　　　　　　五錢
當　歸　　　　　　　　二錢
半　夏
白伏令
陳　皮　　　　　　各 二錢
人　蔘
肉　桂
白芍藥　　　　　　各 一錢
乾　干
甘　草　　　　　　各 七分

五六 金水

肺經太過心經受邪咳嗽脅痛
骨節四肢痛或虛麻下焦風症

肺가 지나치기에 심장에 고
장이 생기고 갈비밑이 저리
며 사지와 뼈마디가 아프고
임질기도 있으며 중풍증세
도 생김.

沙四湯

沙　蔘	五錢
龜板 酒灸	三錢
牛膝 酒洗	
當　歸	
川　芎	
白芍藥	
熟地黃	
白　朮	
木　香	各 一錢半
砂　仁	一錢
桑白皮	
杏　仁	
桂　枝	
黃　芩	各 一錢
干	三
召	二

九, 壬申年

一一 木火

肝經太過脾土受邪消化不良
精神眩暈血症性急火滯皮膚
痒麻頭痛

肝에 고장이 생기어 비위가
헐어 소화불량이 있으며 급
성두통과 정신이 이상하여
지고 어지러우며 피가 순환
하지 못하고 피부가 가려우
며 머리가 아프고 화체가
생김.

加味養胃湯

白芍藥	
熟地黃	
黃　芪	
當　歸	
川　芎	
只　角	各 二錢
神　曲	
麥　芽	
山査肉	
人　蔘	
靑　皮	
甘　草	各 二錢

二二 火土

未能火生土故胃經不良心傷
滯症陰陽俱虛

위에 고장이 생기어 심장이
상하고 음양이 동시에 허하
여 모든 병이 옴.

知柏雙和湯

枸杞子	
肉從容	
肉 桂	
鹿 茸	各 一錢半
白芍藥	二錢五分
熟地黃	
黃 芪	
當 歸	
川 芎	各 一錢
桂 皮	
甘 草	各 七分

(陽虛則加)

鹿 茸 酒炙	
五味子	各 八分

蘇 藥
白 芷　　　　各 一錢
　干 三
　召 二

三三 土火

胃經太過腎經受邪上焦風痰
下焦冷濕痰故四肢骨節痛

위가 나빠 신경이 쇠약하여
지고 상초에 담이 생기고
중풍증도 있으며 하초가 냉
하고 습담이 생기며 사지골
절이 아픔.

知柏雙和湯

人 蔘	
白伏令	
乾 干	
天 麻	
麥門冬 去心	
白芍藥	
熟地黃	
黃 芪	
當 歸	
川 芎	各 一錢
桂 皮	
知 母 塩酒炒	
黃 柏 塩酒炒	
甘 草	各 七分 陽虛則加
鹿 茸 酒炙	
五味子	各 八分

四四 金金

肺金太過肝經受邪咳喘痰積蛔痛陽虛

肺에 金이 지나쳐 肝에 고장이 생기고 해소와 천식이 있으며 담도 쌓이고 횟배도 아프며 양기가 허함.

加味歸脾湯

當 歸	五錢
鹿 茸 酒灸	三錢
熟地黃	
枸杞子	
肉 桂	各 二錢
木 果	
牛 膝	
肉從容	
五味子	各 七分

五五 水水

腎水太過心經受邪眩暈精神痛

신에 고장이 있기에 정신이 상이 걸리고 어지럽고 뼈마디가 아픔.

五 陰 煎

人 蔘	七錢

熟地黃	四錢
肉從容	
枸杞子	
久 板	
牛 膝 酒洗	各 三錢
付 子	
乾 干	
肉 桂	各 一錢半
五味子	一錢
干 三	

一二 木土

肝經太過胃土受邪冷滯火痰入脾經精神鬱鬱怔忡頭痛肢節痛

肺가 너무 강하여 胃가 고장이 나며 냉증으로 체증이 생기고 화로 담이 생기며 비위가 사나와지며 정신이 이상해지고 답답하여 가슴이 두근거리며 머리가 아프고 뼈마디가 아픔.

加味治中湯

青 皮
陳 皮
人 蔘
白 朮
乾 干

肉 桂
厚 朴
黃 芪 蜜炙
白豆久 炒研
砂 仁 炒研　　　各 一錢半
　　　干 三
　　　召 二

二三　火火

心經太過肺經受邪陰虛火動
심장이 지나쳐서 간에 고장이 생기고 음은 허하며 화기는 치솟는다. 그러기에 모든 병이 생김.

加減治中湯

人 蔘
白豆久 炒研
砂 仁 炒研
熟地黃
葛 根
升 麻　　　　　　各 一錢
鹿 茸 酒炙　　　　二錢
麥門冬
梔 子　　　　　　各 一錢

三四　土金

胃經太過腎水受邪四肢骨節脅痛下焦腎水不足
위가 지나쳐서 신에 수분이 차고 사지골절이 아프며 갈비밑이 저리고 한과 열이 왕래함.

補中治痰湯

白伏令　　　　　　三錢
當 歸
川 芎
白芍藥
枸杞子
肉從容　　　　　　各 二錢
黃 芪 蜜炙
人 蔘
鹿 茸 酒炙　　　　各 一錢
五味子　　　　　　一錢
木 香
砂 仁 炒研　　　　各 七分

四五　金水

肺經太過肝經受邪風痰腦鬱咳嗽血分不足陽虛
위가 고장이 있고 신에 물이 차서 중풍증도 생기고 담도 생기고 골이 답답하며 해소도 있고 피도 모자라며 양기가 허하다.

加味八物湯

人 蔘	
白 朮	
白伏令	
甘 草	
熟地黃	
當 歸	
川 芎	
黃 芪 蜜炙	各 一錢半
鹿 茸 酒炙	
五味子	
砂 仁 炒研	各 一錢

五六 水木

胃水太過胃經受邪冷痰瘀血痰怔忡胃虛皮膚搔痒眼疾眩暈

腎에 고장이 있고 胃가 헐어 냉담과 어혈이 있으며 血담도 생기고 가슴이 두근거리며 피부가 가려웁고 안질이 있으며 어지러움.

加味杞菊湯

當 歸	
川 芎	各 二錢

白伏令	
白芍藥	
枸杞子	
肉從容	各 二錢
甘 菊	
白 芷	
五味子	各 一錢
柴 胡	
升 麻	各 七分
干 三	
召 二	

十, 癸酉年

一一 火土

心傷胃經火痰食味無眩暈下冷

심장이 상하고 위에 화로 담이 생기고 입맛이 없으며 어지럽고 하초가 냉함.

加味山熟湯

當 歸	五錢
白伏令	
山茱萸	各 二錢
熟地黃	一錢

九三

熟地黃
石 鮮 酒洗
鹿 茸 酒炙　　　　各 一錢半
肉 桂
五味子　　　　　　各 七分

三三　金金

肺金太過肝經血分不足脅痛
風痰骨節痛咳嗽眩暈陰多陽
小

肺가 고장이 생기어 肝에
피가 부족하고 갈비가 아프
며 중풍증세도 있으며 뼈마
디가 아프고 기침도 하고
어지러우며 음이 많고 양이
적음.

加減八味湯

蒼 尤　　　　　　　二錢
桂 枝　　　　　　　二錢
龜 板 爲君酒炙　　　四錢
五味子
白芥子 炒硏　　　　各 一錢
白伏令　　　　　　　三錢
山 藥
山茱更　　　　　　各 二錢
陳 皮
熟地黃
砂 仁 炒硏　　　　各 一錢

沙 蔘
　　　　干 五
澤 舍
遠 志 去骨
石菖蒲　　　　　　各 一錢
桂 皮　　　　　　　一錢
付 子
五味子　　　　　　各 七分

二二　土火

胃太過上焦痰消化不良眩暈
下焦冷夢水邪

胃에 고장이 있어서 상초에
담이 있고 소화불량이 생기
고 어지러우며 하초가 냉하
고 꿈자리가 사나움.

鹿茸大補湯

白 尤
肉從容
吉 更　　　　　　各 一錢
陳 皮
杜 冲 去製
白芍藥　　　　　　各 一錢半
當 歸
　　　　干 三
川 芎
　　　　召 二

肉　桂
木　果　　　　　　各　一錢
牛　膝　酒洗
麥門冬　去心
甘　草　　　　　　各　八分

四四　水水

下焦風濕痰上焦冷消化不良
精神眩暈寒熱往來頭痛肢節
痛心腸冷

하초에 중풍증세가 있고 상초가 냉하며 소화불량이 생기고 정신이 이상하며 어지럽고 한열이 왕래하며 머리가 아프며 골절이 아프고 심장이 냉함.

加味健中湯

白芍藥　酒炒
白伏令
白　朮
肉從容　　　　　　各　二錢
枸杞子
乾　干　炮
肉　桂
肉豆久　煨
鹿　茸　酒炙
付　子　　　　　　各　一錢半
五味子　　　　七分　若腹痛加

桂　枝
付　子　　　　　　各　三錢
　　干　三
　　召　二

五五　木木

肝經太過胃經受邪順性中急
痰瘀血流注皮膚痒症或眩暈
頭痛

간이 고장이 생기어 위가 헐고 담이 쌓이며 피가 부족하고 피부가 가려우며 어지럽고 머리가 띵함.

加味大補湯

白　朮
白芍藥
白伏令　　　　　　各　三錢
厚　朴
青　皮
砂　仁
當　歸
川　芎
陳　皮
熟地黃
五味子
鹿　茸　酒炙　　　　各　一錢半
柴　胡
升　麻　　　　　　各　五分

九五

二三 土金

胃肺經濕痰盛脅痛骨節痛或痰陰頭痛眩暈

위와 폐가 습담이 성하고 갈비밑과 뼈마디가 아프고 담도 쌓이며 머리도 아프고 어지러움.

六君子湯

半 夏		
白 朮		各 一錢半
陳 皮	干 三	
白伏令	召 二	
人 蔘		各 一錢
甘 草 炙		五分
當 歸 爲君		二錢

三四 金木

金克木肝木受邪血分不足陽虛

금이 목을 극하니 간에 고장이 생기고 피가 모자라며 양기가 허하다 그러기에 당뇨병이 생김

加減雙和湯

玄 蔘　　　　　　　　　三錢
白芍藥　　　　　　　　　二錢

干 三
召 二

一二 火火

火克金肺經受邪陰小陽虛小腸心鬱怔忡眩暈

火가 金을 극하니 폐가 고장이 나고 음은 적고 양은 많으며 소장에 병이 있고 가슴이 답답하며 가슴이 두근거리고 어지러운 증세가 있음.

加減雙和湯

玄 蔘　　　　　　　　　三錢
白芍藥　　　　　　　　　二錢
熟地黃
當 歸
川 芎
黃 芪 蜜炙　　　　　各 一錢
桂 皮
甘 草
知 母 塩酒炒
黃 柏
梔 子
五味子　　　各 七分 若咽喉痛加
牛方子
吉 更　　　　　　　　各 二錢

鹿茸酒灸
五味子　　　　　各 一錢半
枸杞子
肉從容
熟地黃
當　歸
川　芎
黃　芪蜜灸　　　　各 一錢
桂　皮
甘　草　　　　　　各 七分

四五　水木

胃經習滯痰症陽虛

위에 습담이 있어 담이 끓고 체증도 생기고 양기가 허하며 신경통이 생김.

鹿茸大補湯

熟地黃　　　　　　五錢
肉從容
杜　冲　干汗炒去糸
甘　草　　　　　　各 一錢
白芍藥　　　　　　二分半
白　尤
付　子
人　蔘
肉　桂
半　夏

石　斛
五味子　　　　　各 七分
鹿　茸　　　　　　五分
黃　芪
當　歸
白伏令　　　　　各 五分
　　　干 三
　　　召 二

五六　木火

肝經火生食滯痰滯或積聚腹痛頭痛眩暈

간에 화기가 있어서 체증이 생기고 담도 생기며 뼈속에 적이 쌓여 배가 아프고 머리가 띵하며 어지러움.

加味雙和湯

白芍藥
白　尤　　　　　　各 二錢
當　歸
川　芎
肉　桂
人　蔘
黃　芪
枸杞子　　　　　各 一錢半
肉從容
天　麻

靑 皮	各 七分
甘 草	五分
干 三	
召 二	

十一, 甲戌年

一一 土火

胃經痰火乾咳嗽或精神眩暈

위에 火담이 쌓여 있기에 건기침을 하고 정신이 이상하여지며 어지러운 증세가 있음.

加味地黃湯

熟地黃	
山 藥	
山茱萸	各 二錢
白伏令	干 三
牧 丹	召 二
澤 舍	
枸杞子	各 一錢
甘 菊	
五味子	
鹿 茸 酒炙	各 三錢
付 子	
肉 桂	各 一錢

二二 金金

肺經火閉臨事眩暈心脾經怯痰飮症

肝에 火기가 없어 무슨 일을 하려고 할적에 어지러운 기운이 나며 심장과 비위가 허하여 체기를 끼고 있음.

加味滋養健脾湯

木 果	
牛 膝 酒洗	各 二錢
白 朮	
陳 皮	
半 夏	
白伏令	各 一錢
當 歸	
白芍藥	
生地黃	
人 蔘	各 七分
木 果	干 三
麥門冬	召 二
遠 志	
川 芎	
甘 草	各 五分

三三 水水

陰虛腹痛或嘔吐寒氣後汗多

肢節頭痛眩暈消化不良

肺가 허하여 배속이 냉하므로 구역질도 하고 한기가 오슬오슬하다가 그친 뒤에는 땀을 흘리고 뼈마디가 쑤시고 어지럽고 소화가 아니됨.

鎭飮煎

熟地黃		二兩
付子		
牛膝		各 三錢
澤舍		
山藥		
山茱萸		各 二錢
白伏令		
肉桂		
甘草	各 一錢半	上氣虛加
人蔘	五錢	頭痛加
天麻		
防風		
荊介	各 一錢	汗多加
桂皮		
黃芪		各 一錢
干 三		
召 二		

四四 木木

肝木太旺脾土受邪飮食無味

滯症瘀血眩暈

비위에 고장이 생기어 음식 맛이 없고 체기를 끼고 있으며 어혈이 왕래하고 어지러운 기가 있음.

金水煎

久板酒炙		一兩
白朮		
白伏令		
熟地黃		各 五錢
藿香	干 三	
靑皮	召 二	
砂仁		
肉豆久煨		
乾干		各 二錢
柴胡	七分	有性急勞滯症加
鹿茸		二錢
五味子		一錢

五五 火火

陰虛火動盜汗多或乾咳嗽心虛眩暈頭痛血症

음이 허하여 火기가 성하니 식은 땀을 흘리고 해소기도 있으며 심장이 허하고 어지러우며 머리가 띵하고 피가 잘 통하지 않음.

八味湯

가 아프며 어지러움.

淸金降火湯

黃芩
白芍藥　　　　　　　各 二錢
蒼朮
牛膝
木香
吉更　　　　　　　　各 一錢半
當歸
川芎
桂枝
白芷
蘇葉
麻黃
甘草　　　　　　　　各 七分
　　干 三
　　召 二

二三　金水

肺金旺腎水不足胸脅腹骨節
痛或冷積痰痛

폐에 고장이 있으니 콩팥에 물이 부족하다. 가슴과 갈비밑과 허리와 뼈마디가 아프며 담이 있어 모든 병을 가져옴.

加味右歸飮

熟地黃
當歸
川芎
白朮
遠志
石菖蒲
麥門冬 去心
五味子
枸杞子
肉從容　　　　　　　各 二錢
熟地黃　　　　　　　　四錢
山藥
山茱萸　　　　　　　各 二錢
白伏令
當歸　　　　　　　　各 一錢半
川芎　　　　　　　　　五分
枸杞子
肉從容
五味子　　　　　　　各 一錢
　　干 三
　　召 二

一二　土金

胃肺經濕痰下焦冷腎氣虛骨
胸脅四肢腰痛眩暈

위와 肺에 고장이 있어 습담이 쌓이고 하초는 냉하고 신장은 허하여 뼈마디와 가슴과 갈비밑과 사지와 허리

熟地黃
山　藥
枸杞子
杜　冲 干製去經　　　各 一錢半
山茱萸　　　　　　　一錢五分
肉　桂
甘　草　　　　　　　各 一錢
枸杞子
鹿　茸 酒炙
肉從容　　　　　　　各 二錢
五味子　　　　　　　七分
　　　干　三
　　　召　二

三四　水木

水生木木克土胃經驚痰血流注四肢痛滯症或眼疾

위에 담이 차서 감짝 놀라는 기상이 생기고 어혈이 왕래하며 사지가 아프고 체증도 생기고 안질이 있게 됨.

加味大營煎

熟地黃　　　　　　　七錢
肉從容　　　　　　　五錢
枸杞子
當　歸
川　芎　　　　　　　各 三錢

杜　冲
牛　膝
肉　桂
人　蔘
白　朮
靑　皮　　　　　　　各 一錢
甘　草　　　　　　　五分
黃　芪　　　　　　　五錢

四五　木火

心傷胃不良飲食無味精神眩暈

심장이 상하고 위에 고장이 생기어 음식맛을 모르고 정신이 이상하게 되며 어지러움.

加味右歸飲

熟地黃
山　藥
枸杞子
杜　冲 干製去經
山茱萸　　　　　　　各 一錢半
肉　桂
甘　草　　　　　　　各 一錢
川　芎
砂　仁 炒研　　　　　各 二錢
鹿　茸 酒炙
五味子　　　　　　　各 一錢半

十二, 乙亥年

一一 金金

肺經冷痰咳喘急胸脅四肢骨節痛

폐에 냉담이 있기에 해소 또는 천식기가 있고 가슴과 갈비밑과 사지골절이 아픔.

加味補肝湯

白伏令	三錢
陳　皮	
桂　皮	各 二錢
白芍藥	
熟地黃	
當　歸	
川　芎	
人　蔘	各 二錢半
乾　干 炮	二錢
桂　枝	
白　芷	
甘　草	各 一錢
干　三	
召　二	

二二 水水

冷濕入疾心經肢節痛頭痛寒

干　三
召　二

五六 火土

上焦熱痰入心胃經消化不良精神不良眩暈肢節痛下焦冷濕腎氣不足

상초는 열이 있고 심장과 위에 담이 생겨 소화가 아니되고 정신이 이상하여지며 어지럽고 하초가 냉하며 습증이 있고 콩팥에 고장이 있음.

加減付子理中湯

人　蔘	
白　朮	
乾　干	
白伏令	各 二錢
五味子	
麥門冬 去心	各 一錢
肉　桂	
付　子	各 七分
桂　枝	二錢
鹿　茸 酒炙	
枸杞子	各 一錢

熱來往或消化不良

냉습한 담이 있기에 심장이 약하고 골절통과 두통이 있고 한열이 왕래하며 소화불량증이 생김.

六君子湯

白朮 土炒
乾干 炮
白伏令　　　　　　　各 二錢
陳皮
人蔘　　　　　　　　各 二錢
使君子
五味子
甘草　　　　　　　　各 一錢
白伏令 爲君　　　　　　 三錢
鹿茸
熟地黃　　　　　　　各 二錢
付子
肉桂　　　　　　　　各 一錢
　　干 三
　　召 二

三三 木木

肝經太過胃經受邪寒熱往來滯症眩暈陰虛火動皮膚痒麻木血

간이 태과하여 위에 고장이 생기고 한열이 왕래하며 체기도 끼고 어지러우며 음은 허하고 화기는 왕성하며 피부에 가려움증이 있고 마목 질병이 있음.

加味鎭陰煎

熟地黃
當歸
川芎
白芍藥
鹿茸 酒炙　　　　　　各 二錢
柴胡
靑皮
五味子
肉桂　　　　　　　　各 一錢
　　干 三
　　召 二

四四 火火

上焦熱入心胃經肺經受邪滯症消化不良下焦虛冷

상초에 열이 차고 심장과 위 또는 肺에 고장이 생기어 체증이 있고 소화불량증이 있고 하초가 허냉함.

六君子湯

熟地黃　　　　　　　　五錢
人蔘　　　　　　　　　三錢
白朮 土炒

陳　皮
半　夏 干製
人　蔘　　　　　　　　各 二錢
吉　更
只　角　　　　　　　　各 一錢半
使君子
五味子
甘　草 各 一錢 若有腎虚腎積症加
小茴香 塩酒炒　　　　　　二錢
　　　干　三
　　　召　二

一二　金水

肺經風濕痰陽小陰多間間有
脅痛頭痛

肺에 습담이 있기에 풍증이
생기고 陽은 적으며 陰은
많아 간간이 갈비밑이 저리
고 머리가 아픔.

加味仁陽湯

柏子仁 炒　　　　　　　　二錢
白　草
半　夏
川　芎
熟地黃
人　蔘　　　　　　　　各 一錢半
只　角　　　　　　　　　一錢五分
五味子　　　　　　　　　　一錢

乾　干 炮
白伏令
陳　皮
半　夏 干製　　　　　　各 二錢
人　蔘　　　　　　　　　二錢
巴　乾
茴　香
益知仁 炒研
使君子
五味子
甘　草　　　　　　　　各 一錢
　　　干　三
　　　召　二

五五　土土

胃經濕痰症滯間間精神眩暈
下焦冷却氣

胃에 습담이 있어 체기가
있고 간간 정신이상이 생겨
어지럽고 하초가 냉하고 각
기병도 있음.

六君子湯

黃　芪　　　　　　　　　二錢
砂　仁 炒研
白　朮 土炒
草　果
乾　干 炮
白伏令

桂　心
山茱萸
甘　菊
白伏令
枸杞子
肉從容　　　　　　　各　一錢
白芥子 炒研　　　　　　　七分

二三　水木

肝經太旺胃經受邪風痰滯症

肝이 지나치게 강하여 중풍
증이 있고 담으로 체가 생
김.

加味仁陽湯

柏子仁　　　　　　　　二錢
熟地黃 干製
川　芎　　　　　　　各　三錢
鹿　茸 酒炙
當　歸　　　　　　　各　二錢
熟地黃
人　蔘
只　角　　　　　　　各　一錢半
五味子　　　　　　　　一錢七分
桂　心
山茱萸
白伏令
枸杞子
肉從容　　　　　　　各　一錢

三四　木火

木太旺胃經受邪滯症頭痛眩
暈嘔吐

肝이 거세어 胃에 고장이
생기고 체증이 있으며 머리
가 아프고 어지러우며 구역
질도 함.

加味仁陽湯

柏子仁 炒　　　　　　　二錢
熟地黃
人　蔘　　　　　　　各　一錢半
山査肉
當　歸
川　芎
砂　仁 炒研
五味子
桂　心
山茱萸
甘　菊
白伏令
枸杞子
肉從容　　　　　　　各　一錢

四五　火土

火克金肺經受邪腎氣虛弱陽
虛頭痛眩暈滯症

火가 金을 극하니 肺에 고장이 생기고 콩팥이 허약해지며 양기가 부족하고 머리가 띵하며 어지럽고 체기가 있음.

加味仁陽湯

鹿茸酒炙	三錢
柏子仁	二錢
熟地黃	
人蔘	各一錢半
枸杞子	二錢
肉從容	二錢
砂仁炒研	
五味子	
桂心	
山茱萸	
甘菊	
白伏令	各一錢

五六 土火

胃經濕痰滯症四肢骨節痛寒熱往來頭痛心鬱

胃에 濕담이 있기에 체증이 생기고 사지골절이 아프며 한열이 왕래하며 머리가 아프고 심장이 답답함

五味湯

五味子	二錢五分
付子	二錢五分
巴戟	
山茱萸	
熟地黃	
鹿茸酒炙	各一錢半
砂仁炒研	
山査肉	各一錢

十三, 丙子年

一一 水水

寒水太過受邪心傷痰生胃經滯症四肢骨節痛上焦虛熱下焦腹冷消化不良

신장에 냉한 물이 차 있기에 胃에 체증이 생기고 담이 생기며 사지골절통이 생기고 위는 허하고 열기가 있고 아랫배가 냉하며 소화불량증이 있음.

加減八味湯

白伏令	
山藥	
山茱萸	
熟地黃	各二錢
牧丹	

澤舍	各 一錢半
當歸	一錢
川芎	一錢
便香付	
肉桂	
付子	各 七分

二二 木木

肝經太過胃經受邪滯症消化不良精神眩暈或瘀血皮膚痒

간에 고장이 생기어 胃가 나쁘게 되고 따라서 소화불량증이 생기고 정신이 이상하게 되며 어지럽고 어혈이 있기에 피부가 가려움.

加味歸脾湯

當歸	
龍眼肉	
酸召仁 炒研	
遠志	
人蔘	
黃芪 蜜炙	
白朮	
白伏神	各 一錢
木香	干 三
甘草	召 二
白芷	
天麻	
靑皮	各 七分

三三 火火

心經熱痰上焦火升頭風面腫眩暈怔忡消化不良上熱下冷

심장이 열담으로서 하초에 화기가 뻗치고 두풍으로 고생되고 면종이 자주나며 어지럽고 가슴이 두근거리며 소화불량이 있고 위는 열기가 있고 아래로는 냉함.

加減降火湯

熟地黃	三錢
鹿茸 酒炙	
當歸	
五味子	
麥門冬 去心	各 一錢半
白朮	
陳皮	
知母 塩酒炒	
黃柏 塩酒炒	
枸杞子	
甘草 炙	各 一錢

四四 土土

胃經冷痰寒邪滯症消化不良精神不足骨節痛下焦冷便閉症

胃에 냉담이 있어 체증이

熟地黃　　　　　　　五錢
當　歸
龍眼肉
山召仁
遠　志
黃　芪
白　朮
白伏令　　　　　　　各一錢
木　香
甘　草　　　　　　　各七分
　　干　三
　　召　二

一二　水木

肝經太過水克土胃經受邪滯
症消化不良精神眩暈瘀血皮
膚搔痒

肝에 물이 지나쳐서 胃에 고장이 생기고 체증이 생기고 소화불량증이 있으며 정신이 이상해지고 어지럽고 어혈이 있어 피부가 가려운 증세가 있음.

加味歸脾湯

當　歸
龍眼肉
酸召仁 炒研
遠　志
人　蔘　　　　　　　各一錢

있고 소화불량증이 있으며 정신이 이상하며 뼈마디와 배가 아프고 아래가 냉하고 대변이 자유롭지 못함.

加減理中湯

熟地黃　　　　　　　五錢
枸杞子
肉從容
乾　干
白　朮 土炒　各二錢 有風痰加
鹿　茸　　　　　　二錢五分
付　子
陳　皮
肉　桂
人　蔘
甘　草　　　　　　　各一錢半
五味子　　　　　　　七分

五五　金火

肺經太過肝木受邪血症咳嗽
精神健忘症怔忡虛火吐血

肝과 肺에 고장이 생기어 피가 잘 통하지 아니하고 해소기가 있으며 정신이 이상하여지며 건망증도 생기고 가슴이 두근거리며 화기가 약하여 토혈증도 있음.

加味歸脾飮

黃芪 蜜炙
白朮
白伏令　　　　　　各 一錢
木香
甘草
白芷
天麻
靑皮　　　　　　　各 七分
　　干 三
　　召 二

二三 木火

肝木太過寒熱往來房事不利下腹疼痛不省人事

肝에 고장이 있기에 한열이 왕래하며 부부간의 합방이 좋지 않으며 아랫배에 부증이 생기며 정신을 차리지 못함.

加味雙和湯

白芍藥　　　　　　二錢五分
鹿茸 酒炙
枸杞子
肉桂　　　　　　　各 一錢半
熟地黃
當歸
川芎
黃芪　　　　　　　各 一錢

陳皮
藿香
厚朴　　　　　　　各 一錢
甘草
乾干
五味子　　　　　　各 七分

三四 火土

心經受邪胃經火痰滯腹痛頭痛

심장이 고장이 나서 화담과 체증이 생기고 배가 아프고 머리도 아픔.

加味雙和湯

白芍藥　　　　　　一錢五分
白朮
白芷
乾干
使君子
肉豆久 猥
草果
砂仁 炒研
五味子
熟地黃
當歸
川芎
黃芪　　　　　　　各 一錢

陳　皮
藿　香　　　　　　各 一錢
桂　枝
厚　朴　　　　　　各 一錢
甘　草　　　　　　　 七分

四五 土火

脾土太過消化中寒氣內傷肺
故陰虛心動或吐血下血乾咳
血痰精神不足

비위가 약하여 소화가 안되
고 肺가 상하여 음은 약하
고 화는 왕성하며 토혈을
하고 건기침을 하며 혈담도
있고 정신이 이상하여짐.

加減右歸飲

吉　更　　　　　　　 二錢
只　角
當　歸
白伏令
肉從容
五味子
人　蔘
肉　桂
砂　仁 炒研
甘　草
桂　枝　　　　　　各 一錢
　　干　三

召　二

五六 金金

肺經太過痰喘咳嗽積聚腹痛
脅痛鬱精神眩暈四肢骨節痛

肺가 좋지 못하여 담이 쌓
이고 헐덕이며 해소도 있고
적이 쌓여지고 배와 갈비가
아프며 가슴이 답답하고 정
신이 이상하여지며 어지럽
고 사지골절이 아픔.

五味子湯

五味子
付　子
巴　戟
山茱萸
熟地黃
鹿　茸 酒灸　　　各 一錢半
　　干　三
　　召　二

十四, 丁丑年

一一 木木

肝木太過中風症十二麻木皮
膚搔痒消化不良頭眩暈

肝이 거세어 中風증세가 생
기고 피부에 마목증이 생기

고 가려우며 소화가 안되고
머리가 아프며 어지러움.

加減杞菊湯

枸杞子
靑　皮
熟地黃　　　　　　　各 三錢
山　藥
山茱萸　　　　　　　各 一錢半
牧　丹
澤　舍
牛　膝
柴　胡
甘　菊　　　　　　　各 七分

二二　火火

心經太過肺經受邪上焦熱咽
喉痛滯精神不足乾咳嗽血痰
下焦陰虛小便或赤或白陰虛
陽多症

심장이 거세어 폐에 고장이
생기고 상초에 열이 있어
인후병이 생기고 체증도 생
기며 정신이 이상하여지고
건기침이 나며 음이 허하여
소변이 붉었다 희었다 하며
양기가 많음.

加味蓮柴湯

熟地黃　　　　　　　四錢

鹿　茸　酒炙
五味子　　　　　　　各 一錢
黃　蓮　　　　　　　二錢
白芍藥　酒炒
白伏令
白　朮　　　　　　　各 一錢半
靑　皮
柴　胡
當　歸
川　芎
陳　皮
砂　仁　炒硏　　　　各 一錢
知　母　塩酒炒
黃　柏　塩酒炒
甘　草　　　　　　　各 七分
　　干　三
　　召　二

三三　土土

胃經風濕痰旺故胸脅骨節痛
四肢無力下焦冷腎水不足

위에 풍담이 있기에 가슴이
아프고 갈비밑이 저리며 뼈
마디가 쑤시고 사지골절이
힘이 없으며 하초가 냉하고
신장에 물이 부족함.

加味蓮柴湯

黃　蓮　　　　　　　二錢

白芍藥 酒炒
白伏令
白朮　　　　　　　各一錢半
靑皮
柴胡
當歸
川芎
生地黃
陳皮
砂仁 炒硏　　　　　各一錢
知母 塩酒炒
黃柏 塩酒炒
甘草
五味子　　　　　　各七分
吉更
只角
鹿茸 酒灸　　　　　各一錢
　　干三
　　召二

四四　金火

肺金太過肝木受邪陽虛皮膚
衰弱咳嗽

肺와 肝이 고장이 나서 양이 허하고 皮骨이 쇠약하여지고 기침이 나옴.

固鎭飮子湯

山茱萸
熟地黃　　　　　　各一錢半

山藥
人蔘
當歸
黃芪　　　　　　　各二錢
知母
黃柏
陳皮
白伏令
杜冲
白朮
破古紙
澤舍
甘草　　　　　　　各一錢

五五　水金

陰多陽小乾咳嗽喘皮膚燥精
神眩暈積聚淋疾

음이 많고 양이 적어 건기침이 나며 헐떡거리고 피부에 열기가 있으며 정신이 이상하여지고 어지러우며 적이 쌓이고 임질이 생김.

補陰煎

熟地黃　　　　　　一兩
當歸身　　　　　　五錢
杜冲
破古紙 塩酒炒　　　各二錢
巴戟

鹿茸酒炙	各二錢
肉桂	
乾干	
五味子	各一錢

干 三
召 二

一二 木火

肝水旺胃土受邪脾虛滯症眩暈

肝이 고장이 나 胃가 헐고 비위가 허하며 체증이 생기고 어지럽다.

加味十全大補湯

人蔘	
白朮	
白伏令	各一錢半
黃芪	
肉桂	
乾地黃	
白芍藥	
當歸	
川芎	
甘草	各一錢半
砂仁 炒硏	
靑皮 有寒邪肢節痛加	
柴胡	
蘇葉	各一錢

干 三
召 二

二三 火土

火剋金肺經受邪陰火動頭痛肢節痛

火가 金을 극하니 肺가 고장이 난다. 음은 약하고 火기가 왕성하니 골이 띵하고 뼈마디가 쑤심.

加味雙和湯

白芍藥	二錢五分
熟地黃 爲君	
鹿茸酒炙	各二錢
熟地黃	
當歸	
川芎	
牛膝	
木果	
甘草	各一錢
桂枝	
蒼朮	
半夏 干製	
藿香	
蘇葉	各七分
五味子	
砂仁	各五分

三四 土火

上熱鬱滯下焦冷腎水不足大便不利或血症

위로는 열기가 있고 답답하며 체증도 있고 하초는 냉하며 신장에 물이 부족하고 대변이 자유롭지 못하며 혈액순환이 순조롭지 못하다.

加味養胃湯

蒼 朮	
陳 皮	各 五分
厚 朴	
半 夏	
白伏令	
藿 香	
人 蔘	
草 果	
甘 草	
砂 仁 炒研	各 五分加
熟地黃 爲君	三錢
鹿 茸	
五味子	五分
砂 仁	七分
干 三	
召 二	

四五 金金

胃肺濕痰胸脅四肢骨節痛或眩暈上熱下冷間或頭痛

위와 肺에 습담이 있기에 사지골절이 아프고 가슴과 갈비밑이 저리고 어지러우며 상초는 열기가 있고 하초는 냉하며 간혹 골이 띵함.

加味雙和湯

白芍藥	二錢五分
人 蔘	
鹿 茸 酒炙	各 二錢
白 芷	
熟地黃	
當 歸	
川 芎	各 一錢
牛 膝	
木 果	
甘 草	各 一錢
桂 枝	
蒼 朮	
半 夏 干製	
藿 香	
蘇 葉	各 七分

五六 水水

水克火心冷腸心腹痛寒熱肢痛

火가 金을 극하기에 肺가 고장이 생기고 상초가 허하고 열기가 있어 어지럽고 胃에 열기가 있고 머리가 아프며 중풍증세가 있고 소화불량증이 있으며 하초가 냉습하고 각기병이 있음.

加味補肺湯

熟地黃　　　　　　　七分
白伏令
山藥
山茱萸
枸杞子　　　　　　　各 三錢
當歸
川芎
肉從容
鹿茸 酒炙
遠志 去骨
麥門冬 去心
蓮肉　　　　　　　　各 一錢
甘草　　　　　　　　七分

二二 土土

胃經濕痰有食味消化不良痰
滯胸肺脅痛間間肢節痛

위에 습담이 있기에 밥맛이 없고 소화가 안되며 가슴도 아프고 갈비밑도 절리며 간간 뼈골이 쑤심.

水가 火를 극하니 심장이 냉하고 배가 아프며 한열이 왕래하고 골절이 아픔.

溫中補心湯

熟地黃　　　　　　　五錢
人蔘
黃芪
白朮
乾干
肉桂　　　　　　　　各 二錢
木果
牛膝
桂皮
付子
麥門冬 去心　　　　　各 一錢
鹿茸 酒炙
五味子　　　　　　　各 五分
　　干 三
　　召 二

十五, 戊寅年

一一 火火

火克金肺金受邪上焦虛熱眩
暈胃火風頭痛消化不良下焦
冷濕或脚氣痛

加味安神湯

鹿　茸	二錢
五味子	一錢
人　蔘	
當　歸	
川　芎	各 一錢半
白芍藥	
白伏神	
麥門冬 去心	各 一錢
知　母	
黃　柏 塩酒炒	
甘　草	各 七分
熟地黃 爲君	四錢
鹿　茸 酒炙	二錢

三三　金火

肺經熱痰右胸脅痛或痰痛間
間腹痛頭痛下焦冷脚氣

肺에 열담이 있기에 가슴이
아프고 갈비밑이 저리며 담
도 쌓이고 간간 배가 아프
며 모든 병이 옴.

加味安神湯

鹿　茸 酒炙	
熟地黃 爲君	各 四錢
人　蔘	
當　歸	
川　芎	各 一錢半
白芍藥	
白伏神	
麥門冬 去心	各 一錢
知　母	
黃　柏 塩酒炒	
甘　草	各 七分
熟地黃 爲君	四錢
鹿　茸 酒炙	二錢
五味子	七分

四四　水金

肺經冷痰乾咳嗽眩暈頭痛或
胃經風濕痰

肺에 冷한 담이 있어 건기
침을 하고 어지러우며 머리
가 아프고 또 胃에 고장이
생기고 통습기가 있음.

加味安神湯

白伏令	
肉　桂	
枸杞子	
白　朮	各 一錢半
乾　干	
鹿　茸 酒炙	
人　蔘	
當　歸	
川　芎	各 一錢半

白芍藥
白伏神
麥門冬 去心
五味子　　　　　　　各 一錢
甘草　　　　　　　　　　七分
熟地黃　　　　　　　　　七錢
鹿茸 酒炙　　　　　　　　二錢

五五 木水

肝木太過血風眩暈頭痛胃經不足或滯症

간이 거세어 혈액순환이 좋지 않으며 중풍증세가 있고 위가 헐어 체증이 생김.

治風補肝湯

人蔘
白朮
白伏令　　　　　　　各 三錢
枸杞子
鹿茸 酒炙
肉從容　　　　　　　各 一錢半
砂仁
靑皮
柴胡
五味子
川芎
肉桂
甘草　　　　　　　　各 一錢

干 三
召 二

一二 火土

胃經虛熱火克金肺腸風痰喘胸腹痛或下血鼻乾耳鳴頭痛

위가 허하고 열기가 있어 폐에 고장이 생기고 중풍증세가 있으며 담으로 천식이 생기며 가슴과 배가 아프고 하혈을 하고 콧속이 마르며 귀가 울고 머리가 띵함.

降火補陰湯

芐地黃　　　　　　　　　五錢
當歸
川芎
白芍藥
黃芪
人蔘
白伏令
肉從容
枸杞子
白朮
白芷
吉更
砂仁 炒研
麥門冬 去心　　　　　各 一錢
甘草　　　　　　　　　　七分

干 三
召 二

二三 土火

胃經濕痰肺經受邪腹頭痛四肢骨節痛

瀉土補腎湯

當 歸　　　　　　　三錢
鹿 茸 酒炙
吉 更
只 角 炙炒
枸杞子
肉從容　　　　　　各 一錢
五味子
甘 草　　　　　　　各 七分
　　干 三
　　召 二

三四 金金

肝金克木肝經血分受邪頭痛肢節痛寒熱往來

肺와 肝에 피가 부족하여 머리와 뼈마디가 아프고 한열이 왕래하여 모든 병이 옴.

淸肺補肝湯

黃 芩 酒炒　　　　　二錢
當 歸
川 芎
白芍藥
木 香
陳 皮
白伏令　　　　　　各 一錢半
白 芷
半 夏
白芥子
牛 膝
木 果　　　　　　　各 一錢
五味子
甘 草　　　　　　　各 七分
麻 黃
蘇 葉
右加入香付子
　　　　一錢　若頭痛肢節痛去
白芥子
木 果 加
鹿 茸 酒炙　　　　　二錢

四五 水水

心經受水邪寒冷心腹痛或消化不良下焦濕脚氣痛

심장에 고장이 생겨 한냉하고 또는 배가 아프며 소화가 안되고 하초가 습하고 각기증세가 생김.

三朮湯

人蔘
白朮
白伏令
當歸
川芎
白芍藥
熟地黃
付子　　　　　　　各二錢
肉桂
乾干
甘草　　　　　　　各一錢

五六 木木

肝木旺受邪肺經頭痛乾咳風
痛瘀血寒熱往來

肝과 肺에 고장이 나서 머
리가 아프고 건기침이 나며
중풍기도 있으며 어혈이 있
고 한열이 왕래하며 병이
생김.

清肝解查湯

人蔘　　　　　　　三錢
白朮
青皮
柴胡　　　　　　　各一錢半

鹿茸 酒炙
肉從容
枸杞子
五味子
白芷
細辛
砂仁 炒研　　　　　各一錢
甘草　　　　　　　七分
　　干三
　　召二

十六, 己卯年

一一 土土

土克水腎不足四肢骨節痛胃
經風火痰喘下焦冷

土가 水를 극하기에 콩팥에
고장이 있고 사지골절이 아
프며 위에 화담으로 천식증
이 있으며 중풍증세도 있고
하초가 냉함.

歸付湯

當歸　　　　　　　五錢
鹿茸 酒炙　　　　　三錢
白朮
白伏令
青皮
砂仁　　　　　　　各一錢

肉桂	
付子	
乾干	
牛膝	
桂枝	各 一錢

　　干 三
　　召 二

二二　金火

痰火入肝經驚痰瘀血精神眩暈怔忡頭痛消化不良

담에 火가 들어 肝에 고장이 생기고 깜짝깜짝 놀라고 어혈이 있으며 정신이 이상해지고 가슴이 두근거리며 머리가 아프고 소화가 아니됨.

加減八味湯

白伏令	三錢
木香	二錢
麥門冬	
黃芩	各 一錢半
吉更
角
砂仁 炒研
當歸
川芎
人蔘

白朮	各 二錢
鹿茸 酒炙	
五味子	
熟地黃	各 一錢

三三　水金

金燥水冷咳嗽胸脅骨節痛間間煩燥寒熱往來

金氣가 조열하여 냉증이 생기고 해소기도 있고 가슴과 갈비밑이 저리고 골절이 아프며 간간 번열증이 나고 한열이 왕래함.

加味熟伏湯

熟地黃	一兩
白伏令	
白朮	各 五錢
鹿茸	
五味子	
當歸	
川芎	
白芍藥	
玄蔘	各 三錢

　　干 三
　　召 二

四四　木火

肝木旺胃經受邪脅痛精神眩暈皮膚搔痒死血吐血

肝과 위에 고장이 생겨 정신이상이 생기고 어지러우며 피부가 가려웁고 사혈을 토함.

淸肝補脾湯

黃 蓮
靑 皮
枸杞子　　　　　　各 二錢
白 尤
白伏令
砂 仁
白干蠶　　　　　　各 一錢半
熟地黃 爲君　　　　　　五錢
　干　三
　召　二

五五 火木

肝經急痰入脾經心傷滯症煩鬱眩暈寒邪有

肝에 급담이 있어 비위가 고장이 나고 심장이 상하며 체증이 생기고 번열증이 있으며 어지럽고 한열이 왕래함.

加味今尤湯

白伏令　　　　　　二錢五分
白 尤
厚 朴
靑 皮
半 夏
桂 枝
藿 香
乾 干　　　　　　各 一錢半
甘 草　　　　　　一錢五分
砂 仁
白豆久
柴 胡　　　　　　各 七分
　干　三
　召　二

一二 土火

腎水不足陽虛鼻乾肝經血分不足或脚氣痛眩暈

콩팥에 물이 부족하여 양기가 허하고 콧속이 마르며 간에 피가 부족하여 각기증세가 있고 어지러움.

加味八陳湯

砂 仁 炒研
當 歸
鹿 茸 酒炙　　　　　各 二錢
熟地黃　　　　　　三錢
白伏令

半　夏
陳　皮　　　　　各 二錢
　　干　三
　　召　二

二三 金金

肺金太旺咳喘急血分虛下焦
陰多陽小右脅脚膝痛或血虛
頭痛

肺에 고장이 생기어 천식기
가 있고 피가 순환되지 아
니하며 하초가 냉하고 습하
며 음이 많고 양이 적으며
오른편 갈비밑이 저리고 무
릎이 아프며 피가 허하여
머리가 아픔.

淸肺養血湯

黃　芩　　　　　　　二錢
當　歸　　　　　　　二錢
牛　膝
木　果
人　蔘
蒼　朮
半　夏
白芥子
木　香
陳　皮　　　　　各 一錢
甘　草　　　　　　　七分
砂　仁

川　芎
白芍藥　　　　　各 二錢

三四 水水

心經冷寒熱濕痰流注四肢骨
節痛或頭痛

심장이 한냉하여 습담이 있
고 사지골절이 아프며 머리
가 땡하는 증세가 있음.

加減八味湯

白伏令　　　　　　　四錢
熟地黃
山　藥
山茱萸
牧　丹　　　　　各 二錢
澤　舍
肉　桂　　　　　各 一錢半
付　子
白　朮
乾　干
陳　皮　　　　　各 一錢
鹿　茸 酒炙
五味子　　　　　各 一錢半
　　干　三
　　召　二

四五 木木

下焦冷腎經衰弱消化不良精神眩暈

심장이 고장이 나고 肺가 약해지며 음양이 허하고 하초가 냉하며 腎경쇠약에 걸리고 소화가 잘 안되며 정신이상이 생기고 어지러움.

蔘歸茸湯

人 蔘	
鹿 茸	
當 歸	各 二錢
白芍藥	
川 芎	
熟地黃	
黃 芪	各 七分
肉 桂	
甘 草	各 七分
干 三	
召 二	

十七, 庚辰年

一一 金火

肺經痰火咳喘胸脅痛四肢骨節痛或蛔虫腹痛

肺에 火氣와 痰이 있어 해소와 천식이 있고 갈비밑이

肝木太旺胃經受邪驚痰入脾精神眩暈怔忡消化不良瘀血風寒熱往來

肝과 胃가 고장이 나 陰陽이 약하고 정신이상증이 생기며 어지럽고 가슴이 두근거리며 소화가 아니되고 어혈이 있으며 한열이 왕래함.

當歸芍藥湯

當 歸	二錢
川 芎	
芍 藥	
熟地黃	
山 藥	
山茱萸	
白伏令	各 二錢
牧 丹	
澤 舍	各 一錢半
靑 皮	
柴 胡	
升 麻	
砂 仁 炒研	各 五分
干 三	
召 二	

五六 火火

心經太過肺經受邪陰陽俱虛

저리며 사지골절통이 생기고 회충이 있기에 배가 아픔.

地黃火令湯

赤伏令
當 歸　　　　　　各 三錢
熟地黃
木 香
牛 膝
木 果
砂 仁
半 夏
桂 枝
白芥子　　　　　　各 一錢
甘 草　　　　　　　　七分
　　干 三
　　召 二

二二　水金

肺金燥冷咳嗽胸脅四肢骨節痛喘急

肺가 조하고 냉한 기가 있으니 해소가 있고 가슴과 갈비밑이 저리고 사지골절이 아프고 급한 천식기가 있음.

補陰煎

熟地黃
牛 膝
澤 舍
黃 芪 蜜炙
肉 桂　　　　　　　各 二錢
黃 芩
五味子　　　　　　各 一錢半
鹿 茸 酒炙
當 歸　　　　　　　各 一錢
　　干 三
　　召 二

三三　木水

肝木太旺胃經受邪冷痰眩暈滯症消化不良瘀血

肝과 胃에 고장이 생기어 냉담이 있고 어지러우며 체증이 있고 소화불량증이 있으며 어혈도 있음.

蒼朮健脾湯

人 蔘
鹿 茸 酒炙　　　　各 二錢
當 歸 爲君
木 香
熟地黃
五味子
白 朮
黃 芩 酒炙　　　　各 一錢半

白伏令
砂仁 炒研
只角
山査肉
白芍藥　　　　　各 一錢半
陳皮
麥門冬 去心
白芥子　　　　　各 一錢
　　干 三
　　召 二

四四 火木

火旺故肺經受邪咳喘積聚蛔腹痛下焦濕痰四肢骨節痛

폐가 고장이 나서 해소가 있고 천식증도 있고 적이 쌓였으며 횟배가 아프고 하초에 습담이 있고 사지골절이 아픔.

蒼朮健脾湯

人蔘
鹿茸
牛膝
木果　　　　　　各 二錢
五味子　　　　　　七分
白朮
黃芩 酒炙
白伏令　　　　　各 一錢五分

砂仁 炒研
神曲
只角
山査肉
白芍藥　　　　　各 一錢半
陳皮
麥門冬 去心
白芥子
甘草　　　　　　各 一錢
　　干 三
　　召 二

五五 土火

胃經火痰心傷精神眩暈或頭痛

위에 火氣와 담이 붙어 심장이 고장이 나 정신이상이 생기고 어지럽고 머리가 아픔.

加味二陰煎

熟地黃
當歸
陳皮
桂皮
付子
砂仁
吉更　　　　　　各 二錢

只　角　　　　　　　　　二錢
五味子　　　　　一錢 有脅痛加
白芥子 炒硏　　　　　　二錢
　　干　三
　　召　二

一二 金金

肺經濕痰咳喘脅痛四肢骨節
痛頭胸腹血分虛

肺에 습담이 있어 헐떡이고
해소와 담이 있고 갈비밑이
저리고 사지골절이 아프며
머리도 아프고 가슴과 배도
아프고 피가 허함.

蔘 芪 湯

熟地黃 干製　　　　　　三錢
人　蔘
白　朮　　　　　　　各 二錢
黃　芪
金銀花　　　　　　　各 一錢
桑白皮
杏　仁 去皮炙
白芥子
桂　枝
赤伏令
枸杞子　　　　　　　各 一錢
甘　草　　　　　　　　　七分
地骨皮　　　一錢 或陽氣虛分加

鹿　茸 酒炙　　　　　　三錢
五味子　　　　　　　　　一錢
　　干　三
　　召　二

二三 水水

臟腑虛冷腹痛眩暈寒熱往來
肢節痛

장부가 허하고 냉하여 배가
아프고 어지러우며 한열이
왕래하고 골절이 아픔.

鹿 四 湯

熟地黃
當　歸
川　芎
山　藥
山茱萸
白伏令
白芍藥
牧　丹
澤　舍　　　　　　　各 二錢
鹿　茸 酒炙　　　　　各 一錢半
肉　桂
付　子
五味子　　　　　　　各 一錢半
　　干　三
　　召　二

三四 木木

肝經風邪精神眩暈瘀血怔忡吐瀉滯症食無味

肝에 고장이 있어 중풍이 생기고 정신이 이상해지고 어지러우며 혈담이 있고 가슴이 두근거리며 체증도 있고 토사광란도 나며 음식맛이 없음.

杞菊雙和湯

白芍藥	三錢
黃芪	
熟地黃	各 一錢半
當歸	
川芎	
白伏令	各 一錢半
白伏神	
鹿茸 酒炙	
肉從容	
枸杞子	
五味子	
肉桂	
玄蔘	
柴胡	各 一錢
砂仁	
甘草	各 七分
干 三	
召 二	

四五 火火

火克金心熱水邪肺經陰虛陽虛

火가 金을 극하기에 심장이 뜨겁고 肺가 고장이 나며 음이 허하고 양이 약한 탓임.

四茸湯

鹿茸 酒炙	三錢
熟地黃	
當歸	
川芎	
牛膝 酒洗	
枸杞子	各 二錢
肉桂	
五味子	各 一錢半
砂仁	七分
知母 塩酒炒	七分
干 三	
召 二	

五六 土土

胃經太過濕痰流注四肢骨節痛頭痛眩暈上熱下冷

胃에 습담이 있기에 사지골절이 아프고 골이 띵하며 어지럽고 위는 열기가 있고

補中益氣湯

黃 芪 蜜炙	
白 朮 炒	各 一錢半
白伏令	
人 蔘	
當 歸	
川 芎	各 一錢
半 夏 干製	
陳 皮	各 一錢
山査肉	
熟地黃 爲君	五錢
鹿 茸 酒炙	三錢
五味子	一錢
干 三	
召 二	

二二 木木

未能水生木故肝經血虛動風不語頭痛肢節痛眩暈

肝에 어혈이 있어 풍증이 일어나면 말문이 막히고 머리가 띵하며 어지럽고 뼈마디가 쑤심.

加減八味湯

熟地黃	二錢
山 藥 干 三	

아래는 냉함.

瀉土補腎湯

吉 更	三錢
只 角	
當 歸	
川 芎	
白芍藥	各 二錢
熟地黃	一錢五分
砂 仁	
靑 皮	
五味子	各 七分
付 子	五分 陽虛則加
鹿 茸 酒炙	一錢五分
干 三	
召 二	

一一 水金

心經冷消化不良四肢骨節痛房事不利下腹痛口乾舌燥眩暈下冷

심장이 고장나 소화불량증이 생기고 사지가 아프며 뼈마디가 쑤시니 내외간에 동침하는 것이 좋지 않다. 또 배가 아프고 입속이 조하고 어지러우며 하초가 냉함.

山茱萸　　召二
肉　桂
香付子
麥門冬 去心　　　　各 二錢
木　香
白伏令
牧　丹
黃　芩 酒炙　　　　各 一錢
澤　舍
砂　仁
付　子
五味子　　　　　　各 五分
鹿　茸 酒炙　　　　三錢

三三　火木

木不能生火虛火起上焦眩暈腎經衰弱滯症頭痛

상초에 화기가 오르기에 어지럽고 신경쇠약이 있으며 체증도 있고 머리도 아픔.

加減八味湯

熟地黃
山　藥
山茱萸
香付子
麥門冬 去心　　　　各 二錢
木　香
白伏令　　　　　　各 一錢

牧　丹
黃　芩　　　　　　各 一錢
枸杞子
肉從容
青　皮　　　　　　各 一錢
砂　仁　　　　　　　　五分

四四　土火

胃經虛痰下焦冷腎水不足四肢骨節痛

위에 痰이 붙어 하초가 냉하고 콩팥에 물이 부족하여 사지골절이 아픔.

加減八味湯

鹿　茸
五味子
肉從容
乾　干
熟地黃
山　藥
山茱萸
香付子
麥門冬 去心　　　　各 二錢
木　香
白伏令
牧　丹
澤　舍
黃　芩 酒炒　　　　各 一錢

麥　芽
砂　仁
付　子　　　　　　　各 五分

五五　金土

腎經濕痰乾咳喘急四肢骨節痛眩暈
콩팥에 습담이 붙어 건기침과 천식기가 있고 사지골절이 아프고 어지러움.

蔘歸朮湯

人　蔘
白　朮
當　歸
川　芎
白芍藥
熟地黃
黃　芪
甘　草
白伏令　　　　　　　各 一錢半
肉　桂　　　　　　　　一錢五分
鹿　茸 酒炙　　　　　　　一錢
五味子　　　　　　　　　　五分
　　　干 三
　　　召 二

一二　水水

心冷惡寒肝節痛心腹痛心無定處或怔忡
심장이 냉하여 오한기가 있고 골절이 아프며 배도 아프고 가슴이 두근거리며 마음을 안정할 수가 없음.

加味朮付湯

付　子　　　　　　　　　三錢
人　蔘
白伏令
乾　干
白　朮
肉　桂
陳　皮　　　　　　　　各 二錢
五味子
甘　草　　　　　　　　各 一錢

二三　木木

水不能生木血分不足胃經受邪
콩팥에 물이 부족하여 간에 피가 모자라니 위에 고장이 생김.

加味補中湯

人　蔘
白　朮
砂　仁　　　　　　　　各 二錢

枸杞子
陳　皮
靑　皮
丁　香　　　　　各 二錢
鹿　茸 酒灸
五味子　　　　　　五分
　　　干　三
　　　召　二

三四　火火

火旺故肺經不足血滯腎水乾
泉陰虛火動乾咳精神眩暈或
血症

肝에 고장이 있어 피가 순
환되지 않고 체증도 생기며
콩팥에 물이 말라 기름기가
적고 음은 약하고 양은 왕
성하며 건기침이 나고 정신
이 이상하여지며 어지러운
병이 생김.

降火補陰湯

沙　蔘
玄　蔘
白　朮
熟地黃　　　　　各 三錢
白伏令
遠　志
石菖蒲　　　　　各 二錢

麥門冬 去骨　　　各 二錢
陳　皮
五味子　　　　　各 一錢
肉從容
龍眼肉
砂　仁
甘　草　　　　　各 一錢
　　　干　三
　　　召　二

四五　土土

胃經濕流注四肢骨節痛腎虛
腰痛間間吐瀉下冷小便不利

위에 습담이 있어 사지골절
이 아프고 신장이 허하여
허리도 아프고 간간 토사곽
란도 나며 소변이 순조롭지
못함.

加味朮付湯

熟地黃　　　　　五錢
付　子　　　　　三錢
砂　仁
肉從容
乾　干
白　朮
肉　桂
藥練根
陳　皮　　　　　各 二錢

鹿茸 酒炙
五味子　　　　　　　各 一錢
　　干 三
　　召 二

十九. 「作用」

一一　木水

胃經瘀血精神眩暈頭痛皮風

위에 어혈이 있고 정신이
어지러우며 머리도 아프고
피풍도 있음.

加味當仁湯

當　歸
川　芎
白芍藥
熟地黃　　　　　　　各 二錢
白　朮
五味子
人　蔘　　　　　　　各 一錢
蒼　朮
柴　胡
貢砂仁 炒研
甘　草　　　　　　　各 一錢
　　干 三
　　召 二

鹿　茸
元杜冲 干製去糸
枸杞子
五味子
甘　草　　　　　　　各 一錢
　　干 三
　　召 二

五六　金火

肺經熱痰上焦風眩暈咳嗽頭
痛肢節痛大便燥小便赤不利

肺에 열담이 있으므로 중풍
기가 있고 어지러우며 기침
도 하고 머리도 아프며 변
비가 있고 소변이 붉게 나
옴.

當歸鹿茸湯

當　歸　　　　　　　　七錢
鹿　茸
人　蔘
玄　蔘　　　　　　　各 三錢
川　芎
肉　桂
天　麻
防　風　　　　　　　各 一錢
白　芷
白芥子
甘　草　各 一錢 若有無病腎虛加

二二 火木

肺金受邪腎水不足陽多陰小
肺에 고장이 있어 腎에 물
이 부족하며 陽은 많고 음
은 약하여 모든 병이 발생
함.

鹿茸腎養湯

柏子仁	
枸杞子	各 二錢
伏盆子	
肉從容	各 二錢
鹿茸 酒炙	一錢五分
人蔘	
白朮	
乾干	
肉桂	
陳皮	
當歸	
白芍藥	
熟地黃	各 一錢
五味子	一錢五分
肉桂	五分

三三 土火

土克水陰虛火動嘔吐間間腹
痛

土가 水를 극하니 음이 약
하고 화기가 왕성하여 구역
질도 하고 간간이 배가 아
픔.

鹿茸腎養湯

鹿茸 酒炙	三錢五分
五味子	
枸杞子	各 二錢
人蔘	
白朮	
乾干	
肉桂	
陳皮	
當歸	
白芍藥	
熟地黃	
五味子	各 一錢

四四 金土

肺經濕痰胸腹痛肢節痛咳嗽
肺에 濕담이 있어 가슴이
저리고 배가 아프며 골절이
쑤시고 해소가 있음.

鹿茸腎養湯

當歸 爲君	五錢
鹿茸 酒炙	二錢五分

龜板 酒炙
桂枝
牛膝 酒洗　　　各 一錢
人蔘
白朮
乾干
肉桂
陳皮
當歸
白芍藥
熟地黃
五味子　　　　　各 一錢
白芥子 炒研　　　　七分
白朮　　　　　　　一錢

五五 水火

水克火心受邪心腹痛寒熱往來精神眩暈

水가 火를 극하기에 심장에 고장이 생겨 배가 아프고 한열이 왕래하며 정신이 이상하고 어지러움.

歸脾飮

當歸　　　　　　　五錢
鹿茸 酒炙　　　　　三錢
破古紙
杜冲
巴戟　　　　　　各 二錢

肉桂
付子
五味子
牛膝　　　　　　各 一錢
木果　　　　　　　一錢
　　干 三
　　召 二

一二 木木

木屬肝經血分虛瘀血性急胃經滯症頭眩暈

肝에 혈액순환되지 못하여 어혈이 생기고 급성 신경통이 있으며 체증도 있고 머리도 아프고 어지러움.

加味治中湯

熟地黃 爲君　　　　五錢
天麻
杜冲 干製去絲
枸杞子
靑皮
陳皮
人蔘　　　　　　各 二錢
白朮　　　　　　　二錢
乾干 炮
熟地黃
砂仁 炒研　　　　各 一錢

肉 桂
鹿 茸 酒炙
五味子
甘 草　　　　　　各 一錢
　　干 三
　　召 二

二三 火火

心經火傷心陰虛火動精神眩
暈滯症消化不良

심장에 고장이 생기고 화로
서 심장이 상하여 정신이
어지럽고 체증이 있으며 소
화불량이 생김.

加味雙和湯

白 朮　　　　　　二錢五分
當 歸
川 芎
熟地黃
黃 芪
人 蔘
鹿 茸 酒炙
肉 桂　　　　　　各 二錢
五味子
甘 草　　　　　　　七分
　　干 三
　　召 二

三四 土土

胃土太旺腎水受邪腎虛耳鳴
諸般風濕痰先天不足之致四
肢骨節痛

위에 고장이 생기고 신장에
물이 부족하여 신장이 허하
고 귀가 울며 중풍증세와
습담이 있고 사지골절이 아
픔.

加味君子湯

白 朮　　　　干 三
半 夏
陳 皮　　　　召 二
白伏令
人 蔘
甘 草　　　　　　各 一錢半
當 歸
白芍藥
五味子　　　　　　各 七分
使君子
龍眼肉 爲君　　　　各 三錢

四五 金火

金火相戰故心肺經熱痰胸脅
痛四肢骨節痛頭痛咳嗽眩暈

수화가 상전하여 폐에 열담
이 있고 가슴과 갈비와 사
지골절통이 있고 해소도 있

으며 어지러운 기가 생김.

淸肺補肝湯

黃　芩 酒炒	
天花粉	
半　夏 干製	各 一錢
南　星	
天　麻	
瓜蔞仁 炒研	
白介子 炒研	
當　歸	
川　芎	
白芍藥 酒炒	各 八分
白　芷	
白伏令	
甘　草	各 五分
干　三	
召　二	

五六 水金

未能水生木故肝經血虛濕痰胃經狹滯骨節痛眩暈

肝에 피가 부족하여 습담이 있고 위에 체기가 있으며 골이 아프며 어지러움.

補肝淸肺湯

當　歸	
川　芎	各 一錢五分

白芍藥	
木　香	各 一錢半
黃　芩	
鹿　茸	
熟地黃	
砂　仁 炒研	各 一錢
五味子	
甘　草	各 七分
干　三	
召　二	

二十, 癸未年

一一 火木

胃經不足虛勞肢節痛頭痛乾咳

胃에 고장이 나서 노곤한 증세가 있고 골절이 아프며 머리도 아프고 어지러운 기가 있음.

加味蔘鎭湯

靑　皮	
柴　胡	各 一錢
熟地黃	三錢
當　歸	
麥門冬 去心	
白伏令	
白芍藥 酒炒	一錢半

鹿茸 酒炙
人蔘
遠志 去骨
枸杞子　　　　　　各 一錢半
砂仁
黃柏 塩酒炒
知母
甘草　　　　　　　各 七分
　　干　三
　　召　二

二二 土土

胃經濕痰腎水虛精神眩暈挾滯

위에 습담이 있어 신장에 물이 부족하고 정신이 이상하며 어지럽고 체기가 있음.

加味蔘鎭湯

熟地黃
白伏令　　　　　　各 三錢
吉更　　　　　　　　　二錢
當歸
麥門冬 去心
白芍藥 酒炒
　　干　三
鹿茸 酒炒　　　　　各 一錢半
　　召　二

人蔘
遠志 去骨
枸杞子
熟地黃　　　　　　各 一錢半
五味子　　　　　　　　一錢
砂仁
甘草　　　　　　　各 七分

三三 金土

胃肺經冷痰胸脅四肢腰痛間間挾滯腎虛陰虛火動

위와 肺에 냉담이 있어 사지몸통이 온통 아프고 간간 체기도 있으며 腎臟이 허하고 음은 약하며 화기가 동함.

加味蔘鎭湯

熟地黃　　　　　　　　三錢
肉從容
元杜冲 干製
破古紙 塩酒炒　　　各 二錢
當歸
白伏令
白芍藥 酒炒
鹿茸 酒炙
人蔘
枸杞子　　　　　各 一錢五分

骨節痛頭痛

肺에 고장이 있어 肝이 약하기에 갈비밑이 저리고 해소기도 있으며 골절통에 골이 아픔.

加味二陳湯

半　夏	二錢
當　歸	一錢
川　芎	
白芍藥	
熟地黃	
黃　芪	
人　蔘	
赤伏令	
甘　草	各 一錢
靑　皮	
柴　胡	
鹿　茸 酒炙	各 二錢
五味子	七分
干　三	
召　二	

一二　火火

木則肝經胃經受邪故瘀血濕痰怔忡眩暈

火극金하니 위에 고장이 생기므로 허혈과 습담이 생기고 가슴이 두근거리며 어지러운 기가 있음.

砂　仁
黃　柏 塩酒炒
知　母 塩酒炒
甘　草　　　　　　各 七分
　　干　三
　　召　二

四四　水火

心傷冷故間間挾腹痛上熱下冷或消化不良

심장이 냉하고 간간 체기가 있으며 배가 아프고 위는 열기가 있고 아래는 냉기가 있으며 소화불량증이 있음.

熟付歸茸湯

熟地黃	
付　子	各 三錢
人　蔘	
鹿　茸 酒炙	
肉從容	
枸杞子	
五味子	各 一錢
干　三	
召　二	

五五　木金

肺金太過肝不受邪脅痛咳嗽

脾와 胃에 熱이 발생하고
風이 發動하고 消化불량증
이 있으며 눈이 붉고 신장
이 허하고 화가 동함.

加味雙和湯

白芍藥	二錢五分
當　歸	
川　芎	
熟地黃	
黃　芪	
肉　桂	
甘　草	
鹿　茸 酒炙	各二錢
五味子	七分
知　母 塩酒炒	
黃　柏	各五分
干　三	
召　二	

三四 金火

心經冷痰脅胸四肢痛消化不
良

심장에 냉담이 있어 가슴과
갈비밑이 저리고 사지가 아
프며 소화불량증이 있음.

瀉土補腎湯

吉　更	三錢

滋腎湯

人　蔘	
白　朮	
黃　芪	
當　歸	
桂　枝	
白伏令	
白芍藥	
柴　胡	
青　皮	各一錢
肉從容	
砂　仁	
熟地黃	各三錢
鹿　茸	
枸杞子	
五味子	
半　夏	
川　芎	
熟地黃	
山　藥	
石　斛	
甘　草	各七分
干　三	
召　二	

二三 土土

脾胃經熱發生動風消化不良
眩暈眼赤腎虛火動

只 角	二錢
鹿 茸 酒炙	
枸杞子	
肉從容	各 一錢半
沙 蔘	
五味子	
付 子	各 七分
干 三	
召 二	

柴 胡	一錢
半 夏	
川 芎	
熟地黃	
山 藥	
石 斛	
甘 草	各 七分
五味子	七分
干 三	
召 二	

四五 水金

肺經燥熱痰咳喘乾燥下冷陽虛

肺에 열담이 있어 해소기가 있고 건기침이 나며 하초가 냉하고 양기가 허함.

滋腎湯

木 香	
牛 膝	
木 果	
麥門冬	各 二錢
人 蔘	一錢五分
白 尤	
黃 芪	
當 歸	
桂 枝	
白伏令	
白芍藥	各 一錢

五六 木水

未能水生木乾泉冷痰入肝經咳喘腹痛肢節痛

콩팥에 기름기가 마르고 肝에 冷痰이 있어 기침도 하고 헐떡거리며 배도 아프고 사지가 아픔.

淸肺養陽湯

龜 板	七錢
牛 膝	三錢
當 歸	
木 果	
川 芎	
枸杞子	
木 香	
五味子	
鹿 茸 酒炙	各 一錢

麻黃
桂枝
人蔘　　　　　　　各一錢
　　干　三
　　召　二

二, 甲申年

一一 土火

胃經濕痰胸脅痛脚氣浮症惡寒肢節痛眩暈腎水不足

위에 습담이 있어 가슴과 갈비밑이 저리고 각기병과 부증이 있으며 오한기도 생기고 골절이 아프며 어질기가 생김.

橘付煎

橘皮　　　　　　　　三錢
付子
山茱萸
肉桂
熟地黃
鹿茸 酒灸　　　　　各二錢
吉更
只角　　　　　　各一錢五分
川芎
香付子　　　　　　　各一錢

五味子
砂仁
當歸
枸杞子
肉從容
甘草　　　　　　　　各一錢
　　干　三
　　召　二

二二 金土

肺經痰熱咳嗽消化不良骨節痛下焦冷痰腎氣不足

폐에 열담이 있어 해소도 있고 소화불량증이 있으며 골절도 아프며 하초에 냉담으로 신장에 고장이 있음.

加味治濕消風散

黃芩
半夏
南星　　　　　　　　各二錢
蒼朮
木果　　　　　　　各一錢半
鹿茸 酒灸
熟地黃
砂仁 炒硏　　　　　　各七分
甘草　　　　　　　　　五分
　　干　三
　　召　二

三三 水火

受邪心傷裏冷消化不良

水剋火하기에 심장이 상하고 내장이 냉이 있고 소화불량증이 있음.

橘付煎

橘 皮	三錢
付 子	
山茱萸	
肉 桂	
熟地黃	各 二錢
鹿 茸 酒炙	
白 朮	
白芍藥	
巴 戟 干製去糸	
杜 冲	
五味子	
砂 仁	
當 歸	
枸杞子	
肉從容	各 一錢
干 三	
召 二	

四四 木金

肺金旺肝木受邪血分不足陰

小陽虛

肺가 고장이 나니 肝에 피가 부족하다. 음은 적고 양은 허함.

橘付煎

橘 皮	三錢
鹿 茸 酒炙	二錢
元杜冲 干製去糸	
破古紙 塩酒炒	
山茱萸	
肉 桂	
熟地黃	各 二錢
五味子	
砂 仁	
當 歸	
枸杞子	
肉從容	
甘 草	各 一錢
干 三	
召 二	

五五 火水

肝木太過胃經受邪挾滯腹痛嘔吐瀉皮膚濕腫

肝에 고장이 생겨 위장이 헐었다. 체기도 있고 배도 아프며 구역질도 하고 토사곽란증도 있으며 피부에 습종이 잘남.

加味淸肝補脾湯

白礬	
菖蒲	
靑皮	
人蔘	
熟地黃	
黃芪	各 一錢半
工砂仁	
陳皮	各 一錢
厚朴	
白芍藥	
神曲	
麥芽	
甘草	各 一錢
干 三	
召 二	

一二 土土

脾土太過腎經受邪乾泉腎衰弱氣虛精神眩暈四肢骨節痛

脾가 고장이 나서 신장에 물이 마르고 기름기가 마르며 콩팥이 쇠약하고 정신이 이상하며 어지럽고 사지골절이 아프다.

瀉土補腎湯

吉更	四錢
只角	三錢
當歸	
肉從容	
枸杞子	
巴戟	
破古紙	
鹿茸酒炙	各 二錢
牛膝	
木果	
五味子	各 七分
肉桂	一錢
干 三	
召 二	

二三 金火

心肺熱痰咳嗽下冷

심장과 肺에 열담이 있기에 해소기가 있고 하초가 냉하게 됨.

歸朮芍藥湯

當歸	三錢
蒼朮	
牛膝	
木果	
熟地黃	
鹿茸	各 二錢
白芍藥	一錢五分

人　蔘
黃　芪　　　　　　各 一錢半
肉　桂
陳　皮
熟地黃　　　　　　各 一錢半
五味子
甘　草
白芥子　　　　　　各 一錢

三四　水金

肺經燥上下冷痰濕脾肢節痛
大小下利

肺에 조열한기가 있어 위와 아래에 냉기가 있고 위장도 고장이 생기고 습진도 있으며 뼈마디가 쑤시고 머리도 아프며 대소변이 자유롭지 못함.

淸肺補腎湯

蒼　朮
半　夏
木　果
龜板 酒炙　　　　　各 三錢
牛　膝
羌　活
獨　活
桂　枝　　　　　　各 二錢
肉從容　　　　　　　一錢五分

枸杞子
五味子
白芍藥　　　　　　各 一錢半
肉　桂
甘　草　　　　　　各 七分

四五　木火

水克土胃經虛腎水不足脚氣

木이 土를 극하니 위가 허하고 신장에 물이 없으며 각기병이 생김.

二　陳　湯

半　夏　　　　　　　二錢
當　歸
川　芎
白芍藥
熟地黃　　　　　　各 一錢半
陳　皮
肉　桂
肉從容
牛　膝
甘　草　　　　　　各 一錢

五六　火木

心經太過肺經受邪胸脅痛四
肢骨節痛頭痛寒邪心鬱怔忡

胸脅骨肺痛房事頭痛下腹起痛

肺가 고장이 나서 肝이 나쁘니 정신이 이상해지고 뼈마디가 아프며 또는 부부간의 합방도 불리하다. 그리고 아랫배가 아픈 증세가 있음.

加味雙補湯

當 歸	
川 芎	
白芍藥	
熟地黃	
人 蔘	
鹿 茸 酒炙	各 二錢
肉 桂	
五味子	
牛 膝 酒洗	各 一錢
知 母 塩酒炒	
黃 柏	各 七分

二二 水火

火克金肺虛心熱肺冷眩暈消化不良陰虛火動身乾脾痛

화가 금을 극하니 肺가 허하고 심장에 열기가 있으니 어지러운 기가 있고 소화가 잘 안되며 음은 허하고 화는 왕성하니 몸이 마르고 비위가 고장이 남.

심장이 냉하고 肺에 고장이 있으니 가슴과 갈비밑이 저리고 사지골절이 아프며 머리도 아프고 한열이 내왕하며 가슴이 답답함.

歸朮芍藥湯

當 歸	三錢
熟地黃 爲君	五錢
白 朮	
白芍藥	
人 蔘	
黃 芪	
肉 桂	
陳 皮	
熟地黃	各一錢五分
靑 皮	
五味子	
菖 蒲	
防 風	
甘 草	各 一錢
砂 仁 炒研	七分
干 三	
召 二	

一一 金土

肺金太過肝木受邪精神眩暈

蔘歸湯

當 歸	
付 子	
熟地黃	各 二錢
肉 桂	
乾 干	各 一錢
人 蔘	
龍眼肉	
遠 志	
黃 芪 蜜灸	
白伏神	各 一錢半
木 香	
鹿 茸 酒炙	
五味子	
甘 草	各 一錢
干 三	
召 二	

三三 木金

金木相克故脾土受邪挾滯眩暈頭痛肢節痛

金木이 相極을 하니 위장에 고장이 생긴다. 그러기에 체증이 생기고 어지러우며 머리가 아프고 뼈마디가 아픔.

加味淸肝補脾湯

白 朮	
白伏令	
熟地黃	各 二錢
乾 干	
厚 朴	
肉豆久	
砂 仁 炒硏	
香付子	
白芍藥	
肉 桂	
五味子	各 一錢
甘 草	七分

四四 火水

水上火故邪火克水腸冷食味無消化不良精神眩暈

水가 火를 극하니 냉기가 생기어 음식맛이 없고 소화가 잘 안되며 정신이 이상해지고 어지러움.

加減八味湯

熟地黃	七分
當 歸	三錢
山 藥	
山茱萸	
白伏令	各 二錢
肉 桂	
付 子	各 一錢

澤 舍　　　　　　　　一錢
乾 干
知 母 塩酒炒
黃 柏　　　　　　　　各 五分

五五 土木

土克水未能水生木肝經血分
不足脚氣痛寒熱往來

土克水하니 肝에 고장이 생기고 혈액순환이 잘 안되며 각기병이 생기고 한열이 왕래함.

六陳湯

熟地黃　　　　　　　五錢
山 藥
山茱萸
澤 舍
牧丹皮
白伏令　　　　　　　各 一錢半
陳 皮
桂 枝
玄 蔘
砂 仁 炒研　　　　　　七分
木 香　　　　　　　　五分

一二 金火

金火相戰心肺經熱痰克木病

在肝經虛症頭痛肢節痛

金火가 相戰하니 심장과 肺가 더웁고 담이 생기며 간이 허하여 머리가 아프고 뼈마디가 쑤심.

淸肺補陽湯

天花粉
白付子　　　　　　　各 三錢
烏 藥
白伏令
當 歸
川 芎
黃 芩 酒炒　　　　　　各 一錢半
桂 枝
白芍藥
白 芷
半 夏　　　　　　　　各 一錢
木 果
甘 草　　　　　　　　各 七分
　　干 三
　　召 二

二三 水金

未能金生水木故血分不足肺
金旺咳嗽枯木形

혈액순환이 원활치 못하여 肺가 자극을 받으니 해소가 있고 몸이 여윔.

加味歸尤湯

黃芩 酒炙	
鹿茸 酒炙	
五味子	
肉桂	
黃芪 蜜炙	各 二錢
白尤	
人蔘	
白伏令	
當歸	
川芎	各 一錢半
牛膝 酒洗	
木果	
砂仁 炒硏	
甘草	各 七分
干 三	
召 二	

三四 木水

金水相合肺經不足挾痰皮風眩暈頭痛肢節痛寒熱往來

肺에 고장이 있기에 체기가 있고 담도 생기며 피부에 풍기가 있고 어지러우며 머리가 아프고 뼈마디가 쑤시며 한열이 왕래함.

加味歸尤湯

黃芩 酒炙

鹿茸 酒炙	各 二錢
人蔘	
白伏令	
當歸	
川芎	各 一錢半
木香	
牛膝 酒洗	
木果	
砂仁 炒硏	
甘草	各 七分
白芍藥	
肉從容	
白芥子	各 一錢
五味子	各 一錢
干 三	
召 二	

四五 火木

心傷熱肺虛乾咳嘔吐頭痛寒熱往來

심장이 허하니 열기가 있고 폐가 허하니 기침을 한다. 구역질도 나고 머리도 아프고 한열이 왕래함.

加味歸尤湯

黃芩 酒炙	
鹿茸 酒炙	各 二錢
五味子	一錢

肉 桂
黃 芪 蜜炙　　　　　各一錢
白 朮
人 蔘
白伏令
只 角
當 歸
川 芎　　　　　　　各一錢半
木 香
牛 膝 酒洗
木 果
砂 仁
甘 草　　　　　　　各七分
　　　干 三
　　　召 二

五六 土火

陰上故濕痰在胃經虛火發生精神不足腎水不足

습담이 있어 위장이 허하고 허화가 발생하니 정신이 이상하여지고 신에 수기가 부족함.

加減八味湯

白伏令
山 藥
山茱萸
熟地黃　　　　　　各二錢

牧 丹
澤 舍　　　　　　　各一錢半
肉 桂
付 子
砂 仁 炒研　　　　　各一錢
肉從容　　　　　　　一錢
鹿 茸 酒炙　　　　　二錢
五味子　　　　　　　七分

二三, 丙戌年

一一 水火

水克火心冷裏冷故消化不良

水극火하니 심장이 냉하고 위장이 냉하여 소화불량증이 있고 수족이 자유롭지 못함.

加味鎭陰煎

熟地黃
付 子
牛 膝
澤 舍　　　　　　　各二錢
肉 桂
甘 草
鹿 茸 酒炙
人 蔘　　　　　　　各一錢

乾 干
白 朮
砂 仁
枸杞子　　　　　　　　各一錢

二二 木金

木克土故病在胃經挾滯間間
消化不良

위에 병이 있기에 체증이
있고 간간 소화불량증세가
있음.

補脾平木湯

人 蔘
白 朮
白芍藥
當 歸
川 芎　　　　　　　各一錢半
白 芷
靑 皮
砂 仁 炒硏　　　　　各一錢半
陳 皮
柴 胡
桂 皮
乾 干　　　　　　　　各一錢
　　　干 三
　　　召 二

三三 火水

水上火滅故火屬心冷腸寒濕
痰入心脾經挾滯眩暈寒邪

수화상전하니 심장이 냉하
고 내장이 냉하니 습담이
있고 심장과 비위에 고장이
있기에 체기가 있고 어지러
우며 한열이 왕래함.

加味鎭陰煎

熟地黃　　　　　　　　五錢
付 子
牛 膝
澤 舍
當 歸
白 朮
五味子　　　　　　　　各二錢
肉 桂
甘 草
鹿 茸　　　　　　　　各一錢
熟地黃　　　　　　　　七分

四四 土木

土克水不能生水故陰虛火動
消化不良眩暈肢節痛

토극수하니 음이 허하고 화
가 왕성하여 소화가 잘 안
되고 어지럽고 관절이 쑤
심.

加味鎭陰煎

熟地黃	五錢
付　子	
牛　膝	
澤　舍	
鹿　茸 酒炙	各 二錢
五味子	
肉從容	
枸杞子	各 一錢半
肉　桂	
甘　草	各 一錢
靑　皮	
甘　菊	各 八分

五五　金火

肺經濕痰腎水不足下焦腸風消化不良

폐에 습담이 있기에 신에 물이 부족하고 하초에 신장이 허하며 중풍기가 있고 소화불량증이 있음.

地黃補腎湯

鹿　茸 酒炙	
白伏令	各 三錢
當　歸	
川　芎	
白芍藥	各 一錢半
熟地黃	
肉　桂	各 一錢半
枸杞子	
乾　干	各 一錢

一二　火金

肺經熱燥濕痰有咳嗽精神不足肝經血虛頭痛或惡寒肢節痛

폐에 열기가 있어 습담이 있고 해소가 있으며 정신이 이상해지고 간에 피가 허하고 머리가 아프며 오한기가 들고 지절이 아픔.

當歸補血湯

當　歸	三錢
白伏令	
白芍藥	
川　芎	
人　蔘	各 一錢半
熟地黃	
付　子	
木　香	各 一錢半
桂　枝	
甘　草	各 七分

二三　木水

肝木太過胃土受邪消化不良

精神眩暈怔忡頭痛陰小陽多

肝에 고장이 생기어 위가 나빠지게 되고 소화불량증이 있으며 어지럽고 가슴이 두근거리며 머리가 아프며 음은 적고 양은 많음.

補陰煎

熟地黃	五錢
白伏令	
白芍藥	
當歸	
川芎	
靑皮	
柴胡	
人蔘	各二錢
龜板 酒炙	
木果	
牛膝 酒洗	各一錢半
甘草	七分
干三	
召二	.

三四 火木

風火痰入脾經眩暈頭痛肢節痛

중풍기가 있고 화가 치솟으니 비위가 고장이 나서 어지럽고 두풍증이 생기며 뼈마디가 쑤심.

加減八物湯

人蔘	三錢
白伏令	二錢
當歸	
白朮	
黃芩	
黃芪 蜜炙	
吉更	
只角 炮	各一錢半
靑皮	
桂枝	
肉從容	
熟地黃	
五味子	
麥門冬	
甘草	
砂仁	
木香	
使付子	
五味子	
甘草	各一錢
干五	

四五 土火

胃經心傷痰有消化不良眩暈陽事不良

위장에 고장이 생겨 심장이 상하고 담도 생기며 소화불량증이 있고 어지럽고 양기가 부족함.

加減八物湯

吉 更	
只 角	
白伏令	各 二錢
白 朮	
黃 芩	
黃 芪 蜜炙	
吉 更	
只 角 炮	
白 朮	
當 歸	
川 芎	
桂 皮	各 一錢半
便香付	
鹿 茸 酒炙	
砂 仁	
木 香	
使付子	各 一錢
五味子	一錢七分
甘 草	一錢
干 五	

五六 金土

肺經金旺肝經血分不良陽氣
虛咳嗽胸脅腹痛肢骨節痛

폐에 고장이 나고 肝에 피

가 말라서 양이 허하고 해
소기가 있으며 가슴과 배와
골절통이 생김.

加味二氣湯

熟地黃	三錢
杜 冲	
牛 膝	
當 歸	
枸杞子	
白伏令	
白芍藥	
肉 桂	
桂 枝	
黃 芪 蜜炙	各 一錢半
鹿 茸 酒炙	
砂 仁	各 一錢

二四, 丁亥年

一一 木金

肺金燥冷咳嗽冷腹痛胸脅肢
節痛

폐에 고장이 있어 춥고 더
웁고 하며 해소기도 있고
배도 아프며 가슴과 갈비밑
과 골절통이 생김.

加味地黃湯

熟地黃	四錢

熟地黃
人蔘　　　　　　各 一錢半
枸杞子
黃芩
白芍藥
當歸
川芎
木香
五味子
甘草　　　　　　各 一錢
　　干　三
　　召　二

三三　土木

因土克水上焦濕痰挾滯精神
不足下冷腎水不足陽虛

토극수하니 상초는 냉하고
습담이 있으며 체기도 있고
정신이 이상하며 아래가 냉
하고 신장에 물이 부족하며
양기가 허함.

加減肉朮湯

白伏令　　　　　　三錢
砂仁 炒研
吉更
只角
白朮
白伏令　　　　　　各 一錢半

白伏令
山藥
山茱萸　　　　　　各 二錢
牧丹
澤舍
半夏
桂枝
黃芩
陳皮　　　　　　　各 一錢半
砂仁 炒研
肉桂　　　　　　　各 一錢
甘草　　　　　　　七分
　　干　三
　　召　二

二二　火水

因水克火故心傷裏冷挾痰寒
熱往來肢節痛

水극火하니 심장이 상하고
속이 냉하고 체기도 있으며
한열이 왕래하고 뼈마디가
쑤심.

加味肉朮湯

鹿茸 酒炙　　　　　三錢
肉從容　　　　　　二錢
枸杞子　　　　　　二錢
白朮
白伏令　　　　　　各 一錢半

熟地黃
人 蔘　　　　　各 一錢半
靑 皮
枸杞子
黃 芩
白芍藥
當 歸
川 芎
木 香
五味子
甘 草
鹿 茸 酒炙　　　　各 一錢
　　　干 三
　　　召 二

四四 金火

心肺熱咳嗽胸脅痛肢節痛或頭痛

심장과 肺에 열담이 있어 해소기가 있고 가슴과 갈비밑과 뼈마디가 쑤시며 머리가 아픔.

加味肉朮湯

黃 芩 爲君酒炒　　二錢加
白伏令
熟地黃
人 蔘　　　　　各 一錢半
桂 枝
半 夏　　　　　　各 一錢

疑冬花
貝 母 微炒
枸杞子
黃 芩
白芍藥
當 歸
川 芎
木 香
五味子
甘 草
鹿 茸 酒炙　　　　各 一錢
　　　干 三
　　　召 二

五五 水土

水克火故心傷消化不良胃經冷痰滯症

水극화하니 심장이 냉하고 소화가 아니되며 위장에 냉담이 있고 체증이 있음.

加味肉朮湯

鹿 茸 酒炙
肉從容
枸杞子
當 歸　　　　　　各 二錢
白 朮
白伏令
熟地黃

一五五

人 蔘	各 一錢半
枸杞子	
黃 芩	
白芍藥	
當 歸	
川 芎	
木 香	
五味子	
甘 草	
鹿 茸 酒炙	各 一錢
干 三	
召 二	

一二 木水

木屬肝經故木克土病在胃經消化不良精神眩暈

모극토하니 병이 위장에 있다. 소화가 아니되며 정신이 이상하고 어지러움.

加味芎歸湯

川 芎	
白芍藥	
鹿 茸	
肉從容	各 二錢
肉 桂	
人 蔘	
五味子	
甘 草	各 一錢
砂 仁 炒研	七分

靑 皮	七分
干 三	
召 二	

二三 火木

眩暈瘀血或脅痛吐血咳嗽頭痛

어지럽고 어혈이 있으며 갈비밑이 아프고 피를 토하며 해소기도 있고 골이 아픔.

加味四六湯

熟地黃	四錢
山 藥	
山茱萸	
當 歸	
川 芎	
白芍藥	各 二錢
牧 丹	
澤 舍	
白伏令	
五味子	
肉 桂	各 七分
干 三	
召 二	

三四 土火

濕痰入脾經胸肢節痛乾嘔吐腹痛

습담이 있어 肺가 고장이 나니 가슴과 갈비밑과 뼈마디가 아프고 건기침이 나고 구역질을 하며 배가 아픔.

加味芎歸湯

久 板 爲君	五錢
當 歸	
川 芎	
白芍藥	
熟地黃	
肉從容	
桂 枝	各 二錢
肉 桂	
人 蔘	
鹿 茸 酒炙	
五味子	
枸杞子	
甘 草	各 一錢
干 三	
召 二	

四五 金土

肺金旺咳嗽積聚骨節頭痛

肺가 고장이 나서 기침이 나오고 적이 쌓여 있으며 뼈마디가 아프고 골이 아픔.

加味芎歸湯

當 歸	
川 芎	
白芍藥	
熟地黃	
肉從容	
半 夏 干製	
白芥子 炒硏	各 二錢
白 芷	
防 風	
肉 桂	
人 蔘	
五味子	
枸杞子	
甘 草	各 一錢
干 三	
召 二	

五六 水火

冷痰入心經冷消化不良

냉담이 있기에 심장에 고장이 나고 소화가 아니되며 몸전체에 신경통이 있음.

加味芎歸湯

當 歸	三錢
熟地黃	四錢

付　子	二錢
川　芎	
白芍藥	
鹿茸 酒炙	
肉從容	各三錢
肉　桂	
人　蔘	
五味子	
枸杞子	
甘　草	各一錢
干　三	
召　二	

二五, 戊子年

一一 火水

水上火衰心冷腹痛脚膝痛精神不足

水火가 상극하니 내장이 냉하고 배가 아프며 다리와 무릎이 아프고 정신이 이상해짐.

加減付歸湯

牧　丹	
澤　舍	
熟地黃	各四錢

當　歸	
白伏令	
熟地黃	
鹿　茸	
肉　桂	
付　子	
牛膝 酒洗	
麥門冬	
枸杞子	各二錢
砂仁 炒研	
五味子	
乾　干	各一錢

二二 土木

胃經濕痰左片不仁或精神眩暈頭痛

胃에 습담이 있어 왼편을 쓰지 못하고 또 정신이 이상하며 어지럽고 머리가 아픔.

淸肝補腎湯

人　蔘	
白　朮	
靑　皮	
砂　仁	
吉　更	
只　角	各二錢
白伏令	

熟地黃
鹿 茸
五味子　　　　　　　各 一錢
　　干　三
　　召　二

三三 金火

肺金故金火相克故火痰上熱
咳嗽痰喘胸脅骨節痛

金火가 상전하니 火기로 담
이 생기고 위는 열기가 있
고 해소기도 있으며 헐떡이
며 가슴과 갈비밑과 뼈마디
가 쑤심.

加減付歸湯

木 香
蒼 朮
白伏令
熟地黃
鹿 茸 酒炙
肉 桂
付 子
牛 膝 酒洗
麥門冬
枸杞子　　　　　　各 二錢
乾 干
五味子　　　　　　各 一錢

四四 水土

土克水故脾土濕流行四肢骨
節痛下冷濕熱流注頭痛眩暈

습기가 왔다갔다 하니 사지
골절이 아프고 아래가 냉하
며 열기가 위로 오르고 머
리가 아프며 어지러움.

瀉土補腎湯

白伏令　　　　　　五錢
肉從容
枸杞子
五味子　　　　　　各 三錢
付 子
人 蔘
鹿 茸 酒炙
肉 桂
乾 干　　　　　　各 一錢

五五 木火

肝木太過脾土受邪精神眩暈
眼血瘀血皮膚痒

肝에 고장이 나서 비위가
상하고 정신이 이상하며 어
지럽고 눈이 붉으며 어혈이
생기고 피부가 가려움.

加減付歸湯

當　歸	三錢
白伏令	
熟地黃	
鹿　茸 酒灸	
肉　桂	
付　子	
牛　膝 酒洗	
麥門冬	各二錢
枸杞子	
乾　干	
五味子	各一錢
柴　胡	七分

干 三
召 二

一二　火木

性急火痰陰虛火動頭痛精神不足

성질이 급해지며 화담이 끓고 陰은 虛하고 화는 왕성하며 머리가 아프고 정신이 이상해짐.

加味雙和湯

白芍藥	二錢五分
黃　芪	
當　歸	
川　芎	
熟地黃	各一錢

桂　枝	
知　母 塩酒灸	
黃　柏 塩酒灸	
靑　皮	
甘　草	
遠　志	
玄　蔘	
白　尤	
鹿　茸 酒灸	
人　蔘	
五味子	各一錢

干 三
召 二

二三　土火

土克水故胃經濕痰滯症四肢骨節痛下焦冷

위에 습담이 있고 체증이 있으며 사지골절이 아프며 하초가 냉함.

加味雙和湯

白芍藥	二錢五分
鹿　茸 酒灸	
人　蔘	
五味子	各二錢
黃　芪	
當　歸	各一錢

川　芎
熟地黃
桂　枝
知　母 塩酒炙
黃　柏 塩酒炙
靑　皮
甘　草　　　　　　各 一錢
　　干　三
　　召　二

三四 金土

胃經濕痰胸脅骨節痛

위에 습담이 있어 肺가 고장이 나고 가슴과 갈비밑과 뼈마디가 쑤심.

芩朮湯

黃　芩
當　歸　　　　　　各 二錢
川　芎
牛　膝
木　果
木　香
蒼　朮　　　　　　各 一錢半
半　夏
桂　枝
人　蔘
香付子
白　芷　　　　　　各 一錢

蘇　子
白芥子 炒硏　　　　各 一錢
　　干　三
　　召　二

四五 水火

冷臟腑故消化不良挾滯眩暈肢節痛

장부가 냉하여 소화가 잘 안되고 담체가 생기며 어지럽고 뼈마디가 쑤심.

鎭陰煎

熟地黃
當　歸
枸杞子　　　　　　各 四錢
付　子
五味子
乾　干
肉　桂　　　　　　各 二錢半
　　干　三
　　召　二

五六 木金

胃土邪滯症脾經血鬱入肺經精神不足四肢骨節痛

위에 고장이 생기어 비위가 나빠지고 혈액순환이 순조

性急火痰寒氣來傷頭痛肢節
痛眩暈

성질이 급하고 화담과 한기가 왕래하니 머리가 아프고 뼈마디가 아프며 어지러움.

加味補脾湯

白 朮	二錢五分
白伏令	
人 蔘	
厚 朴 干製	
柴 胡	
陳 皮	各 二錢
乾 干	
砂 仁 炒研	
孰地黃	
草 果 炒研	
香付子	
黃 芪	
甘 草	各 一錢
靑 皮	七分

二二 金火

肺經濕痰四肢骨節痛頭痛眩
暈脅痛脚氣

폐에 습담이 있기에 사지골절이 쑤시고 머리도 띵하며 어지럽고 각기병이 옴.

加味補脾湯

롭지 못하여 답답하며 정신이 이상하고 사지골절이 아픔.

加味雙和湯

白芍藥	二錢五分
黃 芪	
當 歸	
川 芎	
熟地黃	
桂 枝	
知 母 塩酒炙	
黃 柏	
靑 皮	
甘 草	
防 己	
枸杞子	
木 香	各 一錢
牛 膝	
木 果	各 二錢 若腎虛則加
鹿 茸	二錢
人 蔘	一錢
干 三	
召 二	

二六, 己丑年

一一 土木

白伏令
人　蔘
厚　朴 干製　　　　　各 二錢
柴　胡
陳　皮　　　　　　　各 二錢
乾　干
砂　仁
熟地黃
草　果 炒研
香付子
黃　芪　　　　　　　各 一錢
靑　皮　　　　　　　　　七分
川　芎
白　草
半　夏
當　歸
南　星
桂　枝　　　　　　　各 一錢
木　香　　　　　　　　　一錢
　　　干　三
　　　召　二

三三 水土

心冷下焦風濕痰四肢骨節痛
심장이 냉하여 하초에 풍습기가 생기고 사지골절이 아픔.

加味付歸湯

當　歸
白伏令　　　　　　　各 三錢
熟地黃
鹿　茸
人　蔘
白　朮　　　　　　　各 二錢
五味子　　　　　　　　　二錢
川　芎
白芍藥
肉　桂
付　子
黃　芪 蜜炙　　　　　各 一錢
　　　干　三
　　　召　二

四四 木火

胃經驚痰精神眩暈頭痛頭風骨節痛
위가 쑤시고 머리가 아프고 뼈마디가 아픔.

加味大補湯

鹿　茸 酒炙
肉從容
五味子
白伏令　　　　　　　各 二錢
人　蔘
柴　胡　　　　　　　各 二錢

乾 干
砂 仁 炒研
熟地黃
草 果 炒研
香付子
黃 芪
甘 草
靑 皮　　　　　　　　各 一錢
　　干 三
　　召 二

五五 火金

肝經火熱痰腹脅胸痛四肢脚氣痛

肺에 火熱이 있으니 담이 생기고 가슴과 배가 아프며 사지골절이 쑤심.

淸肺補肝湯

黃 芩
當 歸　　　　　　　　各 三錢
木 香
白伏令
靑 皮
桂 枝
牛 膝
木 果　　　　　　　　各 二錢
鹿 茸
五味子　　　　　　　　各 一錢

遠 志 去心
木 通
甘 草　　　　　　　　各 一錢
　　干 三
　　召 二

一二 土火

胃經濕痰滯症虛熱腹痛下焦冷腎虛精神眩暈或頭痛

위에 습담과 체기가 있으며 허열로 배가 아프고 하초는 냉하여 신장은 허하고 정신이 어지러우며 머리가 아픔.

瀉土補腎湯

熟地黃
山 蔘
山茱萸
白伏令
枸杞子
破古紙 塩酒炒　　　　　各 二錢
半 夏 干製
元杜冲 去糸
石 斛 酒炒
付 子
鹿 茸 酒炙
砂 仁 炒硏
五味子　　　　　　　　各 一錢

기로 내장이 상하고 뼈마디가 아프며 허리와 머리가 아픔.

加減八物湯

白伏令	四錢
當 歸	
山 藥	
山茱萸	各 二錢
熟地黃	
牧 丹	
澤 舍	
肉 桂	
付 子	
乾 干	
五味子	各 一錢
知 母 塩酒炒	
黃 柏	各 七錢

四五 木金

金屬肺故咳嗽胸脅痛風頭肢節痛

金은 肺인데 肺가 고장이 나니 해소가 있고 가슴과 갈비가 아프며 두풍이 있고 뼈마디가 아픔.

加味四六湯

| 熟地黃 | 五錢 |

肉 桂	
乾 干	各 一錢
干 三	
召 二	

二三 金土

胃肺經濕痰肢節胸腹痛

위에 고장이 있고 肺에 습담이 있으며 뼈마디가 아프고 배도 아프며 신경통이 있음.

加味煎陰湯

熟地黃	五錢
川 芎	
白伏令	
當 歸	各 二錢
鹿 茸	
肉 桂	
五味子	各 一錢半 滯症加
吉 更	
只 角	各 二錢

三四 水火

心冷消化不良夢中水邪寒氣內傷肢節腹痛腰痛或頭痛

심장이 냉하기에 소화가 아니되고 나쁜 꿈을 꾸며 한

當歸
川芎
白芍藥
山藥　　　　　各 二錢
山茱萸　　　　　　二錢
牛膝
木果
牧丹
澤舍　　　　　各 一錢半

五六　火水

水克火心無火故裏冷消化不
良骨節痛寒氣來傷頭痛

水가 火를 극하니 심장에
고장이 나고 속이 냉하니
소화가 아니된다. 그리고
뼈마디가 아프며 한기가 왕
래하여 골이 아픔.

加味付茸湯

熟地黃　　　　　　一兩
當歸
川芎
鹿茸 酒炙　　　　各 五錢
肉桂
付子　　　　　各 三錢
五味子　　　　　　一錢
　　干　三
　　召　二

二七, 庚寅年

一一　金火

肺經熱痰胸脅痛肢節痛眩暈

肺에 열담이 있기에 가슴과
갈비밑과 뼈마디가 아프고
어지러우며 신경통이 생김.

加味補中湯

白芍藥
黃芪　　　　　　　三錢
當歸
川芎
熟地黃
丹蔘
續斷　　　　　各 一錢半
陳皮　　　　　　　一錢
五味子
甘草　　　　　各 一錢
　　干　三
　　召　二

二二　水土

胃經濕痰四肢骨節痛惡寒頭
痛

위에 습담이 있으니 사지골
절이 아프고 오한이 생기며

머리가 아픔.

加味歸付湯

當 歸	三錢
白伏令	
白 朮	
白芍藥	各 二錢
肉 桂	
付 子	
鹿 茸 酒炙	各 一錢半
乾 干	
五味子	各 一錢
干 三	
召 二	

三三 木火

肝木太過胃經受邪挾滯來往骨節痛

肝이 고장이 나서 위가 아프고 체기도 있으며 뼈마디가 아픔.

仁熟散

柏子仁	
熟地黃	各 二錢
人 蔘	
靑 皮	
只 角	
五味子	各 一錢

桂 心	
山 藥	
山茱萸	各 一錢
甘 草	
甘 菊	
白伏令	
枸杞子	各 七分
干 三	
召 二	

四四 火金

肺經火痰咳嗽喘息眩暈脅痛

肺에 火담이 있기에 숨이 가쁘고 기침도 하며 어지럽고 갈비밑이 저림.

加味牛膝木果湯

熟地黃	五錢
黃 芩	
牛 膝	
木 果	各 三錢
當 歸	
川 芎	
麥門冬	
桂 枝	
鹿 茸 酒炙	各 二錢
麥門冬	
五味子	各 一錢

人　蔘
甘　草　　　　　　各 一錢
五味子　　　　　　　七分
枸杞子
肉從容
鹿茸酒炙　　　　各 一錢八分
　　干 三
　　召 二

五五 土木

濕痰有腰痛肢節痛頭眩暈

습담이 있기에 허리가 아프며 뼈마디가 아프고 머리도 아프며 어지럽고 신경쇠약이 생김.

加減八味湯

熟地黃
吉更
只角　　　　　　　各 三錢
山藥
山茱萸
白伏令
澤舍
牧丹　　　　　　　各 一錢半
肉桂
付子
白尤
五味子　　　　　　各 一錢

乾干　　　　　　　　一錢
　　干 三
　　召 二

一二 金土

肺金太過咳嗽眩暈

肺가 고장이 나서 해소가 있고 어지럽고 또 축농증과 신경통이 생김.

加味歸脾湯

當歸
鹿茸酒炙　　　　　各 二錢
黃芩
龍眼肉
人　蔘
黃　芪
白伏神
元杜冲
白芥子
五味子
砂　仁　　　　　　各 一錢
木　香
甘　草
桂　枝
半　夏　　　　　　各 二錢
　　干 三
　　召 二

二三 水火

心冷先冷餘熱肢節痛腹痛消化不良瀉痢腹痛

심장이 냉하여 추웠다 더웠다 하며 뼈마디가 쑤시고 배도 아프며 소화도 아니되고 이질에 걸리기 쉬움.

加減八味湯

白伏令	四錢
當歸	
川芎	
白芍藥	
熟地黃	
山藥	
山茱萸	各 二錢
牧丹	
澤舍	
肉桂	
付子	各 一錢
五味子	七分

三四 木金

肝經瘀血驚痰胸腹痛肢節痛眩暈

肝에 고장이 있으니 어혈이 왕래하고 담이 있기에 깜짝깜짝 놀라며 가슴과 배와 뼈마디가 아프고 어지러운 기가 있음.

淸肝補脾湯

人蔘	
白朮	
陳皮	
靑皮	
砂仁 炒研	各 一錢半
熟地黃	一錢
白芍藥	
肉桂	
柴胡	
白芷	
白芥子 炒研	各 一錢 若頭痛加
半夏	
桂枝	
黃蓮	各 一錢半
甘草	五分

四五 火水

水上火故心冷消化不良挾滯眩暈

수화가 상극을 하니 심장이 냉해지고 소화가 아니되며 체기가 있고 어지럽다. 그리고 수족이 부자유스럽게 됨.

加減八味湯

白伏令	三錢

熟地黃
山　藥
山茱萸
澤　舍
牧　丹
肉　桂
付　子
乾　干
五味子　　　　　　　各 二錢
　　　干 三
　　　　召 二

五六 土木

胃經火痰咳嗽胸脅痛精神眩暈或蛔痛四肢骨節痛

위에 화담이 차서 해소가 생기고 가슴과 갈비밑이 결리고 어지러우며 횟배도 아프고 사지골절이 쑤심.

人蔘養胃湯

蒼　朮　　　　　　　　二錢
人　蔘
白　朮
白伏令
陳　皮
柴　胡
半　夏
草果仁　　　　　　　各 一錢

甘　草　七分　若腸虛乾咳去柴胡加
鹿　茸 酒炙　　　　　　二錢
五味子　　　　　　　　一錢
付　子　　　　　　　　七分

二八, 辛卯年

一一 水土

水火相克胃經滯症四肢骨節痛消化不良寒氣脚氣痛

胃장에 고장이 생기어 체증이 있고 사지골절도 아프며 소화불량증이 있고 한기가 왕래하며 각기가 생김.

加味歸茸湯

當　歸　　　　　　　　五錢
白　朮
陳　皮
砂　仁 炒研　　　　　各 二錢
枸杞子
肉從容
付　子　　　　　　　各 一錢半
五味子　　　　　　　　一錢
肉　桂　　　　　　　一錢五分
　　　干 三

二二 木火

肝經火痰頭痛肢節痛腹痛積

四茸湯

當　歸
川　芎
白芍藥
熟地黃　　　　　各五錢
鹿　茸 酒炙
五味子　　　　　各二錢
肉從容　　　　　　一錢

四四　土水

胃經濕痰四肢骨節痛胃風熱
下焦冷脚氣痛腎水不足

위장에 습담이 있어 사지골
절이 아프고 풍기가 위에
있으며 열기가 있고 하초는
냉하고 각기가 있으며 신장
에 물이 부족함.

加味養腎湯

龜　板 酒炙　　　　七錢
當　歸 爲君　　　　三錢
肉　桂
熟地黃
黃　芪 蜜炙　　　各二錢半
熟地黃
五味子
當　歸
川　芎　　　　　各二錢

滯陰多陽小

肝에 화담이 생기어 머리가
아프고 배도 아프며 음은
많고 양은 적음.

加味養腎湯

龜　板 酒炙
熟地黃 爲君　　　各七錢
五味子
當　歸
川　芎
山　藥
山茱萸　　　　　各二錢
青　皮
砂　仁
續　斷
牛　膝
鹿　茸 酒炙　　　各一錢半
枸杞子
肉從容
肉　桂
乾　干　　　　　各一錢

三三　火金

肺經熱痰消化不良骨節頭痛
精神眩暈

肺에 열담이 있기에 소화불
량증이 생기고 뼈마디가 아
프고 정신이 이상하며 어지
러운 기가 있음.

山藥	
山茱萸	各二錢
五味子	
付子	
枸杞子	
肉從容	
肉桂	
乾干	各一錢
干	三
召	二

五五 金水

肺經驚痰胸脅痛骨節痛陰多陽小肝經血分不足

폐경에 담이 있어 놀라는 증세가 있고 가슴과 뼈마디와 머리가 아프고 음은 많으며 양은 적고 피가 부족함.

加減四六湯

當歸	五錢
白朮	
熟地黃	
山藥	
山茱萸	
川芎	
白芍藥	
牧丹	各一錢半

澤舍	
白伏令	各一錢半
肉桂	
黃芩	
木香	各一錢
干	三
召	二

一二 水火

水火相克消化不良心冷腹痛精神眩暈四肢骨節痛寒熱往來間間頭痛

심장이 냉하기에 소화불량증이 있고 배도 아프고 정신이 이상하며 어지럽고 사지골절이 아프고 한열이 왕래하고 간간 머리가 아픔.

加味四物湯

白伏令	四錢
熟地黃 爲君	四錢
山藥	
山茱萸	
熟地黃	各二錢
付子	
牧丹	
澤舍	
枸杞子	
肉從容	各一錢

水上火故心冷消化不良腹痛
或精神病虛火上氣

심장이 냉하여 소화불량증
이 있고 배도 아프며 정신
이 이상하고 허화가 위로
치밀어 오름.

加味四物湯

白伏令	四錢
肉從容	
枸杞子	
山 藥	
山茱萸	
熟地黃	各 二錢
鹿 茸	
五味子	各 一錢半
甘 菊	
付 子	
澤 舍	各 一錢
乾 干	七分
肉 桂	五分

四五 土木

胃經瘀血風痰虛疾眩暈頭痛
四肢骨節痛上熱下冷腎虛濕

위가 고장이 나서 어혈이
왕래하고 담으로 두통증이
있으며 어지럽고 사지골절
이 아프며 위가 더웁고 아

五味子	
鹿 茸	各 一錢
肉 桂	五分

二三 木金

金木相克來餞水生木故肝經
血分不足陰小陽虛氣虛無化
之應精神不足胃虛風火之應

간에 피가 부족하며 음이
적고 양이 허하며 증세가
좋지 못하며 정신에 이상이
오고 위가 허하여 풍기와
화가 있음.

加味貳四湯

白 朮	五錢
人 蔘	
砂 仁 炒研	
陳 皮	
青 皮	
柴 胡	
細 辛	
白 芷	各 二錢
甘 草	
桂 枝	各 七分
蘇 葉	五分

三四 火水

래가 냉하며 신장에 허습이 있음.

加味四物湯

白伏令	四錢
山藥	
山茱萸	
熟地黃	各 二錢
白芥子	一錢五分
付子	
牧丹	
澤舍	各 一錢
只角	一錢五分
當歸	
川芎	各 一錢
白豆久	七分
肉桂	五分

五六 金火

胃肺經濕痰胸脅痛頭痛肢節痛

위와 肺에 습담이 있고 가슴과 갈비밑이 저리고 머리가 아프고 뼈마디가 아픔.

加減鎭陰煎

熟地黃	一兩
肉從容	三錢

鹿茸 酒炙	
五味子	
肉桂	
當歸	
川芎	各 二錢
乾干	七分
甘草	五分
干 三	
召 二	

二九, 壬辰年

一一 木火

木克土故胃經不足消化不良肝經驚痰瘀血眩暈頭痛肢節痛

胃에 소화불량증이 있고 간에 담이 붙어 놀라는 기가 있으며 어혈이 왕래하고 어지러우며 머리가 아프고 사지가 아픔.

加減四物湯

續斷	五錢
丹蔘	
當歸	
川芎	
白芍藥	各 二錢半

熟地黃	二錢半
五味子	二錢
鹿茸 酒炙	
麥門冬	各二錢
陳皮	
木果	
砂仁	各一錢
干三	
召二	

二二 火金

肺經驚痰血瘀故咳嗽胸脅痛
四肢骨節痛或頭痛

肺에 담이 있고 놀라는 증세도 있으며 어혈과 해소기가 있고 가슴과 갈비밑과 사지골절이 아프며 머리가 아픔.

加味八物湯

人蔘	
白朮	
當歸	
川芎	
白芍藥	
熟地黃	
黃芪	
半夏	
麥門冬	各二錢半

知母 塩酒炙	二錢半
黃柏	
桂心	七分
甘草	六分

三三 土水

胃經濕痰胸脅骨節腰痛下冷
腎水不足

위에 습담이 있어 가슴과 갈비밑과 뼈마디와 허리가 아프고 하초는 냉하며 신장에 물이 부족함.

加減八味湯

白伏令	
山藥	
山茱萸	
熟地黃	各二錢
牧丹	
澤舍	各一錢半
鹿茸 酒炙	
五味子	
枸杞子	各一錢
肉桂	
付子	各七分

四四 金木

肺肝經風痰瘀血入胃經眩暈

嘔吐咳嗽骨節痛

肺와 肝에 담과 풍증이 있고 어혈이 왕래하며 위장에 고장이 있어 어지러우며 구토로 하고 해소가 있으며 뼈마디가 아픔.

芩朮四物湯

當 歸	
川 芎	
白芍藥	
陳 皮	
半 夏	各 一錢半
黃 芩	
甘 草	
桂 枝	
白 芷	各 一錢
干 三	
召 二	

五五 水火

水氣克肝故未能水生木寒熱往來

肝에 고장이 있어 한열이 왕래하고 머리가 아프며 뼈마디가 아픔.

杞菊湯

熟地黃	五錢
龜 板 酒灸	三錢
乾 干	
五味子	
枸杞子	
肉從容	各 二錢
肉 桂	
付 子	各 一錢 或加神効
鹿 茸 酒灸	二錢

一二 木金

木克土故未能土生金肺金不足陰虛火動乾咳嗽胸脅痛骨節痛頭痛眩暈

肺가 부족하니 음이 허하고 화가 왕성하며 건기침도 하고 갈비밑과 뼈마디도 아프며 골이 아픔.

加味四茸湯

當 歸	五錢
川 芎　　干 三	
白芍藥　　召 二	
熟地黃	各 二錢半
鹿 茸 酒灸	
續 斷 酒洗	各 二錢
丹 蔘	一錢
五味子	七分

二三 火水

邪症非症寒熱往來頭痛肢節痛

한열이 왕래하며 두통이 오고 뼈마디가 아프며 신경통이 있음.

加味柴平湯

柴　胡	
人　蔘	
陳　皮	
半　夏	
木　果	
草　果	
砂　仁	
黃　芪	
桂　枝	
靑　皮	
貝　母	
牛　膝	
白　芷	
蒼　朮	
甘　草	
草　果	
木　果	
貝　母	
蒼　朮	若陰虛火動則加
鹿　茸 酒炙	二錢
熟地黃	三錢
肉　桂	
付　子	各二錢

三四　土木

胃經驚痰怔忡滯症肢節痛或瘀血頭痛

위에 고장이 있어 놀라는 기가 생기고 가슴이 두근거리며 뼈마디가 아프고 어혈이 있으며 머리가 아픔.

人蔘百合湯

白　朮	
白伏令	
鹿　茸	
五味子	
砂　仁	
紅　花	各二錢
白伏令	
白何首烏	
天門冬	各一錢半
白芍藥	
人　蔘	
五味子	
黃　芪	
半　夏	
細　辛	
桂　枝	
甘　草	各一錢
菊　花	三分

四五　金火

아프고 양기가 허하며 신장이 허약한 증세가 있음.

加減四八湯

熟地黃	五錢
當　歸	
川　芎	
白芍藥	
山　藥	
山茱萸	
牧　丹	
澤　舍	各 二錢
肉　桂	
付　子	
五味子	
鹿　茸 酒炙	
乾　干	各 一錢

三十, 癸巳年

一一 火金

心肺經火痰上焦虛熱怔忡頭痛肢痛下焦冷腎水不足

심장에 고장이 있기에 폐가 약하고 담과 화가 있으며 상초는 허하고 열기가 있으니 가슴이 두근거리고 뼈마

肺經火痰上焦虛熱怔忡頭痛肢節痛咳嗽嘔吐下焦淋疾

肺에 담과 화가 있기에 상초는 허하고 열기가 있어 가슴이 두근거리고 머리도 아프며 뼈다미도 아프고 해소도 있으며 구토증도 있으며 임질도 생김.

加減六味湯

白伏令	
熟地黃	各 五錢
山　藥	
山茱萸	
牧　丹	
澤　舍	
當　歸	
川　芎	
白芍藥	
桂　枝	
半　夏	
陳　皮	各 一錢半 或加
鹿　茸	
五味子	各 一錢半

五六 水土

胃經腎經相克故濕痰胃經入四肢腰痛陽虛腎經無氣

위에 고장이 생기어 습담이 있고 사지골절과 허리까지

디가 아프며 하초가 냉하고 신에 수기가 부족함.

淸金降火湯

黃 芩	
遠 志	
麥門冬	
梔 子	
人 蔘	
五味子	
肉從容	
蓮 肉	
鹿 茸 酒炙	各 一錢半
白芍藥	
川 芎	各 一錢
甘 草	七分
干 三	
召 二	

二二 土木

胃經冷痰虛煩症下焦冷濕骨節痛

위가 냉하여 담이 있고 번열증이 있으며 하초는 냉하고 습하며 뼈마디가 아픔.

加味雙和湯

白芍藥	二錢五分
付 子	二錢
鹿 茸 酒炙	
枸杞子	
巴 戟	
熟地黃	各 二錢
當 歸	
川 芎	
黃 芪	
龜 板	
人 蔘	各 一錢
白 朮	
肉 桂	
乾 干	
甘 草	各 七分
干 三	
召 二	

三三 金水

心冷消化不良乾咳喘急眩暈骨節痛或血症

肺와 肝에 냉담이 있고 풍증세도 있으며 건기침도 하고 헐떡이며 어지러운 증세도 있고 뼈마디도 아프며 피의 순환이 좋지 못함.

加味雙和湯

熟地黃	四錢
白芍藥	二錢五分
肉 桂	
付 子	
五味子	
枸杞子	各 二錢

當歸	
川芎	
黃芪	
龜板	
人蔘	各一錢
玄蔘	
白朮	
肉桂	
乾干	
甘草	各七分
肉豆久煨	八分
干三	
召二	

四四 水火

心冷消化不良乾咳喘息眩暈
骨節痛或血症

심장이 냉하여 소화불량증
이 있고 건기침도 하고 헐
떡이며 어지럽고 뼈마디가
아프며 혹 혈증이 있음.

加味雙和湯

熟地黃 爲君	四錢
白芍藥	二錢五分
肉桂	
付子	
枸杞子	
五味子	各二錢

當歸	
川芎	
黃芪	
龜板	
人蔘	各一錢
玄蔘	
白朮	
肉桂	各七分
乾干	
甘草	各七分
肉豆久煨	八分
干三	
召二	

五五 木土

肝經血風胃經不足消化不良
精神不足或皮膚痒症骨節痛
寒氣來傷

肝에 피가 순환치 못하여
중풍증세가 있고 위에 고장
이 있어 소화가 아니되며
피부가 가려웁고 뼈마디가
아프며 한열이 왕래함.

加味四六湯

當歸	
川芎	
白芍藥	
熟地黃	各二錢半

白伏令
山　藥
山茱萸　　　　　各 二錢半
牧　丹
澤　舍
靑　皮
枸杞子　　　　　各 一錢
柴　胡　　　　　　 七分
砂　仁 炒硏　　　　 五分

澤　舍
鹿茸 酒炙　　　　各 一錢半
五味子
砂　仁 炒硏　　　　各 一錢
付　子
甘　草　　　　　　各 七分
　　干 三
　　召 二

一二 火水

裏冷心虛消化不良寒熱來往肢節痛頭痛

속에 냉하여 심장이 허하고 소화불량증이 생기며 한열이 왕래하고 뼈마디가 아프며 골이 띵함.

一　氣　飮

熟地黃　　　　　　 四錢
元杜冲
當　歸
枸杞子
白伏令
白芍藥
肉　桂
山　藥
山茱萸　　　　　各 二錢
牧　丹　　　　　　一錢五分

二三 土木

胃經不足消化不良精神不足乾咳或吐血陰小陽多

위가 고장이 나 소화가 아니되고 정신이 어지러우며 건기침도 하고 토혈도 하며 음은 적고 양은 많음.

加味四六湯

熟地黃
山　藥
山茱萸　　　　　各 二錢
當　歸
川　芎
白芍藥
牧　丹
白伏令
澤　舍　　　　　各 二錢
砂　仁　　　　　　一錢五分

干 三
召 二

四五 水土

裏冷胃經濕痰四肢骨節痛精
神眩暈夢中水邪故寒氣來傷

속이 냉하여 위에 습담이
있고 사지골절이 아프며 정
신이 이상해지고 꿈자리가
사나우며 한열이 왕래함.

加味六陳湯

當 歸	
熟地黃	各 五錢
川 芎	
白伏令	
白芍藥	
肉從容	
枸杞子	
付 子	
鹿茸 酒炙	各 一錢半
五味子	一錢

五六 木火

肝經驚血胃經不良消化不良
精神眩暈陰陽俱虛或嘔吐血
痰

소화불량하고 구토가 심함.

| 青 皮 | 一錢五分 |
| 鹿茸 酒炙 | 一錢 |

三四 金火

肺金旺胸脅骨節痛眩暈咳嗽
嘔吐胃虛

뼈마디가 아프고 구토가 심
함.

加減八味湯

黃 芪	
熟地黃 爲君	各 四錢
白伏令	七分
熟地黃	四錢
元杜冲	
牛 膝	
當 歸	
枸杞子	
白伏令	
肉 桂	各 二錢
細 辛	
白 芷	
甘 草	
桑白皮	
貝 母	
木 果	各 七分
人 蔘	
五味子	
木 香	各 七分

加味滋陰煎

熟地黃	一兩
肉從容	
枸杞子	各 五錢
鹿茸 酒灸	
靑皮	
乾干	
人蔘	
五味子	各 二錢
砂仁 炒研	一錢

三一, 甲午年

一一 土水

胃經痰濕四肢骨節痛上焦冷痰眩暈下焦腎虛冷

위경에 습담으로 고장이 생기어 사지골절이 아프고 상초에는 냉담으로 어지러우며 하초의 신장은 허하고 냉함.

加味理中湯

人蔘	
白尤	
白伏令	
乾干	各 二錢
付子	
肉桂	
五味子	
工砂仁	
枸杞子	
肉從容	各 一錢半
甘草	七分

二二 金木

肺經濕痰肝經瘀血精神眩暈胸脅痛

폐경에 습담이 있고 간에 어혈이 붙어 정신이 어지럽고 갈비밑과 가슴이 아픔.

加減二陳湯

人蔘		四錢
當歸		
川芎		
半夏		
白芍藥		
熟地黃		
陳皮		
玄蔘		
吉更		各 二錢
砂仁 炒研		
桂枝		
木果	干 三	
牛膝	召 二	各 一錢

三三 水火

心冷消化不良乾咳嘔吐或血痰心寒骨節頭痛

심장이 냉하여 소화가 잘 되지 아니하고 건기침과 구역질이 나고 혈담도 있고 뼈마디가 아프며 머리가 아픔.

加減八陳湯

麥門冬
蓮肉
肉從容
枸杞子
付子
熟地黃
肉桂
五味子　　　　　各 一錢半
乾干　　　　　　　　一錢
甘草　　　　　　　　一錢
　　干 三
　　召 二

（앞부분）
五味子
香付子
只角 夫炒
白伏令
甘草　　　　　　　各 一錢

四四 木土

肝經瘀血驚痰入脾經四肢骨節痛眩暈頭痛脅痛

肝에 어혈이 있어 놀라는 수가 있고 지라에 담이 붙어 사지골절이 아프고 골이 땡하고 어지럽고 갈비밑이 아픔.

加減二陳湯

人蔘
當歸
川芎
半夏
白芍藥
熟地黃
陳皮
玄蔘
吉更　　　　　　　各 二錢
靑皮
砂仁
鹿茸
枸杞子
肉從容
五味子　　　　　　各 一錢半
只角 夫炒
白伏令
砂仁 炒研
甘草　　　　　　　各 一錢

五五 火火

胃經熱痰肝經虛冷腎水不足
陰虛火動或乾咳吐血

위에 열담이 있고 肝에 허
냉증이 있으며 콩팥에 물이
부족하기에 음은 허하고 화
가 동하기에 건기침이 나고
피를 토함.

淸心蓮子飮

蓮　肉	三錢
白　朮	
麥門冬	
人　蔘	
遠　志	
石菖蒲	
枸杞子	
肉從容	
鹿　茸	
五味子	
熟地黃	各 二錢
黃　芪	
甘　草	各 一錢
干　三	
召　二	

一二 土木

風痰四肢痛皮膚痒痲乾嘔吐
血精神眩暈

경맥에 풍기와 담이 있기에
사지골절이 아프며 피부가
가렵고 마비되며 피를 토하
고 구역질이 나며 정신이
어지러운 증세가 있음.

加減雙和湯

白芍藥	二錢五分
當　歸	
川　芎	
熟地黃	
工砂仁	
吉　更	
只　角	
靑　皮	各 一錢半
肉從容	
枸杞子	
甘　草	各 七分
干　三	
召　二	

二三 金火

肺經咳嗽喘息胸脅四肢痛頭
痛眩暈

폐경이 부족하고 해소천식
이 있으며 가슴과 갈비밑과
사지도 아프고 머리가 아프
며 어지러운 기가 있음.

生腎平胃湯

龜板 爲君	一兩三錢
白伏令	
木果	各三錢
牛膝	
人蔘	
鹿茸 酒灸	
五味子	
工砂仁	各二錢
肉桂	
枸杞子	
甘菊	
熟地黃	
桂枝	
木香	
當歸	
川芎	
白芍藥	各一錢半
甘草	
枸杞子	
肉桂	各一錢
甘菊	五錢

三四 水土

胃冷消化不良肢節痛

위가 냉하여 소화가 불량하며 사지골절이 아픔.

生腎平胃湯

熟地黃	一兩
白伏令	三錢
龜板	
木果	
牛膝	
人蔘	
鹿茸 酒灸	
五味子	
工砂仁	
付子	
乾干	各二錢
甘草	
枸杞子	
肉桂	各一錢
甘菊	五錢

四五 木火

心經痰火陰虛火動乾咳或吐血虛陽發生夢中接邪頭痛眩暈

심경에 화담이 있고 수기가 허하므로 화기가 왕성하기에 건기침이 나고 혹 피를 토하는 수도 있고 양기도 허하기에 꿈에 몽혈을 하는 수도 있고 두통과 현기증이 있음.

生腎平胃湯

熟地黃	一兩

白伏令
龜板　　　　　　　　各 三錢
人蔘
鹿茸 酒炙
五味子
工砂仁
知母
黃柏
靑皮　　　　　　　　各 二錢
甘草
枸杞子
肉桂　　　　　　　　各 一錢
甘菊　　　　　　　　　 五分

五六 火金

心肺經痰火咳嗽嘔吐四肢骨節痛

심장과 폐경에 담화가 있기에 해소기가 있고 구토도 하고 사지골절이 아프며 병이 생기게 됨.

淸心溫痰湯

黃芩
麥門冬　　　　　　　各 三錢
蓮肉
熟地黃
白伏令
當歸　　　　　　　　各 一錢

黃芪
川芎
鹿茸
五味子
半夏
貝母
甘草　　　　　　　　各 一錢

三二, 乙未年

一一 金木

肺經驚痰瘀血脅痛四肢骨節痛咳嗽寒熱往來

폐에 어혈과 담이 붙어 깜짝깜짝 놀라는 수가 있고 사지골절이 아프며 해소기도 있고 한열이 왕래함.

加減雙和湯

白伏令
白芍藥　　　　　　　各 二錢
當歸
川芎
熟地黃
黃芪 蜜炒
桑白皮
巴戟　　　　　　　　各 一錢

元杜冲
石斛 酒炙
枸杞子
香付
甘草　　　　　　　各一錢

二二 水火

心冷血分不足冷痰脚痛寒熱

심장이 냉하며 피가 부족되어 하초가 냉하고 각기통이 생기며 한열이 내왕함.

加味八味湯

白伏令
白朮
人蔘　　　　　　　各三錢
肉桂
乾干　　　　　　　各二錢
五味子
肉從容
當歸
川芎　　　　　　　各一錢半
　　干 三
　　召 二

三三 木土

肝經旺脾經受邪精神眩暈消化不良四肢骨節痛寒熱來往頭痛乾咳

간경이 왕하므로 비경이 자극을 받으니 정신이 이상하고 어지러우며 소화가 안되고 사지골절이 아프며 한열이 왕래하고 머리가 아프며 건기침이 남.

加味人蔘養胃湯

蒼朮
柴胡
人蔘
草果
白伏令
砂仁 炒研
鹿茸 酒炙
五味子
乾干　　　　　　　各一錢
甘草　　　　　　　七分

四四 火火

心經上火心傷熱痰水枯上陰陽虛眩暈

심경으로 화가 치밀기에 심장이 상하고 열담이 생기며 수기가 마르니 음과 양이 다같이 허하게 되어 병이 생김.

加減仁熟湯

熟地黃 爲君　　　　五錢
百子仁　　　　　　三錢

熟地黃
人蔘
麥門冬
木果
玄蔘　　　　　　　各 三錢
巴戟
石斛 酒炒　　　　　各 二錢
鹿茸
五味子
肉桂
枸杞子
甘草　　　　　　　各 一錢

五五 土金

胃肺經濕痰胸脅四肢骨節痛
위와 폐에 습담이 붙어 가
슴과 갈비밑이 아프며 사지
골절이 아픔.

加減平胃湯

吉更　　　　　　　　三錢
蒼朮
陳皮　　　　　　　各 一錢半
厚朴
白伏令
當歸
川芎
木果　　　　　　　各 五分

草果
人蔘
砂仁
木香　　　　　　　各 五分
　干 三
　召 二

一二 金火

心肺經熱痰胸脅四肢骨節痛
咳喘血虛
심장과 肺에 열담으로 사지
골절이 아프고 해소천식이
생기며 피가 부족함.

加減八物湯

當歸　　　　　　　　三錢
川芎
人蔘
白朮 土炒
白伏令
白芍藥
熟地黃
鹿茸 酒炙　　　　　各 二錢
五味子
肉桂
麥門冬
黃芩 酒炒
木香
甘草　　　　　　　各 一錢

黃芩 酒炒
木香
甘草　　　　　　　各 一錢
　　干 三
　　召 二

三四 木火

肝火太旺胃土受邪消化不良
眩暈頭痛惡寒皮風

肝에 화기가 왕하여 胃에
고장이 생기므로 소화가 불
량하며 어지럽고 머리가 아
프고 오한기가 있으며 피풍
이 생김.

加味四六湯

熟地黃　　　　　　　七錢
山藥
山茱萸
枸杞子
肉從容　　　　　　　各 三錢
柴胡
青皮
砂仁　　　　　　　　各 二錢
草果
鹿茸
五味子　　　　　　　各 一錢半
甘草　　　　　　　　一錢
　　干 三
　　召 二

干 三
召 二

二三 水土

陰冷胃經濕痰四肢骨節痛或
腎氣腹痛

음기가 냉하여 위장의 습담
으로 사지골절이 아프고 콩
팥에 고장이 있고 배가 아
픔.

加減八物湯

當歸　　　　　　　　三錢
川芎
人蔘
白朮
白伏令
白芍藥
熟地黃
陳皮
破古紙 塩酒炒
杜冲
肉桂
乾干　　　　　　　　各 二錢
付子　　　　　　　　一錢五分
白朮
黃芩
木香
麥門冬　　　　　　　各 一錢

四五 火金

心經火痰精神不足咳嗽骨節痛心肺煩鬱

심경에 화담으로 정신이 부족하고 해소도 생기며 골절이 아프고 심장과 폐가 답답함.

加味雙和湯

白芍藥	二錢五分
當歸	
川芎	
鹿茸 酒炙	
麥門冬	
熟地黃	各一錢半
肉桂	
乾干	
甘草	各一錢
干	三
召	二

五六 土水

胃經冷痰積聚有乾咳鼻血四肢骨節痛血虛頭痛或挾滯症

위에 냉담이 있고 적이 쌓여 있고 건기침이 나며 코에 고장이 있고 사지골절이 아프며 체기를 끼고 있음.

加減八物湯

當歸	三錢
川芎	
人蔘	
白伏令	
白芍藥	
熟地黃	各二錢
肉從容	
五味子	
鹿茸	
枸杞子	
肉桂	
付子	各一錢半
麥門冬	
甘草	各一錢
乾干	七分
干	三
召	二

三三, 丙申年

一一 水火

心冷夢中受邪眩暈乾嘔咳嗽頭肢節痛消化不良

심장이 냉하기에 꿈자리가 어지러우며 현기증이 있으며 건기침이 나고 해소기가

고 뼈마디가 쑤심.

補脾平木湯

白 朮	
白伏令	各 三錢
乾 干	
肉 桂	各 二錢
人 蔘	
乾地黃	
砂 仁	
靑 皮	
柴 胡	
草果仁 炒硏	各 一錢半
鹿 茸	
五味子	各 一錢
干 三	
召 二	

三三 火火

心傷熱痰發生故胃經不良消化不良陰虛火動腎水不足

심장에 열과 담이 발생하여 위가 나빠지고 소화가 아니되며 수기가 허하고 화기가 발동하여 신장에 물이 부족함.

降火補肺湯

| 熟地黃 | 一兩 |
| 麥門冬 | 五錢 |

있으며 머리도 아프고 뼈마디가 쑤시며 소화불량증이 있다.

加減八味湯

白伏令	四錢
熟地黃	
山 藥	
當 歸	
川 芎	
小草香 塩酒炒	
山茱萸	各 二錢
肉從容	
乾 干	
肉 桂	
付 子	
工砂仁	
鹿 茸 酒炙	
五味子	
枸杞子	各 一錢八分

二二 木土

胃經驚滯症消化不良精神眩暈或乾嘔鼻血頭痛骨節痛

위에 담이 붙어 깜짝 놀라는 기가 있고 소화불량증이 있고 정신이 이상하고 어지러우며 건구역질도 나고 비혈증이 있으며 머리가 아프

當　歸
白芍藥
黃　芪
人　蔘　　　　　　各三錢
五味子
鹿茸酒炙　　　　　各二錢
　　　干　三
　　　召　二

四四　土金

胃肺經濕痰咳喘嘔吐胸脅骨節頭痛

위와 폐경에 습담으로 해소와 구역질이 나고 갈비밑이 절리고 머리가 아픔.

加減八味湯

白伏令 爲君　　　　四錢
熟地黃
山　藥
山茱萸
牧　丹
澤　舍
當　歸
川　芎
鹿茸酒炙　　　　　各二錢
肉　桂
工砂仁
鹿茸酒炙

五味子
枸杞子
肉從容
乾　干　　　　各 一錢八分
五味子　　　　　　　一錢
　　　干　三
　　　召　二

五五　金水

肝金旺濕氣風痰脅痛肢節痛頭痛或積聚

肝에 金이 왕하니 습기와 풍담이 성하며 갈비와 뼈마디가 아프고 머리도 아프며 적이 배에서 굴러다님.

加減八味湯

當　歸　　　　　　　五錢
鹿　茸
人　蔘
五味子
熟地黃
山　藥
山茱萸
牧　丹
澤　舍　　　　　　各二錢
肉　桂
付　子
枸杞子

肉從容
乾　干　　　　　各 一錢八分
　　干　三
　　召　二

一二 水土

裏冷胃經濕痰四肢骨節痛惡寒頭痛

속이 냉하므로 위에 습담이 붙어 사지골절이 아프고 오한으로 두통이 생김.

加減五味湯

白芍藥	五錢
五味子	
付　子	
巴　戟　塩酒炒	
山　藥	
山茱萸	
當　歸	
川　芎	
鹿　茸　酒炙	各 二錢
杜　冲	
乾　干	
肉　桂	
枸杞子	
甘　草	
知　母　塩酒炒	各 一錢
黃　柏	四錢
甘　菊	七分

二三 木火

肝火心傷瘀血眩暈鼻血乾嘔吐皮膚痒

간에 화기로 심장이 상하고 어혈이 작용하기에 어지럽고 코에 고장이 있으며 구역질도 하고 피부가 가려우며 중충기가 생김.

加減養胃湯

熟地黃	三錢
人　蔘	
靑　皮	
白　朮	各 一錢半
蒼　朮	
厚　朴	
陳　皮	
白伏令	
白豆久　炒硏	各 一錢
木　香	
砂　仁　炒硏	
甘　草	各 五分
干　三	
召　二	

三四 火金

心肝經火痰消化不良咳喘精神不足骨節痛

심장과 간에 화담이 있어 소화불량이 있고 해소기가 있으며 정신이 부족하고 골절이 아픔.

加味鎭陰煎

當歸
川芎
貝母
木果
鹿茸 酒炒
牛膝
五味子　　　　　　　各五錢
桂枝
白芷　　　　　　　　各二錢
木香　　　　　　　　一錢
　干三
　召二

四五 土水

胃經濕痰滯骨節痛眩暈

위경에 열담으로 체증이 생기고 골절이 아프며 어지러운 기가 있음.

加味六補湯

白芍藥
白伏令 爲君　　　　各五錢

熟地黃
肉桂
付子
黃芪 蜜炙
五味子
付子
巴戟 塩酒炒
山藥
山茱萸
當歸
川芎
鹿茸 酒炙　　　　　各二錢
杜冲
乾干
肉桂
枸杞子
甘草　　　　　　　各一錢
　干三
　召二

五六 金木

肝經風痰入脾經消化不良骨節痛或咳嗽

간경에 풍기와 담이 들어 소화가 안되고 뼈마디가 아프며 해소기가 생김.

加味淸肺蒼榮湯

黃芩 酒炒　　　　　三錢

木果
牛膝
當歸　　　　　　各二錢
白伏令
人蔘
砂仁
甘草　　　　　　各一錢
　　干三
　　召二

二二 火火

心腹熱痰胃經痰火滯症消化
不良或眩暈頭痛

심경에 열담으로 위경에 담
화가 들어 체증과 소화불량
증이 있고 어지럽고 머리가
아픔.

加味雙和湯

白芍藥　　　　　　二錢五分
當歸
川芎
熟地黃
黃芪
肉桂
鹿茸 酒炙
陳皮
麥門冬　　　　　　各一錢半
甘草　　　　　　　　七分
　　干三
　　召二

鹿茸 酒炙
五味子
肉桂　　　　　　各一錢
　　干三
　　召二

一一 木土

胃經肺經濕痰胸脅骨節痛
위와 폐에 습담으로 가슴과
갈비밑 사지골절이 아픔.

加減八味湯

白伏令　　　　　　四錢
山藥
山茱萸
靑皮
工砂仁
蛇床子 塩酒炒
小茴香
澤舍
牧丹　　　　　　各二錢

三三 土金

胃肺經濕有故咳嗽或吐症積聚四肢骨節痛陽虛血分不足或浮症

위와 폐경에 습이 있고 해소도 있으며 구역질도 하고 적이 쌓이며 사지골절이 아프며 양기가 허하고 혈분이 부족하며 부증이 있음.

加減四六湯

當歸	七錢
白伏令	六錢
只角	
吉更	各三錢
工砂仁 炒研	
桂枝	
川芎	
黃芩 酒炒	
桂枝	
牛膝	
木果	
甘草	各一錢
熟地黃	
山藥	
山茱萸	
白芍藥	各二錢
干	三
召	二

四四 金水

肝經血分不足肺經濕痰胸脅四肢骨節痛或蛔虫腹痛精神不足

간에 피가 부족하며 습담도 있어 가슴과 갈비밑이 절리고 회충으로 배가 아프며 정신이 이상해짐.

淸肺養榮湯

黃芩	三錢
當歸	
川芎	
白芍藥	
龜板 酒炙	
牛膝 酒洗	
木果	
五味子	
蒼朮	各二錢
陳皮	
半夏	
木香	
甘草	各一錢
干	三
召	二

五五 水木

肝經瘀血驚痰皮膚風痒症嘔

고 한열이 왕래하며 어지럽고 머리가 아프고 뼈마디가 아픔.

加味黃蓮湯

黃 芪	三錢
生地黃	
靑 皮	
白 朮	
酸召仁 炒硏	各 一錢五分
鹿 茸	
肉從容	
砂 仁	
草果仁	各 二錢
白伏令	
人 蔘	
遠 志 去骨	
當 歸	
麥門冬 去心	
甘 草	各 一錢

二三 火金

心肺經痰火傷故胸脅痛四肢骨節痛或頭痛

심장과 폐경에 담과 화로 고장이 생기어 가슴과 사지 골절이 아프고 머리가 아픔.

淸心連子飮

吐頭痛寒熱往來

간에 어혈과 담이 작용하므로 깜짝깜짝 놀라게 되며 피부에 가려운 중세와 풍기도 있고 건구역질도 나고 한열이 왕래함.

加減五味子湯

沙 蔘	七錢
白伏令	三錢
熟地黃	
五味子	
付 子	
巴 戟	
破古紙	
山茱萸	
鹿 茸 酒炙	
杜 冲 去絲	
靑 皮	
當 歸	
白 朮	各 一錢半
甘 草	一錢

干 三
召 二

一二 木火

胃經虛乾咳嗽寒熱往來眩暈頭痛肢節痛

위경이 허하여 건기침이 나

蓮 肉	三錢
人 蔘	
黃 芩	
黃 芪	
赤伏令	
車前子	
木 香	
麥門冬	
地骨皮	各 二錢
五味子	一錢
甘 草	七分

三四 土水

胃經冷痰入故消化不良肢節痛眩暈頭痛

위에 냉담이 침입하여 소화불량이 오고 뼈골이 앞으며 머리가 아프고 어지러운 기가 생김.

加味六君煎

白伏令	五錢
當 歸	
半 夏	
山 藥	
山茱萸	各 三錢
生地黃	
熟地黃	
肉 桂	
付 子	各 二錢

破古紙	
肉從容	
五味子	
陳 皮	
甘 草	各 一錢
干 三	
召 二	

四五 金木

肺經濕痰四肢骨節痛或蛔虫腹痛脅痛

폐에 습담이 있어 사지골절이 아프고 횟배가 아프며 머리도 아픔.

加味黃連湯

黃 芩 酒炒	
當 歸	
川 芎	
半 夏	
木 果	
五味子	
鹿 茸	
陳 皮	各 二錢
桂 皮	
木 果	
生地黃	
白 朮	
酸召仁 炒研	各 一錢半

白伏令
人蔘
當歸
麥門冬 去心
甘草　　　　　　　各 一錢
　干 三
　召 二

五味子
肉從容
枸杞子　　　　　　各 一錢
　干 三
　召 二

五六 水火

心冷痰故消化不良寒熱往來
精神眩暈骨節痛

심장이 냉하여 소화가 아니
되고 한열이 왕래하며 정신
이 이상스럽게 되고 어지러
우며 뼈마디가 아픔.

加減八味湯

熟地黃　　　　　　五錢
白芍藥
當歸
川芎
白朮
山藥
山茱萸　　　　　　各 二錢
肉桂
乾干
澤舍
付子　　　　　　　各 一錢半
鹿茸 酒炙

三五, 戊戌年

一一 火火

心胃經熱痰故上焦風火頭痛
腎水不足陰虛火動眩暈鼻血
乾咳症

심장과 위장에 열담이 있기
에 상초에 풍기가 있고 화
기가 치밀어 머리가 아프고
신에 수기가 말라 음이 허
하여 어지러운 기가 있고
코에서 피가 나고 건기침을
함.

加減雙和湯

白芍藥　　　　　　二錢五分
當歸
川芎
熟地黃
黃芪
人蔘
鹿茸
五味子　　　　　　各 一錢半

知　母 塩酒炒
黃　柏　　　　　　各 一錢半
枸杞子
桂　皮
五味子　　　　　　各 一錢

二二　土金

　　胃肺經濕痰咳嗽胸脅痛骨節
　　眩暈
　　위와 폐에 습담이 있기에
　　해소기가 있고 가슴과 갈비
　　밑이 절리며 골절이 아프고
　　어지러움.

加味溫痰湯

白　朮
白伏令　　　　　　各 四錢
當　歸　　　　　　四錢五分
鹿　茸 酒炙　　　　三錢五分
黃　芩
木　香
五味子
陳　皮
半　夏
麥門冬
黃　芪　　　　　　各 二錢
人　蔘
香付子
白芍藥　　　　　　各 一錢半

山梔子
知　母 塩酒炒
黃　柏
川　芎
甘　草　　　　　　各 一錢半

三三　金水

　　肝經血分不足陽虛胸脅骨節
　　痛
　　간에 피가 부족하여 양기가
　　허하고 가슴과 갈비밑이 절
　　리고 뼈마디가 아픔.

加味大營煎

熟地黃
當　歸
枸杞子
杜　冲　　　　　　各 二錢
牛　膝
木　果
桂　枝
甘　草　　　　　　各 一錢
　　干　三
　　召　二

四四　水水

　　胃經不足濕痰風熱寒來頭痛
　　肢節痛乾嘔吐滯症眩暈

위가 약하고 습담과 풍기도 있으며 한열이 오므로서 머리도 아프고 뼈마디가 아프고 건구역질이 나고 체증과 어지러운 기가 있음.

加味補脾平木湯

人 蔘	三錢
白 朮	
白伏令	各 二錢
砂 仁	
熟地黃	
靑 皮	
乾 干	
肉 桂	
五味子	
甘 菊	
柴 胡	各 一錢半
甘 草	七分
干 三	
召 二	

五五 木火

肝火驚痰痛眩暈怔忡症或頭痛

간에 화기로 놀라기도 하고 담이 잘 붙으며 어지럽고 가슴이 두근거리며 아픔.

加味三氣飮

熟地黃	四錢
杜 冲	
牛 膝	
鹿 茸	
枸杞子	
白伏令	
砂 仁	
肉 桂	
白芍藥	各 二錢
香付子	
五味子	
甘 草	各 一錢
干 三	
召 二	

一二 火金

心肺經熱痰精神不足胸脅骨節痛或咳嗽嘔吐

심장과 폐에 열담이 있어 정신이 부족하고 가슴과 갈비밑이 결리고 뼈마디가 아프며 해소기가 있고 구역질도 하게 됨.

加味生脈散

當 歸	五錢
川 芎	
熟地黃	
枸杞子	各 二錢

肉從容	
砂仁 炒研	各 二錢
草果仁 炒研	
半夏	
木果	
牛膝 酒洗	各 二錢
麥門冬	
人蔘	
五味子	
鹿茸 酒炙	
木香	
甘草	各 一錢半

二三 土水

胃經木太過血痰症入脾經故挾滯消化不良精神眩暈或頭痛

위에 담이 붙고 비에 고장이 생기어 체기가 있고 소화불량증이 있으며 정신이 부족하고 어지러우며 머리가 아픔.

清心磁坎湯

熟地黃	
生地黃	
天門冬	
麥門冬	
當歸	
白芍藥	各 七分

山藥	
山茱萸	
白伏令	
白朮	各 七分
牧丹	
澤舍	各 五分
知母 密炙	
黃柏	
甘草	
橘皮	
貝母	各 五分

三四 金木

肺經濕痰有咳嗽胸脅骨節痛頭痛眩暈

폐에 습담이 있어 해소가 있고 가슴과 갈비밑 뼈마디가 아프고 골이 땡하며 어지러운 기가 있음.

加味生脈散

當歸	五錢
白伏令	五錢
龜板	三錢
木果	三錢
木香	一錢
川芎	
熟地黃	各 二錢
白芍藥	一錢五分

人　蔘
五味子
鹿　茸 酒炙
木　香
甘　草　　　　　各 一錢半

四五 水火

心冷消化不良寒熱來往肢節痛頭痛乾嘔吐

심장이 냉하여 소화불량증이 있고 한열이 왕래하며 사지골절이 아프고 머리도 아프며 건구역질이 남.

加味脾鹿湯

當　歸　　　　　　五錢
鹿　茸
肉從容
肉　桂
付　子
五味子　　　　　各 一錢半
乾　干
枸杞子　　　　　　各 一錢
　　干 三
　　召 二

五六 木土

胃經濕痰有眩暈肢節痛或瘀血皮膚風頭痛

위에 습담으로 어지러운 기가 있고 사지골절이 쑤시고 어혈이 있어 피부가 가렵고 풍기도 있으며 머리가 아픔.

加味生脈散

當　歸　　　　　　五錢
川　芎
熟地黃　　　　　　各 二錢
白芍藥
人　蔘
五味子
鹿　茸
木　香
甘　草
青　皮
木　果
破古紙 炒研
草　果
砂　仁 炒研　　　各 一錢半

三六, 己亥年

一一 土金

胃肺經濕痰有咳嗽胸脅肢節痛頭痛眩暈

위와 肺에 습담이 있어 해소기도 있고 가슴과 갈비밑 사지골절이 아프고 머리도 아프며 어지러움.

加味治中湯

人 蔘	
白 朮	各 三錢
當 歸	
陳 皮	
半 夏	
木 香	各 二錢
龜 板	
牛 膝	各 一錢
甘 草	一錢
干 三	
召 二	

二二 金水

肺經冷痰咳嗽胸脅肢節痛寒熱往來頭痛

폐에 냉담이 있어 해소가 있고 가슴과 갈비밑과 사지골절이 아프고 한열이 왕래하며 머리도 아픔.

加減養胃湯

熟地黃 爲君	五錢
鹿 茸 酒炙	
蒼 朮	各 二錢

人 蔘
當 歸
川 芎
陳 皮
熟地黃
白芍藥
麥門冬
黃 芪 蜜炙   各 一錢半
砂 仁 炒研
五味子
甘 草
木 香
草 果   各 一錢
　　干 三
　　召 二

三三 水木

陰虛火動眩暈乾咳或血分不足皮膚痒症

음이 허하므로 화기가 동하기에 어지럽고 건기침이 나며 피가 부족하며 피부에 가려운 증세가 있음.

加味大補湯

熟地黃	七錢
人 蔘	
白 朮	
枸杞子	各 一錢

白伏令
砂　仁
肉從容
白芍藥
柴　胡
甘　草　　　　　　各一錢
肉　桂　　　　　　　七分
　　干　三
　　召　二

四四　木火

胃經虛挾滯痰火精神不足

위가 허하므로 체기를 끼고 있으며 담의 화로 인하여 정신이 이상하게 됨.

加味雙補湯

人　蔘
白　朮　　　　　　各三錢
白伏令
砂　仁 炒研
熟地黃
白何首烏
肉　桂　　　　　　各一錢半
枸杞子
五味子
甘　草　　　　　　各一錢
　　干　三
　　召　二

五五　火土

心胃經濕痰精神不足陰陽俱虛乾咳頭痛

심장과 위에 습담이 있기에 정신에 부족하고 음과 양이 같이 허하기에 건기침이 나고 머리가 아픔.

鹿茸大補湯

鹿　茸 酒炙　　　　三錢
當　歸
川　芎
熟地黃　　　　　　各二錢
白　朮
陳　皮
靑　皮
砂　仁 炒研　　　　各一錢半
甘　草
五味子　　　　　　各一錢

一二　土水

胃經濕痰肢脅痛或滯症寒氣來傷脚氣痛

위경에 습담이 있어 갈비밑이 아프고 체증이 생기며 한기로 인하여 병이 생기고 각기병이 생김.

加減八味湯

白伏令　　　　　　　　四錢
熟地黃
當　歸
川　芎
鹿　茸 酒炙
龜　板
牛　膝　　　　　　　各 二錢
肉　桂
付　子
五味子
乾　干
砂　仁 炒硏
甘　草　　　　　　　各 一錢

二三　金木

肝經血分不足咳嗽四肢痛頭痛

간경에 혈분이 부족하여 해소가 있고 사지골절이 아프며 머리가 아픔.

從容牛膝湯

肉從容
牛　膝　　　　　　　各 三錢
木　果
白芍藥
熟地黃
當　歸　　　　　　　各 二錢

人　蔘
黃　芩
麥門冬
甘　草　　　　　　　各 七分

三四　水火

寒氣來傷頭痛肢節痛

한기로 인하여 두통과 지절통이 있음.

五味子湯

五味子
付　子　　　　　　　各 二錢半
巴　戟
破古紙
山　藥
山茱萸
當　歸
川　芎　　　　　　　各 一錢半
熟地黃
鹿　茸 酒炙　　　　　各 一錢

四五　木土

肝經痰入胃經消化不良眩暈頭痛嘔吐

肝경의 담이 위장까지 들어가 소화가 아니되고 어지러우며 머리가 아프고 구역질이 남.

三七, 庚子年

一一 金水

肝經血分不足肺經濕痰精神眩暈四肢骨節痛或咳嗽

간경에 혈분이 부족하며 폐경에 습담으로 정신이 이상하고 어지러우며 사지골절이 아프고 혹 해소가 생김.

加減六味湯

白伏令	四錢
山藥	
山茱萸	
熟地黃	各 二錢
牧丹	
澤舍	
人蔘	
麥門冬	
當歸	
川芎	
桂枝	
甘草	各 一錢半
干	三
召	二

二二 水木

補陰煎

熟地黃	五錢
白伏令	
白朮	
靑皮	
砂仁	
五味子	
枸杞子	各 二錢
肉從容	
鹿茸	各 一錢

五六 火火

心胃經熱痰精神眩暈陰虛火動水氣枯渴

심장과 위에 열담이 있어 정신이 이상하고 어지러우며 음이 허하여 화기가 동하므로 수기가 말라 병이 생김.

淸心滋陰湯

當歸	
熟地黃	
鹿茸 酒炙	各 五錢
五味子	
肉從容	
枸杞子	
麥門冬	
甘草	各 二錢

心肺經不足乾咳嗽或消化不良肢節痛頭痛

심장과 폐에 자극이 있어 건기침과 소화불량증이 생기고 사지골절이 아프며 머리가 아픔.

加減鎭陰煎

熟地黃	五錢
當　歸	
川　芎	
黃　芩	
半　夏	
木　香	各 二錢
鹿　茸 酒炙	
五味子	
陳　皮	
枸杞子	
靑　皮	
甘　草	各 一錢
乾　干	七分

三三　木火

火急性上風面紅或皮膚瘡熱頭痛

성질이 불같이 급하므로 얼굴이 붉어지고 풍기도 생기며 피부에 열창이 생기며 머리가 아픔.

加減補陰煎

熟地黃	七錢
山　藥	
山茱萸	
白伏令	
鹿　茸 酒炙	
五味子	
麥門冬	
白　朮	
靑　皮	
砂　仁 炒研	
草　果	
甘　草	各 二錢
白芍藥	
當　歸	
川　芎	各 一錢

四四　火土

胃經濕痰四肢骨節痛風症脚氣痛頭痛

위에 습담이 있기에 사지골절이 아프고 풍기도 생기며 각기병과 머리가 아픔.

加減鎭陰煎

熟地黃	五錢
當　歸	二錢
川　芎	
半　夏	
鹿　茸 酒炙	各 一錢

五味子	
陳 皮	
當 歸	
鹿 茸	
五味子	
肉從容 酒炙	各 一錢
肉 桂	
付 子	
乾 干	各 七錢

五五 土火

心胃經濕痰四肢骨節痛風症
脚氣痛頭痛

심장과 위에 습담이 있기에 사지골절이 아프고 중풍과 각기병과 두통이 있음.

加味鎭陰煎

龜 板	七錢
熟地黃	五錢
當 歸	
川 芎	
黃 芩	
半 夏	
牛 膝	
砂 仁	
麥門冬	各 二錢
鹿 茸 酒炙	二錢
五味子	一錢

陳 冬	一錢
肉 桂	
付 子	
乾 干	各 七分

一二 金木

肝金旺濕咳嗽胸脅痛肢節痛
陽虛

간에 금이 왕하므로 습하고 해소와 가슴과 갈비밑과 뼈마디가 아프고 양기도 허함.

加減歸茸湯

當 歸	五錢
鹿 茸 酒炙	二錢
熟地黃	
黃 芩 酒炙	
五味子	
枸杞子	
肉從容	各 二錢
木 香	五錢
干 三	
召 二	

二三 水火

火痰有咳嗽冷滯陽虛

화담으로 해소가 있고 냉으로 인한 체증이 있고 양기가 허함.

鹿鎭飮

熟地黃	五錢
肉桂	
枸杞子	各三錢
付子	
五味子	
鹿茸 酒炙	
肉從容	
乾干	
白伏令	
白朮	各一錢半
人蔘	
砂仁 炒硏	各一錢
干三	
召二	

三四 木土

肺經痰肝經血分不足故陽虛

폐경에 담이 붙고 간경에 피가 부족하여 양기가 허함.

加減養胃湯

蒼朮	二錢
白朮	
人蔘	
白伏令	
藿香	各一錢半
半夏	
草果	各一錢半
柴胡	
靑皮	
砂仁 炒硏	各一錢
甘草	一錢

四五 火火

心胃經熱精神不足血症陰虛火動乾嘔吐頭痛腎虛腰痛

심장과 위경에 열이 있어 정신이 이상하고 피가 고르지 못하며 음이 약하고 화기가 동하므로 건구역질하며 머리도 아프고 콩팥이 허하여 허리도 아픔.

加減歸脾湯

當歸	三錢
龍眼肉	
酸召仁	
半夏	各二錢
甘草	一錢
麥門冬	二錢
遠志 去骨	
石菖蒲 去毛	
人蔘	
白朮 土炒	
白伏令	各一錢

三八, 辛丑年

一一 水木

陰虛火動滯症乾咳嗽精神眩暈頭痛寒熱往來

음이 허하여 화가 동하므로 체기가 있고 건해소기가 있으며 정신이 이상하고 머리가 아프고 한열이 왕래함.

加味杞菊湯

熟地黃	五錢
白伏令	三錢
當　歸	
川　芎	
肉從容	
枸杞子	各 二錢
鹿茸 酒炙	
五味子	
付　子	各 一錢半
肉　桂	
乾　干	
甘　草	各 一錢
靑　皮	七分
干 三	
召 二	

鹿茸 酒炙	
黃　芪	
白芍藥	
肉　桂	各 一錢
五味子	七分
干 三	
召 二	

五六 土金

胃肺經濕痰胸脅痛脚氣風濕痰死血流注作痛四肢瘀血骨節痛痛處或腫或赤或白

위가 아프고 뼈마디가 쑤심.

加味六鎭湯

吉　更	三錢
只　角	二錢
熟地黃	
枸杞子	
桂　枝	
香付子	
牛　膝	
木　果	
蘇　葉	
麻　黃	
白　芷	各 七分
干 三	
召 二	

心胃經熱痰鼻寒煩孟症脚痛

심장과 위에 열담이 있어 코가 막히고 번열증이 있으며 각기병이 있음.

加味八物湯

人 蔘	
白 朮	
白伏令	
黃 芪	
熟地黃	
白芍藥	
當 歸	
川 芎	
甘 草	
肉 桂	
鹿 茸 酒炙	各 二錢
砂 仁	一錢

四四 土火

腎虛陽虛故上焦心胃經熱痰肢節痛

신이 허하며 양이 허하므로 상초에 병이 있고 위경에 열담이 있어 사지골절이 아픔.

加味杞菊湯

熟地黃 爲君	五錢

二二 木火

心肝經瘀血精神不足或吐血皮膚風痒症眩暈

심장과 간경에 어혈이 있어 정신이 이상하고 피를 토하며 풍기로 피부가 가려우며 어지러운 기가 있음.

加味杞菊湯

川 芎	
肉從容	
枸杞子	
鹿 茸 酒炙	
五味子	
付 子	
肉 桂	各 一錢半
乾 干	
甘 草	
砂 仁	
白豆久	
砂 仁 3	
靑 皮	各 一錢
石 斛	
續 斷 酒洗	各 二錢
干 三	
召 二	

三三 火土

川 芎
熟地黃
黃 芩
蒼 朮
木 果　　　　　　　　各 二錢
甘 草
人 蔘
肉從容
枸杞子　　　　　　　　各 一錢
　　干 三
　　召 二

一二 水火

水克火心冷未能火生土故胃
肺經虛滯症消化不良

수가 화를 극하기에 화가
토를 생하지 못하고 심장이
냉해지며 폐도 허해지며 소
화불량증이 있음.

加味鎭陰煎

熟地黃
牛 膝
澤 舍
付 子
人 蔘
白 朮　　　　　　　　各 二錢
肉 桂
五味子　　　　　　　　各 一錢

白伏令　　　　　　　　三錢
白 朮
白芍藥
砂 仁
靑 皮
人 蔘
草 果
木常山
川 芎
黃芪 蜜灸
肉從容
枸杞子　　　　　　　　各 二錢
鹿茸 酒灸
五味子
付 子
肉 桂　　　　　　　　各 一錢半
乾 干　　　　　　　　　一錢
　　干 三
　　召 二

五五 金金

喘滿咳嗽陰多陽小肝經血分
不足

해소로 헐떡이는 증세가 있
으며 음은 많고 양은 부족
하므로 간경에 피가 부족
함.

蒼朮四物湯

當 歸　　　　　　　　　各 二錢

乾干
付子
鹿茸 酒炙
白芍藥
黃芪 蜜炙
當歸　　　　　各 一錢
　　干 三
　　召 二

二三 木土

肝經旺風邪入胃經精神不足
頭痛虛食味有滯症

간이 왕하여 풍기가 위경에
들어가므로 정신이 부족하
고 머리가 아프며 위까지
허하여 음식맛이 없어지고
체기도 있음.

健胃平木湯

白朮　　　　　　　三錢
靑皮
砂仁 炒研　　　　各 二錢
人蔘
柴胡
草果 炒研
甘草　　　　　　各 一錢
　　干 三
　　召 二

三四 火火

肺經不足陰虛火動腎水不足
乾咳眩暈

폐가 부족하는 중 음이 허
하고 화가 동하므로 콩팥에
수기가 부족하여 건기침이
나고 어지러운 기가 있음.

加味雙和湯

白芍藥　　　　　二錢五分
黃芪
熟地黃
當歸
川芎
肉桂
人蔘
砂仁
白朮
鹿茸 酒炙
五味子　　　　　各 一錢半

四五 土金

胃肺經濕痰胸脅肢節痛咳嗽
或積聚症

위와 폐에 습담이 있어 갈
비밑이 절리고 사지골절이
쑤시고 해소가 있고 적이
쌓여 병이 생김.

加味四六湯

三九, 壬寅年

一一 木火

肝火性急胃經不良滯症皮膚風血症眩暈

간에 화로 성급하여지고 위에 체기가 있고 피부에 풍기가 있으며 피가 잘 돌지 못하여 어지러움.

加味雙補湯

熟地黃	八錢
龜板 酒炙	五錢
牛膝	
木果	
砂仁	
靑皮	
肉從容	
枸杞子	
五味子	
甘草	各 一錢

二二 火土

土克水故腎水不足下焦濕痰流注上焦胃經四肢骨節痛痰滯

熟地黃	五錢
山藥	
山茱萸	各 二錢
澤舍	
牧丹	
白伏令	
牛膝	
木果	
木香	各 一錢半
當歸	
川芎	
白芍藥	各 一錢

五六 金水

肺經痰喘息肢節痛或頭痛

폐경에 담으로 헐떡거리고 사지가 쑤시며 혹 머리가 아픔.

加味淸肺養榮湯

黃芩 酒炙	
當歸	
川芎	
黃芪 蜜炙	
桂枝	
鹿茸 酒炙	各 二錢
五味子	
肉桂	各 一錢

위가 신을 자극하므로 콩팥에 물이 부족하여 하초로 습담이 왕래하고 상초에 위병으로 사지골절이 아픔.

加減八味湯

熟地黃	八錢
龜 板 酒炙	五錢
牛 膝 酒洗	三錢
鹿 茸	
當 歸	各 二錢
五味子	一錢五分
肉從容	二錢
肉 桂	
枸杞子	各 一錢半
澤 舍	
知 母 塩酒炒	
黃 柏	各 一錢

三三 土火

胃肺經濕痰怔忡眩暈挾滯脅痛肢節痛

위와 폐에 습담이 있어 가슴이 두근거리고 어지러우며 체를 끼고 갈비밑이 절리고 사지골절이 아픔.

加味雙金湯

白芍藥	二錢五分
付 子	
鹿 茸 酒炙	
五味子	各 二錢
陳 皮	
厚 朴	
當 歸	各 一錢半
川 芎	
桂 皮	
甘 草	
肉 桂	
乾 干	各 一錢
干 三	
召 二	

四四 金金

肺經冷痰咳嗽喘息血分不足肢節痛

폐경에 냉담 해소천식이 있고 피가 부족하며 지절통이 있음.

蒼朮四物湯

蒼 朮	
牛 膝	
桂 枝	
龜 板 酒炙	各 二錢
當 歸	
木 香	
鹿 茸 酒炙	各 一錢半

五五 水水

心胃經冷痰消化不良夢中受邪精神眩暈頭痛惡寒虛火發熱

심장과 위경에 냉담이 있기에 소화불량이 되고 꿈자리가 사나우며 몽혈을 하고 정신이 이상하며 머리도 아프고 오한에 허화가 발열함.

加味歸茸湯

當 歸	
鹿 茸 酒灸	
肉 桂	
付 子	
五味子	
乾 干	各 二錢
熟地黃	
肉從容	各 一錢

一二 木土

肝經熱痰克經急痰有故四肢骨節痛驚痰死血流注作痛或半身不遂

간경의 열담이 위를 극하여 담이 성하므로 사지골절도 아프고 경담이 성하므로 사지골절도 아프고 경담기가 있으며 죽은 피가 작용하므로 통증을 느끼고 만신불수가 될 우려가 있음.

加味雙金湯

白伏令	三錢
龜 板 酒灸	七錢
鹿 茸 酒灸	
五味子	
肉從容	干 三
枸杞子	召 二
陳 皮	
川 芎	各 一錢
桂 枝	七分
甘 草	五分
白芍藥	二錢五分
當 歸	一錢

二三 火火

心胃經有火克故肺經裏腎水不足故陰虛火動

심장과 위에 화기가 있어 폐에 고장이 생기므로 콩팥에 물이 부족하며 화가 강하므로 음이 허약하게 됨.

加減降火湯

白芍藥	二錢

當　歸
川　芎
熟地黃　　　　　　各 二錢
肉從容
陳　皮　　　　　　各 一錢
知　母 塩酒炒
黃　柏　　　　　　　　七分
甘　草　　　　　　　　五分
　　干　三
　　召　二

三四　土金

胃肺濕痰咳嗽血分不足胸脅骨節痛陰多陽小

위와 폐에 습담이 있어 해소가 생기며 혈분이 부족하여 갈비밑과 뼈마디가 아프고 음이 많고 양이 허함.

加減四六湯

白伏令　　　　　　　　四錢
黃　芩
白　朮
吉　更
只　角 夫炒　　　　各 二錢
木　香
當　歸
川　芎
桂　枝　　　　　　各 一錢

甘　草　　　　　　　　一錢
　　干　三
　　召　二

四五　金水

肝經血分不足肺經濕痰怔忡蛔虫腹痛肢節痛腰痛全部陽虛

간에 피가 부족하며 폐의 습담으로 가슴이 두근거리고 회충이 있어 배가 아프고 뼈마디도 아프며 허리가 아프고 하는 것은 모두 양기가 허한 데 원인이 있음.

加減養胃湯

蒼　朮　　　　　　　二錢五分
當　歸
川　芎
鹿　茸 酒炙
五味子
乾　干
使君子　　　　　　各 一錢
　　干　三
　　召　二

五六　水木

未能水生故陰多陽小精神不足嘔吐腹痛寒熱往來

물이 목을 생하지 못하는 격이기에 수분이 많고 양기가 적어 정신이 이상하며 구토도 하고 배도 아프며 한열이 왕래함.

加減八味湯

熟地黃　　　　　　　五錢
黃　茋
人　蔘
當　歸
白芍藥　　　　　　各 三錢
山　藥
山茱萸
白伏令
牧　丹
澤　舍　　　　　　各 一錢半
付　子
五味子　　　　　　各 一錢
乾　干　　　　　　　五分
　　干　三
　　召　二

四〇, 癸卯年

一一 火土

心胃經虛火痰咳嗽嘔氣消化不良夢中水邪或肢節痛

심장과 위에 허화가 담을 겸하였으니 해소기와 구역질까지 하며 소화불량이 되고 꿈에 몽혈도 하며 사지 골절이 아픔.

加減鎭陰煎

熟地黃
沙　蔘　　　　　　各 八錢
白伏神
山　藥
山茱萸　　　　　　各 三錢
當　歸
川　芎
吉　更
砂　仁
五味子　　　　　　各 一錢
　　干　三
　　召　二

二二 土火

腎水不足胃經濕痰肢節痛或疝症

신에 물이 부족하고 위경에 습담이 있어 사지 골절도 아프고 산징기도 있음.

橘皮煎

橘　皮　　　　　　　五錢
甘　草　　　　　　　三錢

當　歸
肉從容
茴　香
山茱萸
牛　膝
卑　蘚
肉從容
乾　干
肉　桂
付　子
五味子
鹿茸 酒炙　　　　　各 二錢

三三　金金

肺經濕痰咳嗽胸脅骨節痛陽虛

폐에 습담이 있어 해소기도 있고 갈비밑과 골절이 아프고 양기도 허함.

淸肺養榮湯

當　歸　　　　　　二錢
砂　仁　　　　　　七分
白芍藥　　　　　　一錢
甘　草　　　　　　七分
人　蔘
香付子
黃　芪
熟地黃　　　　　各 一錢

川　芎
防　風
半　夏
木　香
木　果
牛　膝
桂　枝　　　　　　各 一錢
乾　干
白芥子 炒研　　　各 七分
　　干 三
　　召 二

四四　水水

水克火心冷消化不良寒氣火行肢節痛

수가 화를 극하기에 심장이 냉하고 소화가 불량하며 한기와 화가 엇갈리며 사지골절이 아픔.

加味熟付湯

熟地黃
當　歸　　　　　　各 七錢
白伏令
人　蔘
付　子
肉　桂
鹿茸 酒炙
白芍藥　　　　　各 二錢

白朮
五味子
乾干　　　　　　　各二錢
　　干　三
　　召　二

五五　木木

胃經虛弱食無味或冷滯下焦陰冷脚氣風痛

위가 허약하여 먹어도 맛을 모르며 냉체로서 하초에 음이 냉하고 각기병도 있으며 중풍증세도 있게 됨.

加減養胃祛風湯

當　歸　　　　　　　三錢
白芍藥
人　蔘
鹿　茸 酒炙
黃　芪
熟地黃
川　芎
白　朮
砂　仁
肉豆久隈　　　　各二錢
靑　皮
柴　胡
草　果 炒研
肉　桂　　　　　　各一錢

五味子　　　　　　一錢
　　干　三
　　召　二

一二　火火

心熱故頭面瘡或紅皮膚痒陰虛火動

심장의 열기로 머리와 얼굴이 종기도 나고 피부가 가려우며 몸이 허하므로 화기가 강하여 병이 생김.

加味生脈散

麥門冬
熟地黃　　　　　　各二錢
黃　芪
當　歸
五味子
枸杞子
肉從容
川　芎
五味子
人　蔘
桂　皮
甘　草　　　　　　各一錢
　　干　三
　　召　二

二三　土金

胃肺痰喘咳嗽胸四肢骨節痛

위와 폐에 담으로 천식기가 있고 가슴과 사지 골절이 아픔.

加味八物湯

熟地黃	
當　歸	
川　芎	
白芍藥	
黃　芪	
肉　桂	
白伏令	各 二錢
甘　草	
木　香	各 一錢
黃　芩	二錢

三四 金水

肺經冷痰胸脅痛四肢骨節痛頭痛

폐경에 냉담으로 가슴과 갈비밑이 아프고 사지골절이 아프며 머리가 아프게 됨.

加味生脈散

當　歸	三錢
熟地黃	二錢
白芍藥	
黃　芩	各 一錢半

木　香	
便香付	
桂　枝	各 一錢半
麻　香	
蘇　葉	
黃　芪	
當　歸	
川　芎	
五味子	
人　蔘	
桂　皮	
甘　草	各 一錢
干 三	
召 二	

四五 水木

水火不良胃經濕痰乾咳喘精神眩暈肢節痛

수화가 조화를 이루지 못하여 위경에 습담으로 건기침과 천식기가 있고 정신이 이상하며 어지럽고 사지골절이 아픔.

加味六味湯

熟地黃	四錢
山　藥	
山茱萸	各 二錢
白伏令	一錢

四, 甲辰年

一一 土火

胃經濕痰下焦腎水不足四肢骨節痛眩暈

위경에 습담으로 병이 생기고 하초에 신수가 부족하며 사지골절이 아프고 어지러움.

杞菊地黃湯

熟地黃　　　　　　　四錢
山藥
山茱萸　　　　　　　各二錢
白伏令
木丹
枸杞子
甘菊
牛膝
五味子　　　　　　　各一錢

二二 金金

肺金旺腰痛肢節痛或咳嗽陰多陽小

폐가 강하여 허리도 아프고 사지골절이 아프며 해소까지 겸하여 음은 많고 양이 적음.

牧丹
澤舍
付子
肉桂
乾干　　　　　　　　各一錢
　　干三
　　召二

五六 木火

胃經火痰精神不足風症麻木皮風嘔吐

위경에 화담으로 정신이 부족하고 중풍과 피부에 피풍과 구역질까지 겸하게 됨.

加味滋陰煎

熟地黃　　　　　　　五錢
白芍藥
砂仁
鹿茸酒炙
沙蔘　　　　　　　　各三錢
白伏令
肉桂
枸杞子　　　　　　　各一錢
　　干三
　　召二

淸肺養榮湯

黃芩 酒炒	三錢
當歸	
川芎	
白芍藥	
熟地黃	各二錢
木香	
甘草	各一錢
干 三	
召 二	

三三 水水

心冷濕痰寒熱往來肢節痛夢中受邪

심장에 냉한 습기로 한열이 왕래하고 뼈마디가 아프고 꿈자리가 사나우며 몽혈을 하게 됨.

加味四物湯

當歸	三錢
肉從容	
麥門冬	各二錢
鹿茸 酒炙	
枸杞子	
巴戟	
破古紙 去骨	
杜冲	各一錢

熟地黃
五味子
甘草　　　　　　　各一錢
　　干 三

四四 木木

胃經不足食無味或浮症眩暈頭痛或瘡風痳木眼赤

위에 고장이 있어 음식맛이 없고 부증에 걸리기 쉬우며 현기증이 있으며 머리도 아프고 혹 습창도 있기 쉽고 중풍기도 있으며 눈이 붉음.

加味淸肝湯

白朮	二錢
砂仁 炒研	
柴胡	
靑皮	
肉從容	
枸杞子	
肉桂	各一錢
干 三	
召 二	

五五 火火

心熱故鼻寒上焦虛熱或血症眩暈下焦虛冷腎水不足陰虛

음.

加味二陳湯

半 夏 干製	二錢五分
當 歸	
川 芎	
白芍藥	
熟地黃	
白伏令	
陳 皮	
白 朮	
砂 仁 炒研	
甘 草	
鹿 茸 酒炙	各 一錢半

二三 金水

胸脅痛肢節痛陽虛症
가슴과 갈비밑이 아프고 양이 허하여 병이 생김.

加味雙補湯

龜 板 酒炙	七錢
熟地黃 爲君	五錢
當 歸	
牛 膝	
熟地黃	
白 朮	
龜 板	各 三錢

火動
심장의 열기로 코가 막히고 상초에 허열로 혈액순환이 좋지 못하고 어지러우며 하초가 허하고 냉하며 신수가 부족하여 음이 허하고 화기가 강함.

加味雙和湯

熟地黃	五錢
白芍藥	
白 朮	
白伏令	
當 歸	
川 芎	
鹿 茸 酒炙	各 一錢半
黃 芪	
人 蔘	
麥門冬	
甘 草	各 一錢
干	三
召	二

一二 土金

胃肺經濕痰有咳嗽胸脅痛肢節痛
위와 폐경에 습담이 있어 해소기가 있고 가슴과 갈비밑이 절리고 뼈마디가 아

鹿茸 酒炙
川芎
白伏令
山藥
山茱萸
肉桂　　　　　　　各 二錢
五味子
甘草　　　　　　　各 一錢
　　干 三
　　召 二

三四 水木

未能水生木陰虛陽小頭痛寒
熱往來精神眩暈消化不良

수생목을 못하니 음허양소
하며 머리가 아프고 한열이
왕래하며 정신이 이상하고
어지러우며 소화불량증이
있음.

鹿茸大補湯

人蔘
白尤
白伏令　　　　　　各 三錢
肉從容
杜冲
肉桂
石斛 酒炒
鹿茸　　　　　　　各 二錢

五味子
熟地黃
黃芪 蜜炙　　　　　各 二錢
甘草　　　　　　　一錢

四五 木火

心傷火痰入胃肺經頭風消化
不良眩暈胸鬱怔忡

심장이 화담으로 상하여 폐
경에까지 뻗치니 두풍증세
가 있고 소화불량이 되며
어지럽고 가슴이 답답하고
두근거림.

加味雙補湯

龜板
枸杞子
當歸
熟地黃
白尤　　　　　　　各 三錢
川芎
白伏令
山藥　　　　　　　各 二錢
山茱萸
肉桂
鹿茸 酒炙
人蔘
砂仁
肉從容　　　　　　各 二錢

四 乙巳年

一一 金金

肝風濕痰有肝經瘀血咳嗽腰痛肢節痛眩暈

폐에 풍습담이 간경에 있고 어혈이 작용하므로 해소와 요통이 있고 지절이 아프며 어지러움.

加減八物湯

當　歸
川　芎
白伏令
人　蔘
白　朮
黃　芩
黃　芪
香付子
木　香　　　　　各二錢
肉　桂
甘　菊　　　　　各一錢
　　干　三
　　召　二

二二 水水

心胃寒氣來往頭痛肢節痛精神眩暈夢中受邪

白豆久
黃　芪　　　　　各二錢
五味子
甘　草　　　　　各一錢
　　干　三
　　召　二

五六 火土

腎水不足下冷濕痰流注四肢間骨節痛或滯症眩暈

신에 수기가 부족하여 냉하고 습담이 왕래하고 사지골절이 아프고 체증도 있으며 어지러움.

加味雙和湯

麥門冬　　　　　三錢
當　歸
川　芎
白伏令
白芍藥
熟地黃　　　　　各一錢半
黃　芪
人　蔘
砂　仁　　　　　各一錢
五味子
甘　草　　　　　各一錢
　　干　三
　　召　二

심장이 냉하여 한기가 왕래하며 머리도 아프고 지절이 아프며 정신이 이상하고 어지러우며 꿈에 몽혈을 하게 되기에 병이 생김.

加減八物湯

熟地黃	五錢
白伏令	
人 蔘	
白 朮	
當 歸	
川 芎	
山 藥	
山茱萸	各 二錢
鹿 茸	
肉 桂	
付 子	
五味子	各 一錢
干 三	
召 二	

三三 木木

木屬肝經精神眩暈脾胃不足嘔吐乾咳血症皮膚風痒

木은 간인데 부족하여 정신이 이상하고 허파와 위가 부족하여 구토와 건기침도 하고 피가 고르지 못하여 피부가 풍기로 가려움.

加減雙補湯

白伏令	
人 蔘	
白 朮	
山 藥	
山茱萸	各 二錢
乾 干	
砂 仁 炒研	
肉 桂	
五味子	
鹿 茸	
肉 桂	
肉從容	
枸杞子	
甘 菊	各 一錢
靑 皮	
柴 胡	各 七分
干 三	
召 二	

四四 火火

心傷熱故肺經不足上焦面腫上熱顏赤鼻寒頭痛腎虛陰冷

심장이 열기에 상하여 테가 부족하고 상초의 면상에 열기로 부스럼이 나고 얼굴로 붉으며 코도 막히고 골이 땡하며 신이 허하기에 음냉한 것으로 병이 남.

加減雙和湯

白芍藥	二錢五分
當　歸	
川　芎	
熟地黃	
黃　芪	
桂　皮	
玄　蔘	
五味子	
鹿茸酒炙	各 一錢半
甘　草	一錢
干　三	
召　二	

五五 土土

胃經痰濕脅腰痛肢節痛食消如滯腎經虛

위경에 습담으로 갈비와 허리가 아프고 사지 골절이 아프며 먹는 것이 소화가 아니되며 신경이 허하게 됨.

開胃補陰湯

吉　更	
只　角	各 三錢
當　歸	
熟地黃	各 二錢

砂　仁	
鹿茸酒炙	各 二錢
肉　桂	
枸杞子	各 一錢
干　三	
召　二	

一二 金水

肝經不足肺經濕痰四肢骨節痛或咳嗽乾燥

간경도 부족하고 폐경도 습담의 작용으로 고장이 나고 사지골절이 아프며 해소도 있고 살이 건조함.

加味益元湯

當　歸	二錢
白芍藥	
熟地黃	
白伏令	
陳　皮	
鹿茸酒炙	
黃　芩	
肉　桂	
木　香	各 一錢半
人　蔘	
五味子	
甘　草	各 一錢
干　三	
召　二	

二三 水木

未能水生木血分不足陰虛陽
衰胃經滯消化不良動風

수가 목을 생하지 못하여 혈분이 부족하고 음허 양쇠하니 위경에 소화불량이 되고 풍기가 움직이게 됨.

加味益元湯

當　歸	二錢
白芍藥	
熟地黃	
白伏令	
陳　皮	各 一錢半
黃　柏 塩酒炒	
人　蔘	
五味子	
鹿　茸	
玄　蔘	
枸杞子	
肉從容	
甘　草	
肉　桂	各 一錢
杜　冲	七分
干　三	
召　二	

三四 木火

裏冷消化不良寒氣來傷風火
有上焦精神不足肢節痛

속이 냉하여 소화불량이 있고 한기가 왕래하여 풍기와 화기가 상초에 있으므로 정신이 부족하고 사지골절이 아픔.

加減雙補湯

白伏令	四錢
當　歸	
川　芎	
枸杞子	
熟地黃	各 三錢
肉　桂	
鹿　茸	
五味子	
付　子	
乾　干	各 一錢
干　三	
召　二	

四五 火火

心胃經火痰精神不足消化不
良肢節痛

심장과 위에 화담으로 정신이 이상하고 소화불량이 되며 뼈마디가 아픔.

加味益元湯

當　歸	二錢
白芍藥	
熟地黃	
白芍藥	
麥門冬	
陳　皮	
知　母 塩酒炒	
黃　柏	
人　蔘	
五味子	
甘　草	各 一錢
鹿　茸	
枸杞子	
肉　桂	
肉從容	各 一錢半

　　干　三
　　召　二

五六　土火

腎水不足濕痰流注四肢痛或浮或小便白濁或赤或痳疾疝症

신경에 수기가 부족하고 습담이 돌아다니기에 사지 골절이 아프고 혹 종기도 나고 부증도 생기고 소변이 희었다 붉었다 탁했다 하고 마질도 있기 쉽고 산 증기도 있음.

補肉湯

牛肉乳	
牛正肉	一斤半
熟地黃	一兩
當　歸	
肉從容	
枸杞子	各 四錢
山　藥	
山茱萸	
付　子	
五味子	各 三錢
生　干	一兩
大　召	半合
冷　水	二升煎半去澤服二次取汗

一一　水水

心冷寒氣頭痛肢節痛夢中女色邪

심장에 냉한 기가 있기에 머리가 아프고 사지골절이 아프고 꿈에 몽혈을 하는 수가 있고 여자가 잘 보임.

加減雙和湯

龜　板	
牛　膝	各 七錢
木　果	

麥門冬
肉從容
枸杞子
肉　桂　　　　　　各 三錢
付　子
五味子
乾　干　　　　　　各 一錢
　　　干　三
　　　召　二

二二　木木

胃經受邪精神眩暈頭痛乾嘔瘀血風邪濕痰

위경에 고장이 있어 정신이 이상하고 어지러우며 머리가 아프고 구역질도 하고 어혈이 왕래하며 중풍기와 습담이 있게 됨.

加減二陰煎

熟地黃　　　　　　　五錢
柴　胡
靑　皮
人　蔘　　　　　　各 二錢
肉　桂
肉從容
鹿　茸
五味子　　　　　　各 一錢
甘　草　　　　　　　七分

　　　干　三
　　　召　二

三三　火火

心傷胃熱痰火面赤鼻塞陰虛火動眩暈肢節痛

심장이 위의 열화담으로 상하여 얼굴빛이 붉고 코가 막히며 음이 허한 동시에 화기가 동하므로 어지럽고 사지 골절이 아픔.

加減六味湯

熟地黃　　　　　　　四錢
山　藥
山茱萸　　　　　　各 二錢
白伏令
牧　丹
澤　舍　　　　　　各 一錢半
陳　皮
枸杞子
肉從容
五味子　　　　　　各 一錢
　　　干　三
　　　召　二

四四　土土

胃經濕痰四肢骨節痛腎水不

足或眩暈頭痛

위경에 습담으로 사지골절이 아프고 콩팥에 물이 부족하여 어지럽고 뼈마디가 아픔.

蔘鹿付歸湯

當 歸	一兩
人 蔘	
熟地黃	
鹿 茸 酒灸	各 五錢
付 子	
肉 桂	
五味子	各 二錢
甘 草	
砂 仁 炒硏	各 一錢
吉 更	三錢
只 角	二錢
干 三	
召 二	

五五 金火

肺傷風火痰胃經肢節痛咳嗽嘔吐

폐가 풍으로 인하여 상하고 위가 화담으로 고장이 있기에 뼈마디가 아프고 해소기도 있으며 구토증도 있음.

加味淸肺湯

黃 芩 酒灸	三錢
當 歸	
木 香	各 二錢
陳 皮	一錢五分
半 夏	
香付子	
瓜蔞仁	
鹿 茸 酒灸	
五味子	
甘 草	各 一錢半
干 三	
召 二	

一二 水木

胃經驚痰入脾經故精神眩暈滯症消化不良頭痛風邪入耳鳴症

위에 경담이 붙어 비에 들어가므로 정신이 이상하고 어지럽고 체기도 있으며 소화불량도 되고 머리가 아프며 풍기가 귀에 침입하기에 귀가 우는 증세가 있음.

加減八味湯

熟地黃	各 二錢
山 藥	
山茱萸	各 二錢
白伏令	一錢

牧丹
澤舍
當歸
川芎
白芍藥
肉桂　　　　　　　各 一錢
陳皮
付子　　　　　　　各 五分
　干 三
　召 二

二三 木火

心火痰入脾經征忡滯症頭痛寒熱往來面赤陰虛陽事不良

심장의 담화가 허파에 들어가니 가슴이 두근거리고 체증도 생기며 머리도 아프고 한열이 왕리하며 얼굴이 붉고 음이 허하며 양기가 부족하다.

加味補陰煎

白伏令
人蔘
熟地黃　　　　　　各 三錢
鹿茸 酒炙
五味子
肉從容
肉桂　　　　　　　各 二錢
枸杞子　　　　　　　　一錢

砂仁
白朮　　　　　　　各 一錢
　干 三
　召 二

三四 火土

肺經虛腎水不足未能水生木故陰陽俱虛腎經衰弱

폐가 허하여 신수가 부족하므로 수가 목을 생하지 못하여 음과 양이 허하고 腎經쇠약증이 생김.

加減淸心補肺湯

熟地黃　　　　　　　四錢
沙蔘　　　　　　　　三錢
當歸
川芎
遠志
石菖蒲
枸杞子
砂仁
黃芪
肉桂
付子　　　　　　　各一錢
　干 三
　召 二

四五 土火

小便或赤或白或小

해소천식으로 가슴과 갈비 밑 사지골절이 아프고 대변은 조하며 소변은 붉었다 희었다 혹은 적게 나오기도 함.

加減淸肺補血湯

黃芪 酒炒
當歸
黃柏
白芍藥
木香
白伏令　　　　　　　各 二錢
砂仁 炒研
半夏
香付子
牧丹
澤舍
枸杞子　　　　　　　各 一錢
　　干　三
　　召　二

四四, 丁未年

一一 木木

木屬肝經風瘀血入胃經嘔吐

胃經濕有滯症消化不良上焦虛煩下焦冷腎水不足脚氣痛

위에 습체가 있기에 소화불량이 있어 상초가 허한 동시답답하고 하초가 냉하며 신수도 부족하고 각기병이 생김.

人蔘白朮湯

人蔘
乾干
付子
白芍藥　　　　　　　各 二錢
白伏令
甘草
陳皮
砂仁 炒研
熟地黃　　　　　　　各 一錢
當歸　　　　　　　　　三錢
鹿茸
五味子
肉桂
付子
乾干
川芎　　　　　　　　各 一錢半
　　干　三
　　召　二

五六 金金

咳喘胸脅四肢骨節痛大便燥

三三 土土

胃經濕痰積聚四肢骨節痛腰
火動肺經虛腎水不足腰肢節
痛

심장과 위경이 더워 안색과
눈이 붉고 담으로 어지러운
기가 있으며 음이 허나고
화가 동하므로 폐경이 허약
하며 신수도 부족하고 허리
와 뼈마디가 아픔.

加減牛膝木果湯

熟地黃 爲君　　　　　　四錢
鹿茸 酒炙
白何首烏
白伏令　　　　　　　　各 二錢
麥門冬 去心
白芍藥
枸杞子
杜冲 干製
黃芪
鬼絲子 酒炒
肉從容 法製
桂枝
天麻
五味子
甘草　　　　　　　　　各 一錢
　　干 三
　　召 二

二二 火火

心胃經熱面赤眼痰眩暈陰虛
怔忡頭痛風邪寒熱往來陰疹
風痒症浮症間有

간경에 풍기가 있고 어혈이
위경에 들어 구역질도 나고
가슴도 두근거리며 머리도
아프고 풍기도 있으며 한열
이 왕리하고 음진풍으로 가
러웁고 간간 부증기가 생
김.

加味補陰煎

乾地黃　　　　　　　　五錢
白朮 土炒
人蔘
砂仁 炒研
青皮
白伏令
浮萍草
枸杞子
五味子
丁香
白何首烏
肉從容
鹿茸 酒炙　　　　　　各 一錢
　　干 三
　　召 二

痛頭痛眩暈嘔吐面赤腎虛耳鳴

위에 습담과 적이 쌓여 사지골절과 허리도 아프고 머리도 아프며 어지럽고 구역질도 나고 안색이 붉으며 신이 허하고 귀가 움.

加減瀉土補腎湯

吉更	三錢
只角	二錢
鹿茸	
川芎	
白芍藥	
白伏令	
砂仁 炒研	
五味子	
枸杞子	
肉從容	各 一錢
木香	
甘草	各 七分

四四 金火

肺經熱痰咳嗽肢節痛蛔虫腹痛水枯上火

폐경에 열담으로 해소가 있고 뼈마디가 아프며 횟배도 아프며 수기가 부족하여 화기가 상승함.

清肺補腎湯

黃芩 酒炒	
疑冬花 酒炮去心	
柴完	各 三錢
半夏 刊製	
當歸	
木果	
黃芪	
人蔘	
五味子	
桑白皮	
澤舍	
白伏令	各 二錢
桂枝	
厚朴	各 一錢五分
甘草	一錢

五五 水金

肺金燥冷脅痛肢節痛或滯症眩暈間間蛔虫腹痛頭痛

폐가 조하고 냉하여 갈비밑 사지골절이 아프고 체기도 있으며 어지럽고 머리도 아프며 회충으로 배도 아픔.

從容牛膝湯

肉從容	
牛膝 酒洗	一錢五分

木果
熟地黃
半夏
陳皮
桂枝
白朮
當歸
木香
知母
黃柏 塩酒炒
五味子
乾干　　　　　　　各 一錢半
甘草　　　　　　　　　一錢
　　干 三
　　召 二

一二 木火

心脾經熱面眼赤頭痛眩暈陰虛火動鼻塞下冷渴火上也

심장과 허파에 열기로 얼굴과 눈이 붉고 골도 땅하며 어지렵고 음이 허하기에 화기가 성하며 코가 막히고 하초가 냉하면서 수기가 건하여 화기가 상승하게 됨.

加味六陳湯

熟地黃　　　　　　　七錢

五味子
陳皮　　　　干 三
藥艾　　　　召 二
當歸
川芎
鹿茸 酒炙　　　各 二錢半
枸杞子
肉從容　　　　　各 二錢
肉桂
靑皮
柴胡　　　　　　各 一錢

二三 火土

胃經濕痰四肢骨節痛濕熱流行浮症腎水不足病在腎經故痛虛未知也

위에 습담이 있어 사지골절이 아프고 습열한 담이 왕래하므로 부증이 생기고 콩팥에 물이 부족하여 신경통이 있게 되고 어디가 아픈가를 분간하지 못함.

加減八味湯

熟地黃　　　　　　　五錢
山藥
山茱萸
白芍藥
吉更　　　　　　　各 二錢

麥門冬 去心
只 角 夫炒
砂 仁 炒研
杜 冲 干製去糸
枸杞子
五味子　　　　　　　各 二錢
肉 桂
付 子　　　　　　　各 一錢
天 麻
甘 草　　　　　　　各 七錢
　　干 三
　　召 二

三四 土火

心胃經濕痰精神不足頭痛腎水枯渴穀氣不納嘔吐症肢節痛

심장과 위경에 습담으로 정신이 부족하고 골이 띵하며 콩팥에 물이 고갈되어 음식을 받아들이지 아니하고 구역질도 하며 뼈마디가 아픔.

加減瀉土補腎湯

吉 更　　　　　　　三錢
只 角　　　　　　　二錢
當 歸
肉從容
鹿 茸 酒炙　　　　　各 一錢半

肉 桂
肉豆久
砂 仁 炒研
熟地黃　　　　　　各 一錢半
枸杞子
五味子
甘 草　　　　　　　各 一錢
　　干 三
　　召 二

四五 金金

肝經受邪陽虛症咳嗽嘔吐胸脅肢節痛

간에 고장이 붙어 양기가 허하고 해소기도 있고 구역질하며 가슴과 갈비밑과 뼈마디가 아픔.

加減雙和湯

白芍藥　　　　　　　三錢
鹿 茸
肉從容
枸杞子
乾 干
五味子
熟地黃
黃 芪
當 歸
川 芎　　　　　　　各 二錢

四五, 戊申年

一一 火火

心胃經濕痰陰虛火動精神病
怔忡症失眞

심장과 위경에 습담이 있으
므로 음이 허하여 화기가
동하여 정신이 이상하고 가
슴이 두근거리며 실진하는
수도 있음.

加味歸茸湯

當 歸	七錢
鹿 茸 酒炙	三錢
熟地黃	
五味子	各 二錢
麥門冬 去心	
人 蔘	
杜 冲 干製去糸	
巴 戟 去骨酒炒	各 一錢
干 三	
召 二	

二二 土土

心胃經濕痰四肢腰痛腎經水
氣不足病在腎經

陳 皮	各 二錢
厚 朴	
桂 皮	
甘 草	各 一錢

五六 水水

心冷精神眩暈消化不良或夢
中受邪寒氣來傷肢節痛

심장이 冷하여 정신이 어지
럽고 소화가 잘 안되며 몽
혈도 하는 수가 있고 꿈자
리가 어지러우며 한열이 왕
래하므로 사지 골절이 아
픔.

加減八味湯

熟地黃	四錢
白 尤	
白伏令	
當 歸	
川 芎	
山 藥	
山茱萸	各 二錢
牧 丹	
澤 舍	
肉 桂	
付 子	
乾 干	
人 蔘	各 一錢半
干 三	
召 二	

하고 어지러우며 사지 골절
이 아프고 골이 아픔.

加味補陰煎

熟地黃	一兩
牛膝 酒洗	三錢
當歸	
五味子	
鹿茸 酒炙	
人蔘	
白伏令	
黃芪	
肉桂	
枸杞子	各 二錢
五味子	一錢五分
桂枝	
甘菊	
知母 塩酒炒	
黃柏	
甘草	各 一錢
干 三	
召 二	

四四 水金

未能水生木故肝經血分不足
四肢骨節腰痛咳嗽頭痛

수생목을 못하는 이치로 간
경에 피가 부족하여 사지골
절이 아프고 허리도 아프며

심장과 위에 습담이 있어
사지골절과 허리가 아프고
신경에 수기가 부족하므로
병이 신경에 있음.

加味滋腎湯

玄蔘	五錢
枸杞子	三錢
肉從容	
鹿茸 酒炙	各 二錢
當歸	
川芎	
白伏令	
白芍藥	
五味子	各 一錢半
陳皮	
熟地黃	
砂仁 炒硏	
黃芪	各 一錢
肉桂	
甘草	各 七分
干 三	
召 二	

三三 金火

肺經火痰肝經血分不足精神
眩暈肢節痛頭痛

폐경에 화담이 있고 간경에
피가 부족하여 정신이 이상

해소기도 있고 머리가 아픔.

加味大造湯

熟地黃
生地黃　　　　　　　各 四錢
龜 板 酒炙
牛 膝 酒洗
杜 冲 干製去糸
天門冬
麥門冬 去心
知 母 塩酒炒
黃 柏　　　　　　　各 一錢半
當 歸
五味子　　　　　　　各 八分
　干 三
　召 二

五五 木火

胃經受邪滯症風濕痰來傷四肢不仁皮風麻木騷痒陰虛症

위경에 고장이 있어 체증과 풍습담으로 사지가 자유롭지 못하여 피풍마목기로 가려우며 음허증이 생김.

加味補陰煎

熟地黃　　　　　　　一兩
五味子

鹿 茸 酒炙
人 蔘
白伏令
黃 芪
肉 桂
枸杞子　　　　　　　各 二錢
甘 草　　　　　　　　一錢
人 蔘 爲君
鹿 茸　　　　　　　各 五錢
白何首烏
赤何首烏　　　　　　各 二錢
丁 香　　　　　　　　一錢
　干 三
　召 二

一二 火土

心胃經火痰風生故滯症鬱忙忡腎虛腰痛乾嘔吐或血症眩暈下焦虛腎氣不足

심장과 위경에 화담으로 풍이 생기고 체증까지 생겨 답답하고 가슴이 두근거리며 콩팥이 허하여 허리도 아프고 구역질도 나며 혈증이 있고 어지러우며 하초가 허하여 신기가 부족함.

加減健胃湯

熟地黃　　　　　　　七錢
白伏令

白朮	
人蔘	各 三錢
橘皮	
砂仁 炒研	
神曲	
厚朴	
白芍藥	
黃芪	
川芎	
麥門冬	
肉桂	各 一錢

二三 土火

胃經濕痰四肢骨節痛腎經水氣不足眩暈氣虛症

위경에 습담으로 사지골절이 아프고 신경에 수기가 부족하여 어지럽고 기운이 허약함.

加減八味湯

白伏令	四錢
熟地黃	
山藥	
山茱萸	
牛膝 酒洗	
鹿茸 酒炙	各 二錢
肉從容	
枸杞子	各 一錢

澤舍	一錢五分
人蔘	
付子	
肉桂	
當歸	
砂仁 炒研	各 一錢
五味子	七分

三四 金金

金旺肺經濕痰有咳嗽陰多陽小脅痛脚氣血分不足或頭痛

폐경에 습담으로 해소기가 있고 음은 많은 편에 양이 적어 갈비밑도 아프고 각기 증세도 있으며 혈분이 부족하여 골이아픔.

八物湯

當歸	
川芎	各 二錢
人蔘	
白朮	
白芍藥	
白伏令	
桂枝	
黃芪	
黃芩	各 二錢
砂仁 酒炒	
甘草	各 一錢

四五 水水

心冷消化不良夢中見死人或驚症頭痛下焦濕痰脚氣痛

심장이 냉하여 소화불량이 있고 꿈에 죽은 사람이 보이며 놀라는 증세가 있고 머리도 아프며 하초에 습담으로 각기까지 발생함.

加減八味湯

白伏令	四錢
熟地黃	
山 藥	
山茱萸	
鹿 茸 酒炙	各 二錢
乾 干	
人 蔘	
付 子	
肉 桂	
當 歸	
砂 仁 炒研	各 一錢
牧 丹	
澤 舍	各 一錢半
五味子	七分
干 三	
召 二	

五六 木木

肝經瘀血眩暈頭痛食味有消化不良

간경에 어혈로 어지럽고 머리가 아프며 음식맛이 없어 소화불량증이 있음.

杞菊雙和湯

白芍藥	
當 歸	
川 芎	
熟地黃	
靑 皮	
黃 柏	
枸杞子	
肉從容	各 二錢半
甘 菊	
白 尤	
甘 草	各 一錢
干 三	
召 二	

四六, 己酉年

一一 土土

胃經濕痰四肢骨節痛或風濕

有下焦腎水不足

위경에 습담으로 사지골절이 아프고 풍습기도 있고 하초에 신수가 부족함.

加減平中湯

吉 更	三錢
只 角 夫炒	二錢
當 歸	
川 芎	
鹿 茸 酒炙	
五味子	
白伏令	
白芍藥	
枸杞子	
肉從容	
人 蔘	各 一錢半
甘 草	七分

二二 金火

肝經濕痰咳嗽胸脅骨節痛

간경에 습담이 있어 해소가 있고 가슴과 갈비밑 골절이 아픔.

加味平肝湯

當 歸	二錢
陳 皮	一錢

白伏令	
白芍藥	
黃 蓮	
便香付	
黃 芩 酒炒	
木 香	
桂 枝	各 一錢
砂 仁 炒研	七分
柴 胡	
半 夏	
川 芎	
黃 芪	
甘 草	各 八分
干 三	
召 二	

三三 水金

肝經血分不足陽虛故積聚蛔虫腹痛肢節痛

간경에 혈분이 부족하여 양기가 허한 동시에 적이 쌓여 있고 회충으로 배도 아프며 사지골절이 아픔.

仁 熟 湯

白伏令	
人 蔘	
熟地黃	各 二錢
白子仁 炒研	一錢五分

只 角 夫炒
黃 芩
當 歸
木 香
香付子
蘇 子 炒研　　　各 一錢半
使君子
若練根　　　　　各 一錢
甘 草　　　　　　　 八分
　　干 三
　　召 二

四四 木水

肝鬱痰入胃經滯症寒熱往來骨節痛

간경이 답답한데 담이 위경에 들어 체증이 생기고 한열이 왕래하며 사지골절이 아프고 어지러운 기가 있음.

加味平肝湯

當 歸　　　　　　 二錢
陳 皮
白伏令
白芍藥
使香付　　　干 三
厚 朴　　　　召 二
熟地黃　　　　　各 一錢

鹿 茸 酒炙
五味子
枸杞子
肉 桂
肉從容
杜 冲 刊製去糸　　各 一錢
川 芎
黃 芪
甘 草　　　　　　各 八分

五五 火火

心經熱有頭面腫皮膚痒症或嘔吐眼赤眩暈

심경에 열로 머리와 면상에 종기가 나고 피부가 가려우며 혹 구토도 하는 수가 있고 눈이 붉으며 어지러운 기가 있음.

加味平肝湯

當 歸　　　　　　 二錢
陳 皮
白伏令
白芍藥
黃 蓮
便香付
梔 子
厚 朴　　　　　　各 一錢
川 芎　　　　　　　 八分

黄芪
甘草　　　　　　　各 八分
熟地黃 爲君　　　　　三錢
枸杞子
鹿茸 酒灸
五味子　　　　　　各 一錢半
肉從容
肉桂　　　　　　　各 一錢
　　　干 三
　　　召 二

一二 土火

心胃經熱痰消化不良四肢骨節痛

심장과 위경에 열담이 있어 소화불량이 되고 사지골절이 아픔.

人蔘養胃湯

蒼朮　　　　　　　　二錢
白朮
人蔘　　　　　干 三
白伏令　　　　召 二
當歸
川芎
白芍藥
木果
砂仁 炒研　　　　　各 一錢半

草果仁 炒研
麥門冬 去心　　　　各 一錢半
枸杞子
鹿茸 酒灸
五味子　　　　　　各 七分
付子　　　　　　　　七分
　　　干 三
　　　召 二

二三 金金

肝經痰咳嗽嘔吐蛔虫腹痛肢節痛

간경에 담으로 해소기가 있고 구역질이 나며 회충도 있어 배가 아프고 뼈마디가 아픔.

加減解鬱湯

白朮 土炒　　　　　　三錢
當歸
白伏令
白芍藥
人蔘
熟地黃　　　　　　各 二錢
疑冬花
黃芩
桑白皮
具母
木香
木果　　　　　　　各 二錢

| 半　夏　干製
| 陳　皮
| 山　藥
| 吳茱萸
| 甘　草
| 五味子　　　　　　　　各 一錢

三四 水水

心經冷寒熱往來腹痛眩暈四肢骨節痛

심경이 냉하기에 한열이 왕래하고 복통이 있으며 사지 골절이 아픔.

加減理中湯

| 白　朮
| 人　蔘
| 付　子
| 肉　桂　　　　　　　　各 三錢
| 陳　皮
| 半　夏
| 牛　膝
| 木　果　　　　　　　　各 二錢
| 乾　干
| 使君子　　　　　　　　各 一錢
| 甘　草　　　　　　　　　　八分

四五 木木

肝經風火痰入脾經精神眩暈或麻木風症怔忡頭痛

간의 풍기와 화담이 허파에 들어 정신이 이상하고 어지러우며 마목풍증이 있고 가슴이 두근거리고 머리가 아픔.

加減淸肝湯

| 白　朮　　　　　　　　　　三錢
| 柴　胡
| 靑　皮
| 人　蔘
| 熟地黃
| 砂　仁　炒硏
| 白　芷
| 當　歸
| 乾　干
| 五味子
| 防　風　　　　　　　　各 一錢
| 甘　草　　　　　　　　　　七分
| 　　干　三
| 　　召　二

五六 火火

心經熱面眼赤頭痛眩暈乾嘔腹痛下冷腎水不足

심경에 열이 있어 얼굴과 눈이 붉고 머리가 아프고

白　朮　土炒
當　歸
半　夏　干製
陳　皮
黃　芩　酒炒
熟地黃　　　　　　　各 二錢
白芍藥 酒炒
人　蔘
木　香
桑白皮
甘　草　　　　　　　各 一錢
熟地黃 爲君　　　　　　五錢
鹿　茸 酒灸
五味子　　　　　　　各 二錢
　　干　三
　　召　二

二二　水金

燥冷痰入胃經肝經血分不足
肢節痛精神眩暈或咳嗽

조하고 냉한 담이 위에 들어 있고 간경에 혈분이 부족하여 사지 골절이 아프고 정신이 이상하며 어지럽고 해소기가 있음.

鹿茸大補湯

當　歸　　　　　　　　七錢
鹿　茸 酒灸

어지럽고 건구역질이 나며 배가 아프고 하초가 냉하며 신수가 부족함.

加味補陰煎

熟地黃　　　　　　　　五錢
鹿　茸 酒灸　　　　　　二錢
肉從容
當　歸
肉　桂　　　　　　　各 二錢
麥門冬
枸杞子　　　　　　　各 一錢
　　干　三
　　召　二

四七, 庚戌年

一一　金火

心肺經咳嗽胸脅肢節痛

심장과 폐에 열이 있어 해소기가 있고 가슴과 갈비밑과 뼈마디가 아픔.

加味補益湯

白伏令　　　　　　　　三錢

人 蔘　　　　　　　各 三錢
砂 仁 炒研
熟地黃
巴 戟 去骨塩炒
杜 冲
破古紙 塩酒炒
肉從容
五味子　　　　　　各 一錢
　　干　三
　　召　二

三三 木水

未能水生木木克土胃經不足
驚痰瘀血入脾經故消化不良
怔忡眩暈風症有也

간은 위를 자극시켜 위가
나쁘고 경담과 어혈이 하파
에 들어가므로 소화가 아니
되고 가슴이 두근거리며 어
지럽고 중풍기가 있음.

加減鎭陰煎

熟地黃　　　　　　　五錢
當 歸
鹿 茸 酒炙
五味子
肉從容
肉 桂　　　　　　　各 二錢
人 蔘　　　　　　　　一錢

青 皮　　　　　　　各 一錢
　　干　三
　　召　二

四四 火木

肝木太過脾土受邪中風症胃
經滯症消化不良四肢骨節痛
眩暈

간이 강하기에 허파가 고장
이 나므로 중풍 증세가 있
고 위에는 체증으로 소화불
량이 생기고 사지골절이 아
프고 어지러운 기가 있음.

淸心溫痰湯

熟地黃　　　　　　　四錢
麥門冬
白 朮
人 蔘
砂 仁 炒研
靑 皮
遠 志
玄 蔘
甘 草　　　　　　　各 一錢半
　　干　三
　　召　二

五五 土火

胃經濕痰四肢骨節頭痛精神

眩暈或滯症消化不良陽虛所致

위경에 습담으로 사지골절과 머리가 아프고 어지럽고 정신이 이상하며 체증으로 소화불량이 있으며 양이 허함.

加味八味湯

白伏令	四錢
山藥	
山茱萸	各 二錢
熟地黃	
牧丹	
澤舍	
鹿茸 酒炙	
當歸	
肉桂	
付子	
五味子	
小茴香 塩酒炒	各 一錢

一二 金金

肺熱故痰喘胸脅痛骨節痛眩暈頭痛

폐에 열기가 있어 습담으로 천식이 있고 갈비밑 뼈마디가 아프며 어지럽고 골이 아픔.

白朮天麻湯

黃芩 酒炒	二錢
當歸	
木香	
龜板 爲君	各 三錢
桂枝	
牛膝 酒洗	
半夏	各 一錢半
陳皮	
麥門冬 去心	
蒼朮	
人蔘	
天麻	
白伏令	各 一錢
澤舍	
黃柏	
五味子	
乾干	
甘草	各 七分
干	三
召	二

二三 水水

心冷腹痛寒氣大行消化不良肢節痛頭痛

심장이 냉하여 배가 아프고 한기가 크게 왕래하기에 소화불량이 생기고 사지골절이 아프며 머리가 아픔.

蔘付鹿茸湯

熟地黃	一兩
鹿茸酒灸	五錢
枸杞子	
肉從容	各 三錢
五味子	
肉桂	
甘菊	
付子	
乾干	各 七分

三四 木木

木屬肝經故怔忡眩暈頭痛脾胃經虛弱皮膚風痒症

간경에 고장이 있기에 가슴이 두근거리고 어지러우며 머리도 아프고 허파와 위경이 약하며 피풍으로 가려운 증세가 있음.

加減金水煎

熟地黃	五錢
靑皮	三錢
白朮	
砂仁	
草果仁	
人蔘	
鹿茸酒灸	各 二錢

枸杞子	
肉從容	
五味子	各 一錢
干	三
召	二

四五 火火

火克金故上火熱面眼赤或腫鼻紅下冷未得金生水腎水不足

화가 금을 극하기에 화열로 면상과 눈에 붉은 색이 나며 또 종기도 나며 코끝이 붉으며 하초가 냉하여지고 금생수를 못하니 신수가 부족함.

降火補陰煎

熟地黃	七錢
麥門冬	三錢
人蔘	
玄蔘	
枸杞子	
五味子	
當歸	各 二錢
肉從容	
鹿茸	
蓮肉	各 一錢
甘草	七分

四八. 辛亥年

一一 水金

干 三
召 二

肺金燥冷肝木受邪陰多陽小
故乾咳腹痛肢節痛眩暈

폐가 조냉하므로 간이 자극
을 받고 음은 많고 양이 적
으므로 건해소가 있고 배도
아프며 사지골절이 아프고
정신이 어지러움.

加味續斷湯

白芍藥	二錢五分
黃 芪	
當 歸	
川 芎	
熟地黃	
丹 蔘	
續 斷	
桂 枝	各 一錢半
人 蔘	
鹿 茸 酒炙	
五味子	
蛇床子 炒	各 一錢
甘 草	七分

五六 土土

干 三
召 二

土克水胃經濕痰四肢骨節痛
或半身不遂腎經不足

위경에 습담으로 사지골절
이 아프고 반신불수의 우려
가 있고 신경이 부족하여
병이 생김.

白朮天麻湯

當 歸	五錢
熟地黃	三錢
砂 仁	
吉 更	
只 角	各 二錢
鹿 茸 酒炙	
五味子	
陳 皮	
麥門冬 去心	
蒼 朮	
神 曲 炒	
人 蔘	
天 麻	
白伏令	各 一錢
五味子	
乾 干	
甘 草	各 七分

三三 火木

心肝經熱胃經不足故滯症驚
痰瘀血頭痛眩暈脾風眼疾

심장에 열로 위가 나쁘고
체증이 있으며 경담과 어혈
로 머리가 아프고 어지러우
며 허파에 풍기가 있으며
안질이 있음.

加減補脾湯

人 蔘	
白 朮	各 三錢
熟地黃	
黃 芪	
白伏令	
砂 仁 炒研	
麥門冬 去心	
肉 桂	各 一錢半
靑 皮	
鹿 茸 酒炙	
五味子	各 一錢
干 三	
召 二	

四四 土火

胃經火痰消化不良四肢骨節
痛眩暈上熱下冷水渴火上

위에 화담으로 소화불량이

二二 木水

木克土胃經虛滯症陰虛陽多
皮膚痒或紫癜風

간이 위를 자극하므로 체증
이 있어 음이 허하고 양이
많기에 피부가 가려웁고 혹
붉은 얼룩배기병이 남.

加減八味湯

熟地黃	四錢
山 藥	
山茱萸	各 二錢
白伏令	
牧 丹	各 一錢半
鹿 茸 酒炙	
肉 桂	
五味子	
靑 皮	
砂 仁	
枸杞子	
肉從容	
五味子	各 一錢
干 三	
召 二	

되고 사지골절이 아프며 어
지러우며 위에는 열기가 있
고 아래에는 냉하니 수기가
고갈되고 화기가 상승함.

加味淸胃湯

當　歸　　　　　　　三錢
吉　更
只　角　　　　　　各二錢
熟地黃
鹿　茸 酒炙
枸杞子
肉從容
人　蔘
五味子
肉　桂　　　　　　各一錢
付　子　　　　　　　八分
　　　干　三
　　　召　二

五五　金土

胃肺經濕痰胸脅痛四肢骨節
痛頭痛

위에 습담이 있어 가슴과
갈비밑이 아프고 사지 골절
이 아프며 머리가 아픔.

加味淸肺補血湯

黃　芩 酒洗　　　　　三錢
當　歸
川　芎
牛　膝 酒洗
木　果
桂　枝
木　香
五味子
防　己
甘　草
砂　仁 炒研　　　　　各八分
　　　干　三
　　　召　二

一二　水水

心冷寒氣大行濕痰流注骨節
痛頭痛

심장에 냉한 한기가 왔다
갔다 하고 습담이 왕래하므
로 뼈마디가 아프고 머리가
아픔.

滋陰補益湯

熟地黃　　　　　　　四錢
人　蔘
白　朮
白伏令
當　歸　　　　　　各二錢
白芍藥　　　　　　　一錢

鹿　茸
肉　桂
付　子
五味子
甘　草　　　　　　　　各 一錢
杜　冲 干製去糸
破古紙
巴　戟 塩酒炒 各 二錢 婦人則 加
香付子
阿膠珠
砂　仁 炒研　　　　　　各 一錢
　　　干　三
　　　召　二

二三　木木

肝經太過胃經虛或食滯陰虛氣滯風症眩暈

간이 강하므로 위경이 자극을 받아 허하고 혹 체증도 있으며 음해하므로 풍증이 있고 어지러움.

加減人蔘養胃湯

白　朮
人　蔘　　　　　　　　各 三錢
白伏令
熟地黃
靑　皮
砂　仁 炒研　　　　　　各 二錢

鹿　茸 酒灸
五味子
肉　桂
天　麻
甘　草　　　　　　　　各 一錢
　　　干　三
　　　召　二

三四　火土

心熱眼昏頭痛面紅口乾鼻血

심장에 열기로 눈이 침침해지고 머리가 아프며 입이 마르고 코에서 피가 나게 됨.

滋陰補益湯

熟地黃　　　　　　　　　四錢
人　蔘
白伏令
當　歸　　　　　　　　各 二錢
白芍藥
鹿　茸
五味子
甘　草　　　　　　　　各 一錢
枸杞子
龜　板 酒灸　　　　　各 三錢
肉從容　　　　　　　　　二錢
　　　干　三
　　　召　二

四五 土土

胃土旺乾咳積滯症四肢骨節痛腎水祐渴病在腎經不知痛處眩暈

위에 고장으로 적체가 있고 사지골절이 아프며 신수가 고갈되므로 병이 신에 있으나 아픈 곳을 알지 못하며 어지러움.

加減八味湯

熟地黃	五錢
當　歸	三錢
山　藥	
山茱萸	
白伏令	各 二錢
牧　丹	
澤　舍	
肉　桂	
付　子	
五味子	各 一錢
干 三	
召 二	

五六 金火

心肺經熱痰眼疾頭痛鬱熱頭痛精神不足陽氣虛腰脅痛

심장과 폐에 열담으로 안질이 생기고 두통이 있으며 답답하며 머리가 아프고 정신이 이상하며 양기가 허하고 허리와 갈비밑이 아픔.

滋陰補盆湯

熟地黃	四錢
人　蔘	
白伏令	
當　歸	各 二錢
白芍藥	
鹿　茸	
五味子	
甘　草	各 一錢
當　歸 為君	
熟地黃	各 二錢
砂　仁 炒研	
麥門冬 去心	
木　香	各 一錢
干 三	

四九, 壬子年

一一 木水

未能水生木故陰虛動風胃經不足消化不良風或皮膚或瘀血

수가 목을 생하지 못하니 음이 허하고 풍기가 동하며

위도 좋지 못하여 소화불량이 있기도 하고 피부도 있으며 어혈이 왕래함.

蔘歸養益湯

人 蔘	
鹿 茸 酒炙	
五味子	各 二錢
白伏令	
當 歸	各 一錢半
砂 仁	
柴 胡	
靑 皮	
枸杞子	
山 藥	
白芍藥	
熟地黃	
甘 草	各 一錢
白 朮	一錢五分
干 三	
召 二	

二二 火木

心熱風痰上火陰冷陽虛精神眩暈頭痛

심장의 열기로 풍담이 있기에 위는 화기가 있고 음은 냉하며 양은 허하므로 정신이 이상하고 어지럽고 머리도 아픔.

蔘歸養益湯

熟地黃	六錢
人 蔘	三錢
鹿 茸	
肉從容	
枸杞子	
麥門冬	各 二錢
白 朮	
白伏令	
當 歸	
厚 朴	
山 藥	
白芍藥	
甘 草	各 一錢
干 三	
召 二	

三三 土火

心胃經痰火滯症脅痛四肢骨節痛腎虛疝症淋疾或脚氣痛

심장과 위경에 담화체증으로 갈비밑 사지골절이 아프고 콩팥이 허하며 산증기와 임질이 우려되고 각기병이 생기기 쉬움.

加減八味湯

白伏令	四錢

熟地黃
當　歸　　　　　各 三錢
山　藥
山茱萸
枸杞子
肉從容
肉　桂　　　　　各 二錢
蒼　朮
砂　仁 炒研
五味子
甘　草　　　　　各 一錢
　　　干 三
　　　召 二

四四　金土

胃肺經濕痰胸脅痛骨節四肢痛頭痛眩暈或積聚

위와 폐에 습담이 있고 가슴과 갈비밑이 아프며 사지골절이 아프고 어지럽고 머리가 아프며 적이 쌓여 있음.

金水六君煎

當　歸　　　　　五錢
吉　更　　　　　三錢
半　夏　　　　　二錢
川　芎
枸杞子　　　　　各 一錢半

肉從容
木　香
香付子 便炒
桂　枝
牛　膝 酒炒
蒼　朮
龜　板
甘　草　　　　　各 一錢半
　　　干 三
　　　召 二

五五　水火

水克心冷陰虛火動寒熱往來肢節痛

수가 극하므로 심장이 냉하고 음이 허하므로 화기가 동하여 한열이 왕래하고 사지골절이 아픔.

加味鎭陰煎

熟地黃　　　　　　五錢
肉　桂
付　子
當　歸
乾　干
五味子
鹿　茸 酒炙
人　蔘
白　朮　　　　　　各 二錢

砂　仁 炒研
甘　草　　　　　　　各 一錢
　　　干　三
　　　召　二

一二　木木

肝邪風木故寒熱頭脾虛滯症
或浮症風痺症

간에 사특한 풍기가 있으므
로 한열이 왕래하고 머리도
아프며 허파가 허하고 체증
도 있으며 부증기도 있고
풍습이나 각기병이 생김.

加減四六湯

熟地黃　　　　　　　　四錢
鹿　茸 酒炙
山　藥
白　朮
山茱萸　　　　　　　各 二錢
白伏令
白芍藥
牧　丹　　　　　　　各 一錢半
當　歸
川　芎
砂　仁 炒研　　　　　各 一錢
靑　皮　　　　　　　　八分
甘　草　　　　　　　　五分
人　蔘　　　　　　　　一錢

二三　火火

火熱入胃肝經故陰虛火動乾
咳嘔吐精神不足面紅面腫或
浮症

화열이 위와 폐에 들어가
있기에 음이 허하므로 화기
가 동하여 건기침과 해소
구역질이 나며 정신이 부족
하고 얼굴색이 붉으며 혹
면종도 나며 부증이 생김.

補陰降火湯

熟地黃　　　　　　　　一兩
五味子　　　　　　　　五錢
白　朮 土炒
麥門冬　　　　　　　各 二錢
枸杞子
當　歸
蓮　肉
遠　志
甘　草　　　　　　　各 一錢
　　　干　三
　　　召　二

三四　土土

胃土克四肢骨節痛濕痰入心
經故精神眩暈下焦腎經水氣
虛

위에 자극이 있어 사지골절이 아프고 습담이 심경에 들어가므로 정신이 어지럽고 하초와 콩팥에 수기가 허함.

加減雙和湯

熟地黃	七錢
白伏令	
當 歸	
靑 皮	各 三錢
枸杞子	
肉從容	
砂 仁 炒硏	
鹿 茸 酒炙	
肉 桂	
山査肉	
肉豆久隈	各 二錢
甘 草	
五味子	各 一錢
干 三	
召 二	

四五 金火

心肺經火痰入胸脅骨節痛咳嗽痰喘血乾嘔吐症陰多陽小

심경과 폐에 화담이 들어가 있기에 가슴과 갈비밑과 골절이 아프고 담천식, 해소도 있으며 피가 부족하고 구역질도 나며 음은 많고 양은 적음.

加減淸肺養榮湯

黃 芩	三錢
當 歸	二錢
川 芎	
鹿 茸 酒炙	
牛 膝 酒洗	
木 果	
五味子	
人 蔘	
桂 枝	各 二錢
疑冬花	
甘 草	各 一錢
干 三	
召 二	

五六 金水

未能水生木故冷痰滯血分陽氣不足四肢骨節痛或頭痛眩暈

냉담과 체기로 혈분과 양기가 부족하고 사지골절이 아프며 혹 머리도 아프고 어지럽기도 함.

加減四六湯

白伏令 爲君	七錢

목생화를 못하므로 심장이 냉하여 위가 자극을 받아 허파도 고장이 생기고 체증도 생기며 어지럽고 머리가 아프며 건구역질이 남.

八 物 湯

人　蔘
白　朮
白伏令
熟地黃
當　歸
川　芎
白芍藥
山　藥
山茱萸
靑　皮
黃　芪
肉　桂
五味子
砂　仁 炒研
肉從容　　　　　　各 一錢半
甘　草　　　　　　　　 一錢
　　干　三
　　召　二

二二 土火

濕痰入肺經胸脅骨節痛頭痛
或咳嗽精神眩暈或蛔虫腹痛
腎虛淋疾

木　香
香付子
當　歸　　　　　　各 三錢
山　藥
山茱萸　　　　　　各 二錢
桑白皮
五味子
疑冬花
麻　黃
蘇　葉
白伏令
白芍藥
牧　丹
澤　舍　　　　　　各 一錢半
當　歸
川　芎
砂　仁 炒研　　　　各 一錢
靑　皮　　　　　　　　 八分
甘　草　　　　　　　　 五分
　　干　三
　　召　二

五〇, 癸丑年

一一 火木

未能木生火故心冷胃受邪脾
胃滯症眩暈頭痛乾嘔吐

肝金旺咳嗽嘔吐眩暈腰脅痛
命門痰滯肢節痛頭痛陰多陽
小

간과 폐가 고장이 있어 해
소와 구역질을 겸하여 어지
러운 기가 있고 허리와 갈
비밑 사지골절이 아프며 명
문에 담체와 머리가 아픈
증세까지 생기므로 음은 많
고 양은 적기에 병이 생김.

加味大造湯

熟地黃　　　　　　　　四錢
生地黃
龜　板　酒炙
杜　冲　干製去糸
天門冬
知　母
黃　柏
牛　膝
木　果
麥門冬　去心
當　歸
木　香
人　蔘
五味子
甘　草　　　　　　　　各一錢
　　干　三
　　召　二

습담이 폐에 들어가 가슴과
갈비밑 골절이 아프고 머리
도 아프며 혹 해소기가 있
고 어지러우며 회충으로 복
통도 있고 신이 허하기에
임질까지 생김.

四鹿杞菊湯

付　子
肉　桂
乾　干
白伏令
熟地黃　爲君　　　　　三錢
山　藥
山茱萸
當　歸　　　　　　　各一錢半
砂　仁　炒硏
甘　草
川　芎
熟地黃
鹿　茸　酒炙
枸杞子
肉從容
五味子
麥門冬　　　　　　　各一錢
　　干　三
　　召　二

三三　金土

四四 水火

心熱胃經不足精神眩暈滯症下冷腎水氣受邪陰虛火動乾咳嗽

심장에 열기로 위가 부족하고 정신이 어지러우며 체증도 있고 하체가 냉하니 신경에 고장이 나서 음이 허해지고 화기가 동하므로 건기침이 남.

四鹿杞菊湯

熟地黃	四錢
肉從容	
肉 桂	
五味子	各 二錢半
付 子	
乾 干	
山 藥	
山茱萸	
當 歸	各 一錢半
川 芎	
熟地黃	
鹿 茸 酒炙	
枸杞子	
肉從容	
五味子	
麥門冬 去心	各 一錢
干 三	
召 二	

五五 木金

肝木肺金相克肝木受邪故血分不足肥戟或瘀血痢乾咳症胃經挾滯眩暈

간과 폐가 상극하므로 간에 고장이 붙고 혈분이 부족하여 살이 마르고 또는 어혈과 이질이 있기 쉬우며 건기침이 나고 위에 체기가 있으며 어지러움.

加味六味湯

熟地黃	四錢
白伏令	
白 朮	
山 藥	
山茱萸	
牧 丹	
澤 舍	
枸杞子	
肉從容	
肉 桂	
鹿 茸	
五味子	各 二錢
白芍藥	
青 皮	各 七分

一二 火火

水火相克未得水升火降肺金

갈되므로 양기가 허하며 사지골절과 허리가 아프며 정신이 이상하고 어지러운 기가 있음.

加味補陰煎

熟地黃	八錢
鹿茸 酒炙	
五味子	
人蔘	各 三錢
黃芪 蜜炙	
白伏令	
肉從容	
肉桂	
麥門冬	
枸杞子	各 二錢
白伏令	四錢
熟地黃	
付子	
杜冲	
巴戟	
破古紙	
吉更	
只角	
砂仁	
甘草	各 一錢
干 三
召 二

受邪腎水不足上焦虛熱下焦冷

수화가 상극하기에 수기에 위로 오르지 못하고 화기는 아래로 내리지 못하기에 폐에 고장이 붙어 신수가 부족하고 상초가 허열하고 하초가 냉함.

生脈雙和湯

白芍藥	二錢五分
當歸	
川芎	
黃芪	
人蔘	
麥門冬 去心	
五味子	干 三
橘皮	召 二
熟地黃	
鹿茸 酒炙	
枸杞子	
肉從容	
肉桂	各 一錢半
甘草	一錢

二三 土土

土克水腎水枯渴不得水木陽氣虛四肢腰痛精神眩暈

토극수가 되기에 신수가 고

三四 金火

心肺經熱胸脅肢節痛咳嗽嘔吐精神眩暈

심장과 폐에 열기가 있어 가슴과 갈비밑 뼈마디가 아프고 해소기와 구토도 있고 정신이 이상하며 어지러운 기가 있음.

淸肺湯

黃 芩 炒	
當 歸	各 二錢
牛 膝 酒洗	
木 果	
半 夏	
南 星	
沙 蔘	
蘇 子 炒硏	
甘 草	各 一錢半
木 香	
砂 仁	
貝 母	各 一錢
干 三	
召 二	

四五 水金

肺金燥冷痰喘右脅四肢頭痛眩暈或積聚蛔虫腹痛

폐가 조냉하므로 담의 천식 기가 있고 오른쪽 갈비밑과 사지 또는 머리가 아프고 어지럽고 적이 쌓이며 회충으로 배가 아픔.

加味八物湯

人 蔘	
當 歸	
川 芎	
黃 芪	
肉 桂	
熟地黃	
砂 仁 炒硏	
鹿 茸 酒炙	
五味子	
甘 草	各 一錢半
干 三	
召 二	

五六 木水

肝經風邪寒熱頭痛皮膚痒木症嘔乾或瘀血眩暈

간에 풍기가 있고 한열이 왕래하므로 머리가 아프고 피부가 가려우며 건구역질도 하고 어혈이 왕래하므로 어지러운 기가 생김.

加味補陰煎

熟地黃	八錢
鹿茸 酒灸	
五味子	
人蔘	各三錢
黃芪 蜜灸	
肉從容	
肉桂	
枸杞子	
砂仁	
草果仁 炒研	
當歸	
川芎	
白芍藥	
靑皮	各二錢
甘草	一錢

干 三
召 二

五一, 甲寅年

一一 土火

心胃經痰火消化不良陽虛腎水不足眩暈小便或多或白或赤

심장과 위에 담화기로 소화불량이 있어 양이 허하며 신수가 부족하여 어지럽고 소변이 많았다 또는 희였다 붉었다 함.

加味八味湯

白伏令	四錢
當歸	
川芎	
山藥	
山茱萸	
鹿茸 酒灸	
肉從容	
枸杞子	各二錢
熟地黃	
肉桂	
付子	
五味子	各一錢

干 三
召 二

二二 金土

胸脅四肢痛咳嗽腹痛陰多陽小

가슴과 갈비밑 사지가 아프고 해소기도 있으며 배가 아프면서 음은 많고 양은 적음.

加味淸肺養榮湯

黃芩 酒灸	三錢
當歸	
川芎	各二錢

付子
五味子　　　　　　　各一錢
熟地黃　　　　　　　四錢
白伏令　　　　　　　一錢
鹿茸 酒灸
乾干
肉從容　　　　　　　各二錢
　　干三
　　召二

四四 木金

驚痰瘀血入胃經眩暈積聚腹痛肢節頭痛

경담어혈이 위에 들어가 어지럽고 적이 쌓여 배가 아프며 지절이 아프고 머리가 아픔.

加減健中湯

當歸　　　　　　　　三錢
白朮
白伏令
枸杞子
黃芩 酒灸
砂仁 炒研
人蔘
柴胡
青皮
桂枝
木香　　　　　　　各一錢半

木香
人蔘
赤伏令
桂枝
枸杞子
肉從容
半夏
甘草
澤舍
防己 酒洗　　　　　各二錢
　　干三
　　召二

三三 水火

心冷消化不良眩暈肢節痛寒熱往來頭痛或夢中痛邪氣虛汗

소화불량에 머리가 아픔.

加減八味湯

白伏令　　　　　　　四錢
當歸
川芎
山藥
山茱萸
熟地黃
白芍藥
肉桂　　　　　　　　各一錢

丁　香
乾　干
香付子 便炒
知　母 酒炒
黃　柏　　　　　　各 一錢半

五五 火水

腸腑俱冷消化不良寒熱往來肢節痛

장이나 부가 같이 냉하여 소화불량이 있고 한열이 왕래하므로 사지골절이 아픔.

加減八味湯

白伏令　　　　　　　四錢
當　歸
川　芎
山　藥
山茱萸　　　　　　各 二錢
熟地黃
肉　桂
付　子
五味子　　　　　　各 一錢
人　蔘　　　　　　　四錢
白　朮　　　　　　　三錢
乾　干
鹿　茸 酒炙
付　子　　　　　　各 二錢
砂　仁 炒研　　　一錢五分

干 三
召 二

一二 土土

胃經濕痰四肢骨節痛陽虛滯症消化不良

위경의 습담으로 사지골절이 아프고 양이 허하여 체증이 있고 소화불량증이 됨.

加減八味湯

白伏令　　　　　　　四錢
熟地黃
山　藥
山茱萸
吉　更　　　　　　各 二錢
只　角　　　　　　一錢五分
肉　桂
付　子
砂　仁 炒研
當　歸
靑　皮
柴　胡　　　　　　各 一錢
干 三
召 二

二三 金火

心肺經熱痰血枯陽虛咳嗽胸

脅四肢痛頭痛眩暈

심장과 폐경에 열담으로 피가 말라 양이 허하여 해소가 있고 가슴과 갈비밑과 사지가 아프고 머리도 아프며 어지러움.

加減八物湯

人 蔘	
白 朮	
白伏令	
當 歸	
川 芎	
白芍藥	
熟地黃	
黃 芪	
黃 芩	
桑白皮	
甘 草	各 一錢半
干 三	
召 二	

三四 水金

腸腑俱冷腰脅四肢骨節痛陰多陽小眩暈

장과 부가 같이 냉하여 허리와 갈비밑 사지골절이 아프고 양이 적고 음이 많기에 어지러운 기가 생김.

加減八味湯

白伏令	四錢
熟地黃	
山 藥	各 二錢
山茱萸	
澤 舍	各 一錢半
肉 桂	
砂 仁 炒研	各 一錢
當 歸	三錢
鹿 茸	
五味子	各 二錢
木 香	一錢
干 三	
召 二	

四五 木水

肝木太過胃受邪挾滯痛風或皮膚痒痲

간목이 너무 많아 위경에 고장이 생기니 체기를 끼고 풍증도 있으며 혹 피부가 가려운 증세가 있음.

淸肝補脾湯

白 朮	
人 蔘	
熟地黃	
黃 芪	
肉 桂	
五味子	各 一錢半

五二, 乙卯年

一一 金土

胃肺經濕痰咳嗽頭痛肢節痛

위와 폐에 습담으로 해소가 있고 머리도 아프며 사지골절이 아픔.

加減溫痰湯

黃芩 酒炒		三錢
白朮 土炒		
當歸		
川芎		
白芍藥		各 二錢
黃芪		
人蔘		
白伏令		
熟地黃		各 一錢
蒼朮		
白付子		
甘草		各 八分
干 三		
召 二		

二二 水火

心冷消化不良精神眩暈內寒

鹿茸 　　　　各 一錢半
靑皮 　　　　　　 七分
　　干 三
　　召 二

五六 火木

陽多陰小心肺虛熱間間眩暈滯症

양은 많고 음은 적으므로 심장과 폐가 허열하여 어지럽고 체기가 생김.

加味雙和湯

白芍藥	二錢五分
當歸	
川芎	
熟地黃	
黃芪	
人蔘	
肉桂	
鹿茸 酒炙	
五味子	各 一錢
甘草	七分
干 三	
召 二	

吐症消化不良

폐금기가 간목기를 자극하므로 양기가 허하고 해소와 구역질도 하고 소화불량이 있게 됨.

補腎湯

人 蔘	
白 朮	
砂 仁 炒研	
黃 芪	
白伏令	
白芍藥	各 二錢
黃 琴 酒炒	
靑 皮	
桂 枝	
甘 草	
草 果	
砂 仁 炒研	各 一錢
干 三	
召 二	

四四 火水

水上火降心冷消化不良精神眩暈或頭痛寒熱往來

수가 위에 있어 화기가 내려가니 심장이 냉하여 소화불량이 있고 정신이 이상하며 어지럽고 머리도 아프며 한열이 왕래함.

外熱下腹痛或症陰虛陽小

심장이 냉하여 소화불량이 생기고 정신이 이상하며 어지럽고 속으로는 한기가 있고 겉으로는 열기가 있어 아랫배가 아프며 음이 허하고 양이 적음.

加減杞菊湯

山 藥	三錢
山茱萸	
當 歸	各 二錢
肉從容	
枸杞子	
白芍藥	
川 芎	
熟地黃	
鹿 茸	
肉 桂	
付 子	
五味子	
乾 干	各 一錢
砂 仁	
甘 草	各 七分
干 三	
召 二	

三三 木金

肺金旺水氣受邪陽虛咳嗽嘔

加減補心湯

白伏令	四錢
熟地黃	
黃 芪	
山 藥	
山茱萸	
肉 桂	
付 子	
鹿 茸 酒炙	
五味子	
枸杞子	
肉從容	各 二錢
干 三	
召 二	

五五 土水

驚痰或瘀血入肺經腹痛肢節痛陰虛皮膚風頭痛眩暈

경담과 어혈이 폐에 들어가 배가 아프고 사지골절이 아프며 음이 허하여 피풍이 생기고 머리도 아프고 어지러움.

加減杞菊湯

山 藥	三錢
山茱萸	
當 歸	各 二錢
肉從容	
枸杞子	
川 芎	
熟地黃	各 一錢
砂 仁 炒研	
甘 草	各 七分
沙 蔘	五錢
當 歸	二錢
香付子	
鹿 茸 酒炙	
牛 膝	
五味子	
黃 芪	
白 朮	各 一錢

一二 金火

肺經熱痰咳嗽精神眩暈胸脅肢節痛頭痛或消化不良

폐경에 열담으로 해소기가 있고 정신이 부족하며 어지럽고 가슴과 갈비밑과 뼈마디가 아프고 머리도 아프며 혹 소화불량이 있음.

加減八物湯

人 蔘	三錢
白伏令	
當 歸	
川 芎	各 二錢

熟地黃
黃　芪
白芍藥　　　　　　　各 二錢
鹿　茸 酒炙
五味子
甘　草　　　　　　　各 一錢
肉從容
枸杞子
太茴香 塩酒炒　　　　各 二錢
木　香
麥門冬　　　　　　　各 一錢
　　　干　三
　　　召　二

二三　水金

肺金燥冷咳嗽陽虛胸脅肢節痛頭痛

폐금이 조냉하여 해소기가 있고 양이 허하며 가슴과 갈비밑과 뼈마디가 아프고 머리도 아픔.

加減歸茸湯

當　歸　　　　　　　五錢
鹿　茸
白伏令　　　　　　　各 二錢
川　芎
白芍藥
熟地黃
砂　仁　　　　　　　各 一錢

枸杞子
肉從容
肉　桂　　　　　　　各 一錢
　　　干　三
　　　召　二

三四　木水

胃經虛弱滯症肝經風眼疾頭痛寒熱往來眩暈

위경이 허약하어 체증과 부증이 있고 간경에 풍담기로 안질이 생기며 머리도 아프며 한열이 왕래하여 어지러움.

加味養胃湯

蒼　朮　　　　　　　二錢
人　蔘
白芍藥
柴　胡
白　芷
白伏令
藿　香
熟地黃
砂　仁 炒研　　　　　各 一錢
　　　干　三
　　　召　二

四五　火木

半身不遂脚氣痛

심장과 위경에 습담으로 사지골절이 아프고 어지러우며 반신불수에 각기병이 있게 됨.

加減八物湯

人蔘	三錢
白伏令	
當歸	
川芎	
熟地黃	
黃芪	各 二錢
鹿茸 酒炙	
五味子	
肉桂	
甘草	各 一錢
吉更 爲君	三錢
枸杞子	
肉從容	
砂仁 炒研	
只角 夫炒	
付子	各 二錢
干 三	
召 二	

心肝經熱痰入脾胃經乾嘔寒熱往來頭痛消化不良

심장과 간경에 열담이 허파 위에 들어가 건구역질이 나고 한열이 왕래하며 머리도 아프고 소화불량이 있음.

加減八物湯

人蔘	三錢
白朮	
白伏令	
川芎	
熟地黃	
黃芪	
白芍藥	各 二錢
鹿茸 酒炙	
五味子	
肉桂	
甘草	各 一錢
干 三	
召 二	
熟地黃	五錢
麥門冬 去心	
人蔘	
青皮	
砂仁 炒研	各 一錢

五六 土火

心胃經濕痰四肢骨節痛眩暈

五三, 丙辰年

一一 水火

心肝經冷痰精神眩暈或夢中受邪消化不良頭痛乾嘔

심장과 간경에 냉담으로 정신이 이상하고 어지러우며 꿈에 여자가 보여 몽혈도 하는 수가 있고 소화불량증도 있으며 머리가 아프고 건구역질이 남.

加減八味湯

熟地黃	四錢
白伏令	
山藥	
山茱萸	
枸杞子	
肉從容	各 二錢
肉桂	
付子	
五味子	
澤舍	
鹿茸 酒炙	各 一錢
干 三	
召 二	

二二 木金

心胃經水邪消化不良乾咳嘔吐眩暈頭痛

심장과 위경에 자극을 받아 소화불량이 되고 건기침과 구역질도 하며 어지럽고 골이 아픔.

淸心補血湯

人蔘	
當歸	
白伏令	各 二錢
麥門冬 去心	二錢
鹿茸 酒炙	
川芎	
熟地黃	
五味子	
木香	
小茴香 酒炒	
枸杞子	
肉從容	各 一錢
干 三	
召 二	

三三 火水

水克火故心冷寒氣來傷消化不良肢節痛陽虛

수극화 하므로 심장이 냉하고 한기에 상하며 소화불량이 되고 뼈마디가 아프며 양이 허함.

加減補陰煎

熟地黃　　　　　　　　七錢
麥門冬
白伏令
人　蔘　　　　　　　各三錢
當　歸
鹿　茸 酒炙
五味子
肉　桂
付　子
枸杞子
肉從容　　　　　　　各二錢
石解花 酒炒　　　　一錢 婦人
便香付　　　　　　　　七分

四四　土木

水濕流行四肢骨節痛皮膚痒
麻症

수의 습기가 유행하므로 사
지 골절이 아프고 피부에
가려운 증세가 있음.

加味補肺湯

熟地黃　　　　　　　　四錢
枸杞子
乾　干　　　　　　　各二錢
白　朮　　　　　　　　一錢

橘　皮
肉　桂
靑　皮
砂　仁 炒研
香付子
吉　更
五味子
鹿　茸 酒炙　　　　　各一錢
　　干　三
　　召　二

五五　金火

火克金肺經受邪咳喘胸脅痛
骨節痛頭痛陰陽虛

화가 금을 극하기에 폐경에
고장이 있어 해소천식기가
있고 가슴과 갈비밑 아울러
뼈마디가 아프고 머리도 아
프며 음양이 허함.

降火補肺湯

麥門冬 去心　　　　　　三錢
熟地黃
當　歸
白芍藥
枸杞子
五味子
鹿　茸 酒炙
肉　桂　　　　　　　各一錢半

| 肉從容 | 各 一錢半 |
| 木 香 | 七分 |

　　干　三
　　召　二

一二 水金

陽虛乾眩暈精神不足四肢骨節痛

양이 허하여 약하고 어지러우며 정신도 부족하고 사지 골절이 아픔.

滋 陰 湯

熟地黃	五錢
枸杞子	
肉從容	各 二錢
白伏令	
山 藥	
山茱萸	
肉 桂	各 一錢半
五味子	
砂 仁 炒研	各 七分
當 歸	
鹿 茸 酒炙	
砂 仁 炒研	各 一錢

　　干　三
　　召　二

二三 木水

陰虛陽多乾泉不足症脾胃冷皮膚痒

음은 허하고 양이 많으므로 건천이 부족되고 허파와 위가 냉하여 피부가 가려움.

加味香砂養胃湯

白 朮	
乾 干	
工砂仁	
黃 蓮	
靑 皮	
柴 胡	
藿 香	
半 夏 干製	
白伏令	
草 果	
砂 仁 炒研	各 一錢

　　干　三
　　召　二

三四 火木

心肝虛熱入肝肺經消化不良精神眩暈頭面眼風熱下肝不足

심장과 간이 허열한 기운이 폐에 들어가 소화불량이 되고 정신이 이상하며 어지럽고 머리와 얼굴과 눈에 풍

열기가 있는 것은 간이 부족함.

滋陰煎

熟地黃	五錢
枸杞子	
肉從容	各 二錢
白伏令	
山藥	
山茱萸	
肉桂	各 一錢半
五味子	
砂仁 炒研	各 七分
鹿茸 酒炙	二錢
巴戟	
杜冲	各 一錢
干三	
召二	

四五 土火

心胃經火痰入四肢骨節痛間間消化不良頭痛乾咳陽虛症

심장과 위경에 화담이 들어가서 사지골절이 아프고 간간 소화가 아니되며 머리도 아프고 건해소기가 있으며 양허증이 있음.

滋陰煎

熟地黃	五錢
枸杞子	
肉從容	各 二錢
白伏令	
山藥	
山茱萸	
肉桂	各 一錢半
五味子	
砂仁 炒研	各 七分
白伏令 爲君	五錢
熟地黃	一錢五分
鹿茸 酒炙	
桂枝	干三
石斛	召二
牛膝 酒洗	各 一錢

五六 金土

胃肺經濕痰咳嗽胸脅痛骨節痛陰多陽小

위와 폐경에 습담으로 해소가 있으며 가슴과 갈비밑 뼈마디가 아프고 음은 많고 양은 적음.

加味養血湯

當歸	三錢
山藥	
山茱萸	各 二錢
川芎	
黃芩	各 一錢半

木香　　　　干 三
白介子
桂枝
白伏令
白芍藥　　各 一錢半 陽虛則去
黃芩
白介子 加
鹿茸 酒炙　　　　各 二錢
五味子
枸杞子
肉從容　　　　　各 一錢

山藥
肉桂
肉從容
人蔘
白朮
鹿茸
甘草　　　　　　各 一錢
　　干 三
　　召 二

二二 火木

心冷消化不良精神眩暈上焦虛熱下焦冷夢中受邪或骨節痛

심장이 냉하여 소화불량이 있고 정신이 이상하고 어지러우며 상초가 허열하고 하초가 냉하여 꿈자리가 사납고 혹 골절통이 있다.

加減八味湯

白伏令　　　　　　四錢
白朮
乾干
熟地黃
山藥
山茱萸　　　　　各 二錢
枸杞子
肉桂　　　　　　　各 一錢

五四, 丁巳年

一一 木金

驚痰瘀血入肝經胃土不良或咳嗽皮風眩暈骨節痛間間頭痛

경담과 어혈이 간경에 들어 위가 좋지 못하고 해소와 피풍이 있으며 어지럽고 뼈마디가 아프며 간간히 머리가 아픔.

右歸飮

熟地黃　　　　　　四錢
山茱萸
枸杞子
杜冲 干製去糸　　各 一錢半

肉從容
人　蔘
付　子
鹿　茸酒炙
五味子　　　　　　　各 一錢
　　干 三
　　召 二

三三　土木

胃經瘀血滯症精神眩暈嘔吐腹痛頭痛寒邪

위에 어혈과 체증이 있어
정이 이상하고 어지러우며
구역질도 나고 배도 아프고
머리도 아픔.

加味蔘合湯

白　朮　　　　　　　三錢
白伏令　　　　　　　二錢
阿膠珠
天門冬
白芍藥
人　蔘
五味子
黃　芪
甘　草
麥門冬
鹿　茸
五味子　　　　　　　各 一錢

枸杞子
砂　仁
熟地黃
吉　更
只　角　　　　　　　各 一錢
　　干 三
　　召 二

四四　金火

心肺經熱痰咳喘陰多陽小頭痛骨節肢節痛上焦下熱下焦冷濕或淋疾脚氣

심장과 폐에 열담으로 해소
천식기가 있고 음이 많고
양이 적으며 머리도 아프고
사지골절이 아프며 상초는
열하고 하초는 냉하며 습과
임질각기병이 생김.

加味蔘合湯

白　朮　　　　　　　三錢
白伏令　　　　　　　二錢
阿膠珠
天門冬
白芍藥
人　蔘
五味子
黃　芪
半　夏
甘　草　　　　　　　各 一錢

黃芩
木香
桂枝
麥門冬
白草　　　　　　　各 一錢
白介子 炒研
川芎　　　　　　　各 七分
　　干 三
　　召 二

五五 水土

胃經濕痰肢節通精神眩暈下焦冷水氣不足

위경에 습담으로 뼈마디가 아프고 정신이 이상하며 어지럽고 하초가 냉하고 수기가 부족하게 됨.

加減二八湯

熟地黃　　　　　　　六錢
人蔘
白朮
陳皮
白伏令
乾干
山藥
山茱萸　　　　　　　各 二錢
肉桂
付子
肉從容　　　　　　　各 一錢

枸杞子
鹿茸酒炙　　　　　　各 一錢
五味子　　　　　　　七分

一二 木水

陰虛陽小胃經不良眩暈頭痛寒邪胃風面腫乾嘔

음은 허하고 양은 적으니 위가 나빠지고 어지러우며 머리가 아프고 한기가 들며 위에 풍증도 생기고 면상에 종기도 나고 건구역질도 남.

加味四物湯

當歸　　　　　　　　二錢
川芎
熟地黃
白芍藥
木果　　　　　　　　各 一錢半
五味子
人蔘
甘草　　　　　　　　各 一錢
枸杞子
肉從容
鹿茸酒炙　　　　　　各 一錢半
柴胡
升麻　　　　　　　　各 一錢
　　干 三
　　召 二

二三 火木

火升虛內心片曲心傷火痰入脾經眩暈陰虛火動中虛陽中多用生病男女同

허화가 상증하므로 심장 내부가 편곡되므로 심장이 상하고 화담이 허파에 들어가 어지럽고 음이 허하며 화가 동하여 양이 강하므로 병이 생기니 남녀가 동일함.

加減歸茸湯

熟地黃
鹿茸
當歸　　　　　　各 四錢
五味子
山藥
山茱萸
牛膝 酒洗
官桂
白伏令
牧丹
澤舍　　　　　　各 一錢半
　　干　三
　　召　二

三四 土火

火痰入肺經精神眩暈脅四肢腰痛

화담이 폐에 들어가 정신이 이상하고 어지러우며 갈비 밑 사지와 허리가 아픔.

加味四物湯

當歸　　　　　　　二錢
川芎
熟地黃
白芍藥
牛膝
木果　　　　　　各 一錢半
五味子
人蔘
羌活　　　　　　各 一錢
吉更 爲君　　　　　三錢
只角
麥門冬
桂枝
龜板 酒炙　　　　各 二錢
甘草　　　　　　　一錢
　　干　三
　　召　二

四五 金土

胃肺經濕痰入血分精神眩暈或咳嗽嘔吐陰多陽小氣虛肢節痛

위와 폐에 습담과 혈분이 들어가 정신이 이상하고 어

지러우며 해소기와 구토도 하며 음이 많고 양이 적으므로 기허되며 뼈마디가 아픔.

加減芩朮湯

黃 芩 酒洗	三錢
吉 更	
當 歸	
川 芎	
白芍藥	干 三
熟地黃	召 二
黃 芪	
牛 膝	
木 果	
木 香	
五味子	
桂 枝	
甘 草	各 二錢半
續 斷	各 一錢

五六 水火

水火相克消化不良脚氣痛肢節痛或積聚眩暈

수가 화를 극하기에 소화불량증이 생기며 각기병과 뼈마디가 아프고 적이 쌓이며 어지러움.

加味大補湯

肉 桂	
肉從容	
杜 冲 干製去糸	
當 歸	
川 芎	
牛 膝	
木 果	各 二錢
木 香	
砂 仁 炒研	各 一錢
甘 草	七分

五五, 戊午年

一一 火水

心冷消化不良精神眩暈肢節痛腸腑冷寒熱往來間間頭痛

심장이 냉하여 소화불량증이 있고 정신이 이상하며 어지럽고 뼈마디가 아프며 장부가 냉하여 한기가 왕래하고 간간이 배가 아픔.

加減八味湯

熟地黃	四錢
山 藥	
山茱萸	
枸杞子	
肉從容	各 二錢

五味子	一錢五分
肉　桂	
付　子	各 一錢
乾　干	
白伏令	各 七錢
梔　子	
鹿　茸 酒炙	
砂　仁 炒研	各 一錢半
干　三	
召　二	

二二　土木

肺經火痰入肝胃經流注作痛
四肢痛處或浮或腫或白

폐에 화담이 간경과 위에 들어가 작용을 하니 아픔을 느끼고 사지골절까지 아프며 혹 종기도 나고 부증도 생기게 됨.

淸芩隆火湯

麥門冬	
當　歸	
黃　芩 酒洗	各 三錢
羌　活	
桂　枝	
川　芎	
蒼　朮	
牛　膝	
木　果	各 二錢

白伏令	各 二錢
木　香	
甘　草	各 七分
干　三	
召　二	

三三　金火

心肺相克肝經濕痰血分不足
右片骨節痛

심장과 폐가 상극되기에 고장이 있고 간에 습담과 혈분이 부족하며 바른편 뼈마디가 아픔.

淸金降火湯

麥門冬 去心	
當　歸	
黃　芩 酒炙	各 三錢
羌　活	
桂　枝	
川　芎	
蒼　朮	
牛　膝	
木　果	各 二錢
白伏令	二錢
木　香	
甘　草	各 七分
干　三	
召　二	

四四 水土

胃經濕痰四肢骨節痛滯症上焦虛熱下焦冷

위경에 습담으로 사지골절이 아프고 체증이 있으며 상초는 허열하고 하초는 아픔.

加減八味湯

熟地黃	四錢
山 藥	
山茱萸	
枸杞子	
肉從容	各 二錢
五味子	一錢五分
肉 桂	
付 子	各 一錢
乾 干	
白伏令	各 七分
鹿 茸 酒炙	
元杜冲 干製去糸	
吉 更	
枸杞子	
只 角 夫炒	各 二錢
干 三	
召 二	

五五 木火

心肝經風火入胃經眩暈頭痛皮膚痒陰虛火動

심경과 간에 풍화가 위에 들어가기에 어지럽고 머리가 아프며 피부가 가려웁고 음이 허하므로 화기가 동하게 됨.

加味和中湯

熟地黃	四錢
白 尤	
人 蔘	
白伏令	
麥門冬 去心	
柴 胡	
靑 皮	
升 麻	
鹿 茸 酒炙	
五味子	各 一錢
干 三	
召 二	

一二 火木

心肝經火痰入脾經精神眩暈或血症陰虛火動消化不良

심장과 간경에 화담이 허파에 들어가 정신이 이상하고 어지러우며 혈증이 있고 음이 허하여 화기가 동하므로 소화불량이 됨.

加味降火滋陰煎

熟地黃	三錢
麥門冬 去心	二錢
白伏令	
人 蔘	
靑 皮	
遠 心	
黃 芪 蜜炙	
厚 朴 干製	
白 朮 土炒	
甘 草	各 一錢
鹿 茸 酒炙	二錢
五味子	一錢

二二 土火

心胃經痰火眩暈頭痛肢節痛

심경과 위에 담화기로 어지럽고 머리가 아프며 뼈마디가 아픔.

加味降火滋陰煎

熟地黃	三錢
麥門冬 去心	二錢
白伏令	
當 歸	
人 蔘	
遠 志	各 一錢

黃 芪 蜜炙	
厚 朴 肝製	
白 朮 土炒	
甘 草	
枸杞子	
肉從容	
五味子	各 一錢
干 三	
召 二	

三四 金土

胃肺經濕痰咳嗽眩暈滯症頭風肢節痛

위와 폐에 습담이 있어 해소기가 생기고 어지러우며 체기도 있고 두풍이 생기며 뼈마디가 아픔.

淸金降火湯

黃 芩 酒炙	三錢
牛 膝 酒洗	
吉 更	
只 角	
桂 枝	各 二錢
木 香	
砂 仁	
羌 活	
烏 藥	
防 己 酒洗	各 一錢半

當　歸
川　芎
白芍藥　　　　　　　　各 一錢半
甘　草　　　　　　　　　　　七分

四五　水火

不得生火心冷消化不良精神眩暈或心腹痛大便不利頭痛肢節血症或怔忡

심장이 냉하여 소화불량이 있고 어지러우며 심장도 나쁘고 복통이 있으며 대변이 불리하게 되고 머리가 아프며 뼈마디도 아프고 혈증이 있으며 가슴이 두근거림.

加味降火滋陰煎

熟地黃　　　　　　　　　　三錢
白伏令
當　歸　　　　　　　　　各 二錢
人　蔘
黃　芪　蜜炙
厚　朴　干製
白　朮　土炒
枸杞子
肉從容
付　子
五味子　　　　　　　　　各 一錢
　　　干　三
　　　召　二

五六　木金

肝經驚瘀血入脾經乾咳嘔吐積聚肢節痛

간경에 허파에 들어가므로 깜짝깜짝 놀라는 수가 있고 구토도 하며 적도 쌓여 있고 구토도 하며 적도 쌓여 있고 뼈마디가 아픔.

加味熟膝湯

熟地黃　　　　　　　　　　一兩
當　歸
川　芎
五味子
牛　膝
甘　草　　　　　　　　　各 二錢
　　　干　三
　　　召　二

五六, 己未年

一一　土木

未能土生金濕瘀血入脾肝經四肢流注骨節痛胃經不良眩暈或滯症陽虛

토가 금을 생하지 못하니

습과 어혈이 간경에 들어가 사지에 돌아 다니므로 뼈마디가 아프고 위가 좋지 못하며 어지럽고 체증까지 있어 어지러운 기가 있음.

加減雙和湯

當　歸
川　芎
白芍藥
熟地黃　　　　　　各 三錢
枸杞子
伏盆子
肉從容
鹿　茸 酒炙
五味子
杜　冲 去心
吉　更
只　角 夫炒　　　　各 一錢半
砂　仁
木　香　　　　　　各 七分
　　干　三
　　召　二

二二　金火

心經熱痰咳嗽蛔腹痛骨脅四
肢骨節痛或咽喉症頭痛

심경에 열담과 해소도 있고 회충으로 복통이 있으며 사지골절 갈비밑이 아프고 인후증 두통이 있음.

加味順氣湯

烏　藥
麻　黃
半　夏
羌　活
防　風
黃　芩 酒洗
當　歸
川　芎　　　　　　各 二錢
白干蠶
白　芷
香付子
吉　更
只　角 土炒
五味子
桂　枝　　　　　　各 一錢
甘　草
全　蝎 炮
蘇　子 炒研　　　　各 七分
　　干　三
　　召　二

三三　水土

濕痰入肺經胸脅肢節痛頭痛
消化不良腎虛耳鳴

습담이 간경에 들어가 가슴과 갈비밑과 뼈마디가 아프고 머리도 아프며 소화불량이 있고 신이 허하며 귀가 아픔.

陰陽雙補湯

熟地黃	五錢
當歸	三錢
川芎	
黃芪 蜜炙	
白伏令	
枸杞子	各 二錢
肉從容	
肉桂	
鹿茸 酒炙	
五味子	
砂仁 炒硏	
付子	
乾干	各 一錢

四四 木火

心肝經火痰入脾經四肢骨節痛消化不良皮膚痒症嘔吐症眩暈症

심장과 간경에 화담이 허파와 폐에 들어가 사지골절이 아프고 소화불량이 있으며 피부가 가려웁고 구토증·현기증이 있음.

加減養胃湯

白朮	
白伏令	
人蔘	
乾干	
熟地黃	各 三錢
砂仁 炒硏	
靑皮	
柴胡	
白豆久 炒硏	各 二錢
甘草	七分
干 三	
召 二	

五五 火金

心肺經熱痰精神不足陰多陽小骨節痛

심장과 폐경에 열담으로 정신이 이상하고 음이 많고 양이 적어 뼈마디가 아픔.

淸肺補肝湯

黃芩 酒炒	三錢
麥門冬 去心	
當歸	
川芎	
木香	
羌活	
獨活	
木果	各 二錢

牛膝 酒洗
桂枝　　　　　各二錢
甘草　　一錢 若酒痰滯脅痛則
草蔞仁
葛根
陳皮
厚朴
半夏　　　　　各二錢
砂仁
良干　　　　　各一錢
　　干 三
　　召 二

一二　土火

胃經火痰故消化不良四肢骨
節痛脅痛手足熱或脚氣
위경에 화담이 있기에 소화
불량증이 있고 사지골절이
아프다. 갈비밑이 아프고
수족에 열기가 있고 혹 각
기병이 생기게 됨.

加減治中湯

吉更　　　　　四錢
只角　　　　　三錢
白朮
白伏令
人蔘
陳皮　　　　　各二錢

肉桂
付子
乾干　　　　　各二錢

二三　金土

胃肺經痰喘肢節痛
위와 폐에 담과 천식이 있
어 뼈마디가 아픔.

加味健脾湯

白伏令
黃芪
人蔘
當歸
川芎　　　　　各二錢
陳皮
甘草　　　　　各一錢
黃芩　　　　　　　三錢
半夏
木香　　　　　各一錢
　　干 三
　　召 二

三四　水火

裏冷心腹痛消化不良精神眩
暈腹中積聚或脚氣寒熱往來
속이 냉하므로 심장과 배에
통증이 생기며 뱃속에 적이

쌓여 병이 생기며 각기 또는 한열이 왕래함.

二陳造氣湯

熟地黃	一兩
肉從容	
枸杞子	
付子	各 五錢
甘草	三錢
白朮	一錢
人蔘	
五味子	
砂仁 炒硏	
當歸	
川芎	各 一錢
干 三	
召 二	

四五 木金

肺經燥痰肝經驚血入胃經乾咳喘嘔氣骨節痛頭痛

폐에 습담이 간경에 들어가고 경혈이 위에 들어가므로 건해소 천식이 있고 구토기와 뼈마디가 아프고 머리가 아픔.

加減四物湯

玄蔘	七錢
黃芩 酒炒	二錢
當歸	
川芎	
木香	
砂仁	
熟地黃	
牛膝	
木果	
陳皮	
半夏	各 二錢
甘草	七分

五六 火水

心冷腹痛消化不良眩暈肢節痛下濕氣脚氣痛

심장이 냉하여 복통으로 소화불량증이 있고 어지러우며 뼈마디가 아프고 습기와 각기병이 있게 됨.

加減四物湯

熟地黃	五錢
當歸	
川芎	
白伏令	
白芍藥	
山藥	
山茱萸	
牧丹	
澤舍	
肉桂	各 二錢

肉從容
付　子
乾　干　　　　　　　　各 二錢
甘　草　　　　　　　　　一錢
　　干　三
　　召　二

五七, 庚申年

一一　金火

心肺經熱痰旺咳嗽眩暈嘔吐
滯症肢節痛或頭痛風

구토가 심하고 머리가 아
픔.

淸肺補肝湯

黃　芩 酒炒　　　　　　三錢
當　歸
川　芎　　　　　　　各 二錢
人　蔘
蒼　朮
白伏令
木　香
香付子
牛　膝 酒洗
白芍藥
何首烏　　　　　　　各 一錢

桂　枝
甘　草　　　　　　　各 一錢
　　干　三
　　召　二

二二　水土

胃經濕痰四肢骨節痛陽虛

위에 습담으로 사지골절이
아프며 양이 허함.

加減八味湯

熟地黃　　　　　　　　五錢
山　藥
山茱萸　　　　　　　各 二錢
枸杞子
肉從容　　　　　　　各 二錢
付　子
五味子　　　　　　　各 一錢
　　干　三
　　召　二

三三　木火

心肺經火痰精神眩暈胃經痰
入消化不良

심장과 폐에 화담이 있어
정신이 이상하고 어지러우
며 위경에 담이 들어 소화
불량증이 있음.

加減養胃湯

蒼 朮	二錢五分
人 蔘	
麥門冬	
白伏令	各 一錢半
靑 皮	
砂 仁	
草 果 炒硏	
柴 胡	
甘 草	七分
干 三	
召 二	

四四 火金

心肺經濕痰胸脅痛肢節痛或痰積聚眩暈肥乾水

심장과 폐경에 습담으로 가슴과 갈비밑 뼈마디가 아프고 담석이 쌓여 어지럽고 살결에 물기가 마름.

從容牛膝湯

白伏令	三錢
牛 膝 酒洗	
熟地黃	
兵 郞	
桂 枝	各 二錢
金銀花	
甘 草	各 一錢

黃 芩 酒炒	
白介子 炒硏	
半 夏	
當 歸	
南 星	各 一錢
龜 板 酒炙	七錢
木 香	一錢 有陽虛症去
牛 膝	
半 夏	
南 星 加	
鹿 茸 酒炙	
五味子	各 一錢半
干 三	
召 二	

五五 土水

胃經濕痰四肢骨節痛下焦冷虛

위경에 습담과 사지골절이 아프며 하초가 허냉함.

六 茸 湯

熟地黃	六錢
當 歸	二錢
山 藥	
山茱萸	
白伏令	
鹿 茸 酒炙	各 一錢

五味子
枸杞子
牧　丹
澤　舍　　　　　　各 一錢
　　干 三
　　召 二

一二　金土

肺經熱痰胸脅肢節痛或頭痛
咳嗽蛔虫腹痛

폐에 열담으로 가슴과 갈비
밑과 뼈마디가 아프고 머리
도 아프며 해소기도 있고
회충으로 배가 아픔.

淸肺補血湯

黃　芩　　　　　　　三錢
當　歸　　　　　　　二錢
川　芎
白芍藥
熟地黃　　　　　　各 一錢半
鹿　茸 酒炙　　　　　一錢
砂　仁 炒研　　　　　七分
　　干 三
　　召 二

二三　水火

心胃經冷消化不良精神眩暈

骨節痛或夢中受邪

심장과 위경에 소화불량증
이 있고 정신이 어지러우며
뼈마디가 아프고 꿈자리가
어지러움.

加減八味湯

當　歸
付　子
山　藥
山茱萸
肉　桂
鹿　茸 酒炙
黃　芪 蜜炙
人　蔘
川　芎
白伏令
熟地黃　　　　　　　二錢
五味子　　　　　　　一錢
　　干 三
　　召 二

三四　木金

驚痰瘀血入胃經四肢胸脅骨
節痛

경담에 어혈이 위에 들어
사지와 갈비 또는 골절이
쑤심.

加減益血湯

鹿 茸 酒炙		白 朮		二錢
黃 芪 蜜炙		人 蔘		
人 蔘		靑 皮		
川 芎	各 一錢半	陳 皮		
陳 皮		木 香		
白伏令		熟地黃		
靑 皮		砂 仁		
枸杞子		黃 芪		各 一錢半
肉從容	各 一錢	桂 枝		七分
五味子	七分	蘇 葉		七分
干 三		干 三		
召 二		召 二		

五六 土木

胃驚痰瘀血入肺經胸脅四肢骨節痛或眩暈征忡頭痛許多炎症幽門挾窄症

위에 경담과 어혈이 폐에 들어 가슴과 갈비밑 사지골절이 아프고 어질기가 있으며 가슴이 두근거리며 머리가 아프고 허다한 염증이 있고 유문협착증이 있음.

加味八味湯

白 朮	
付 子	
山 藥	
山茱萸	各 二錢
牧 丹	一錢

四五 火水

裏冷腹痛寒熱來往精神眩暈四肢骨節痛或淋疾

속이 냉하여 배가 아프고 한열이 왕래하며 정신이 이상하고 어지러우며 사지골절이 아프고 혹 임질기가 있음.

加味八味湯

當 歸	七錢
白 朮	
付 子	
山 藥	
山茱萸	各 二錢
肉 桂	一錢五分

肉　桂	
鹿　茸 酒炙	各 一錢半
黃　芪 蜜炙	
人　蔘	
白伏令	各 一錢
熟地黃	四錢
砂　仁	
青　皮	各 一錢半
五味子	七分
干　五	

五八, 辛酉年

一一　水土

胃肺經濕痰間間滯症四肢骨節痛或乾咳

위경에 습담으로 간간 체기가 있고 사지 골절이 아프며 건해소기가 있음.

加味付茸湯

當　歸	一兩
鹿　茸 酒炙	
肉　桂	
付　子	各 五錢
熟地黃	
砂　仁 炒研	
甘　草	各 二錢

吉　更	
只　角	
玄　蔘	各 一錢半

二二　木火

心肺經瘀血痰入脾經或嘔吐

심장과 간에 어혈이 허파에 들어가 구토증이 남.

加味養胃湯

蒼　朮	二錢五分
人　蔘	
陳　皮	
砂　仁	
柴　胡	各 一錢半
五味子	各 一錢
白芍藥	
黃　芪	各 一錢
草果仁 炒研	
青　皮	
乾　干	各 七分
干　三	
召　二	

三三　火金

心肝經熱痰胸脅痛四肢骨節痛陰多陽小

심장과 간에 열담이 있어 가슴과 갈비밑 사지골절이 아프고 음이 많고 양이 적음.

加味雙和湯

白芍藥　　　　　　　二錢五分
當　歸
川　芎
熟地黃
桂　枝
鹿　茸 酒灸
蒼　朮
五味子
砂　仁 炒研
甘　草　　　　　　　各 一錢
　　干　三

四四　土木

胃經濕痰四肢骨節痛消化不良眩暈頭痛

위경에 습담으로 사지골절이 아프고 소화불량이 있으며 어지럽고 머리가 아픔.

加味付茸湯

當　歸　　　　　　　一兩
鹿　茸 酒灸
五味子

肉　桂
付　子　　　　　　　各 五錢
乾　干
砂　仁 炒研
甘　草
白　朮
白伏令
砂　仁
吉　更
只　角 夫炒　　　　　各 二錢
　　干　三
　　召　二

五五　金木

肺經驚痰入脾經乾嘔吐咳嗽陰多陽小故骨節痛

폐에 경담이 허파에 들어가 건구역과 해소기가 있고 음이 많고 양이 적으므로 뼈마디가 아픔.

加味八物湯

人　蔘
白　朮　　　　干　三
白伏令　　　　召　二
熟地黃
肉　桂
黃　芪
鹿　茸 酒灸　　　　　各 一錢半

五味子
枸杞子　　　　　各 一錢半
甘　草
砂　仁　　　　　各 一錢

一二　水火

水克火故心冷消化不良四肢骨節痛寒氣來傷似瘧非瘧痰喘

수가 화를 극하여 심장이 냉하므로 소화가 불량되고 사지골절이 아프고 한기가 와서 상하므로 학질같기도 하고 아닌 것 같기도 하며 담으로 천식기가 있음.

鹿茸大補湯

肉從容　　　　　　二錢
元杜冲 干製
白芍藥　　　　　各 一錢半
付　子
人　蔘
肉　桂
鹿　茸 酒炙
黃　芪 蜜炙
白伏令
熟地黃
麥門冬　　　　　各 二錢
肉從容　　　　　　一錢
　　　干　三
　　　召　二

二三　木金

胃經風痰脅痛肢節痛

위경에 풍담으로 갈비밑이 아프고 사지골절이 아픔.

鹿茸大補湯

肉從容　　　　　　二錢
元杜冲 干製
白芍藥　　　　　各 一錢半
人　蔘
鹿　茸 酒炙
黃　芪 蜜炙
當　歸
白伏令
熟地黃
甘　草　　　　　各 二錢
當　歸　　　　　　三錢
砂　仁　　　　　　一錢
靑　皮　　　　　　七分
　　　干　三
　　　召　二

三四　火水

心冷腹痛寒氣來傷肢節痛

심장이 냉하여 복통증이 있고 한기가 있어 상하게 되니 뼈마디가 아픔.

鹿茸大補湯

元杜冲	一錢五分
付　子	
人　蔘	
肉　桂	
石　斛 酒洗	
鹿　茸 酒炙	
黃　芪 蜜炙	
當　歸	
白伏令	
熟地黃	
甘　草	各 二錢
麥門冬	
熟地黃	各 三錢
乾　干 炒	一錢
干　三	
召　二	

四五　土木

肝經急火痰瘀血入心經精神眩暈胃經血痰吐出皮風眼赤痛半身不遂

간에 급한 화담과 어혈이 심경에 들어 정신이 이상하고 어지럽고 위경에 고장이 있으며 혈담도 토하며 피풍도 있고 눈이 붉으며 만신불수의 우려가 있음.

加減柴胡湯

柴　胡	
人　蔘	
半　夏	
陳　皮	
熟地黃	各 二錢
蒼　朮	
砂　仁	
白　草	
防　風	
杜　冲	
龜　板 酒炙	
吉　更	各 一錢
甘　草	七分
干　三	

五六　金火

肺經熱生痰喘咳嗽肢節痛或半身不遂

폐에 열이 나므로 담천식이 있고 해소기도 있으며 뼈마디도 아프고 반신불수의 우려가 있음.

加味芩朮湯

黃　芩 酒炒	三錢
熟地黃	
蒼　朮	
牛　膝	
桂　枝	各 二錢

鹿 茸
五味子　　　　　　　各 一錢半
砂 仁 炒研　　　　　　　一錢

五九, 壬戌年

一一 木火

心經肝經熱痰入脾胃經寒熱
怔忡頭痛肢節痛

심장과 간에 열담이 허파에
들어가 한열이 왕래하여 가
슴이 두근거리고 머리가 아
프며 지절이 아픔.

加減榮養湯

白芍藥　　　　　　　二錢五分
熟地黃
黃 芪
人 蔘
當 歸
川 芎
鹿 茸 炒研　　　　　各 一錢半
砂 仁
靑 皮
五味子
麥門冬　　　　　　　　各 一錢
　　干 三
　　　召 二

二二 火金

肺經熱痰入肝經瘀血流注四
肢全身故胸脅四肢骨節痛喘
息眩暈

폐에 열담이 간에 들어가고
어혈이 사지에 유주하므로
전신 또는 가슴과 갈비밑
뼈마디가 아프고 천식이 있
으며 어지러움.

白朮 健脾湯

白 朮　　　　　　　　　二錢
陳 皮
當 歸
川 芎
熟地黃　　　　　　　各 一錢半
工砂仁 炒研
人 蔘
便香付
甘 草　　　　　　　　各 一錢
當 歸　　　　　　　　　三錢
鹿 茸 酒炙
五味子
肉 桂
巴 戟
具 母 酒炙　　　　　　各 二錢
　　干 三
　　　召 二

三三 土水

胃經濕有消化不良脅肢節痛
或皮膚痒庥陰虛陽小故乾咳

위경에 습이 있어 소화불량
이 생기고 뼈마디가 아프며
피부가 가려웁고 음은 허하
고 양은 적으므로 건기침이
나옴.

六陳湯

熟地黃	五錢
吉更	
白朮	
人蔘	
陳皮	
只角 夫炒	各 二錢
甘草	
砂仁 炒研	各 七分

四四 金木

肺經痰喘肝經瘀血入脾經消
化不良肢節痛或頭痛脅痛

폐에 담천식이 있고 간에
어혈이 허파에 들어가 소화
불량이 있고 뼈마디가 아프
며 머리와 갈비밑이 아픔.

白朮健脾湯

陳皮

當歸
川芎
熟地黃　　　　　各 一錢半
工砂仁 炒研
人蔘
便香付
甘草
白伏令
鹿茸 酒灸
五味子
肉桂　　　　　　各 一錢
　　干 三
　　召 二

五五 水火

心冷消化不良肢節或頭痛脅
痛寒熱往來

심장이 냉하여 소화불량이
되고 뼈마디가 아프며 혹
머리도 아프며 갈비밑이 아
프고 한열이 왕래함.

金水六君湯

熟地黃	五錢
澤舍	
白伏令	
半夏	
陳皮	
白介子 炒研	各 一錢

干 三

一二 木金

驚痰瘀血入胃經胸脅痛肢節痛眩暈

경담어혈이 위에 들어가 가슴과 갈비밑이 절리고 뼈마디가 아프며 어지러움.

知柏雙和湯

白芍藥	二錢五分
黃芪	
熟地黃	
當歸	
川芎	各 一錢
桂皮	
甘草	
知母 塩酒炒	
黃柏 塩酒炒	
砂仁 炒研	各 七分
白伏令	三錢
鹿茸 酒炙	
人蔘	
陳皮	
蒼朮	
五味子	各 二錢
木香	七分
桂枝	一錢
干 三	
召 二	

二三 火水

水克火故心冷君虛未餞火生土胃經不良四肢骨節痛頭寒邪

수극화하므로 심장이 허하고 위경이 불량하여 사지골절이 아프고 머리도 아프며 한기가 왕래함.

加減六君煎

熟地黃	八錢
黃芪	
肉桂	
人蔘	
白伏令	
付子	各 三錢
陳皮	
白朮	
砂仁 炒研	各 一錢
干 三	
召 二	

三四 土木

胃經濕痰四肢骨節痛眩暈頭痛

위경에 습담이 있어 사지골절이 아프고 어지러우며 머리가 아픔.

加味使君子湯

人 蔘	
熟地黃	
使君子	
白伏令	各 三錢
柴 胡	
兵 卽	
草果仁 炒研	
砂 仁	
吉 更	
只 角 夫炒	
陳 皮	
益知仁 炒研	
甘 草	各 一錢
干 三	
召 二	

四五 金火

心肺經熱痰入胃經咳喘脅四肢骨節痛陽虛淋疾脚氣消化不良

심장과 폐에 열담이 위경으로 들어가 해소천식이 있고 사지골절이 아프며 양이 허하여 임질과 각기병이 있으며 소화불량이 있음.

淸肺養榮湯

黃 芩 酒炒	二錢
麥門冬	
當 歸	干 三
半 夏	召 二
陳 皮	
白伏令	
木 香	
砂 仁 炒研	
熟地黃	各 二錢
牛 膝	
木 果	
甘 草	各 一錢半

五六 水土

胃經濕痰四肢骨節痛陰虛陽小滯症痰濕眩暈精神不足

위경에 습담이 있어 사지골절이 아프고 음이 허하며 양이 적으므로 체증담습이 있고 어지러우며 정신이 이상함.

三 氣飮

熟地黃	五錢
杜 冲	
破古紙 立塩酒炒	
巴 戟	
鹿 茸 酒炙	
人 蔘	
麥門冬 去心	各 二錢

白朮	
砂仁 炒研	
肉從容	
枸杞子	
五味子	
肉桂	各 二錢
干 三	
召 二	

六〇, 癸亥年

一一 火金

心經熱痰入肝經咳嗽精神眩暈肢節痛脅痛脚氣痛

심경에 열담이 간경에 들어가 해소기로 정신이 이상하고 어지러우며 뼈마디 갈비밑이 아프며 각기통이 있게 됨.

養血淸肝湯

當歸	八錢
黃芩 酒炒	三錢
白伏令	
半夏	
陳皮	
蒼朮	
工砂仁 炒研	
白芍藥	各 二錢

桂枝	
川椒	各 二錢
干 三	

二二 土水

四肢骨節痛頭痛腹痛乾咳精神眩暈

사지골절이 아프고 머리도 아프며 배도 아프고 건해소가 있으며 정신이 어지러움.

加味陰陽雙金湯

吉更	三錢
只角	二錢
當歸	
川芎	
白伏令	
白朮	
鹿茸 酒炙	
人蔘	
付子	
熟地黃	
黃芪	
砂仁 炒研	各 一錢半
干 三	
召 二	

三三 金木

肺經痰喘精神眩暈骨節風脅痛

폐경에 담천식으로 정신이 이상하고 어지러우며 골절통 또는 풍기가 있고 갈비밑이 아픔.

加味雙和湯

黃　芩 酒炒
白伏令
陳　皮
牛　膝 酒洗
木　果
人　蔘
蒼　朮
桑白皮
木　香
五味子　　　　　　　各 二錢
甘　草　　　　　　　　 一錢
　　干　三
　　召　二

四四 水火

腹痛肢節痛寒熱來往消化不良脚氣痛

배가 아프고 뼈마디가 아프며 한열이 왕래하고 소화가 불량되며 각기통이 있음.

二 陰 煎

熟地黃　　　　　　　　五錢
肉從容
肉　桂
付　子　　　　　　　各 二錢
鹿　茸 酒炙
五味子　　　　　　　各 一錢半
　　干　三

五五 木土

胃經痰入肺經精神眩暈乾嘔吐

위의 담이 폐경에 들어 정신이 이상하고 어지러우며 건구역질이 남.

加減八味湯

人　蔘
白伏令
白　朮
白芍藥
熟地黃
砂　仁 炒研
青　皮
枸杞子
五味子　　　　　　　各 一錢
甘　草　　　　　　　　 七分
　　干　三

一二　火水

心冷消化不良間間心經腹痛寒熱往來肢節痛

심장이 냉하여 소화불량증이 있고 간간 심경과 복통이 있고 한열이 왕래하며 지절이 아픔.

加減六味湯

熟地黃	四錢
山藥	
山茱萸	
白伏令	
澤舍	各 二錢
牧丹	
當歸	
川芎	
肉桂	
付子	
白朮	
人蔘	
肉從容	
砂仁	各 一錢
干 三	
召 二	

二三　土木

胃經風痰征忡四肢骨節邪症非症或嘔吐

위에 풍담으로 가슴이 두근거리며 사지골절이 아프고 사증 비사증과 구토가 있음.

加減養胃湯

蒼朮	
人蔘	
陳皮	
靑皮	
白伏令	各 二錢
砂仁	
枸杞子	
鹿茸 酒炙	
五味子	
熟地黃	
吉更	
只角 夫炒	各 一錢
甘草	七分
干 三	

三四　金火

肺經熱痰咳嗽嘔吐蛔虫腹痛陰多陽虛火動四肢骨節痛

폐경에 열담과 해소 구토가 있고 회충으로 복통이 있으며 음이 많고 양이 허하므로 화가 동하여 사지골절이 아픔.

加減六味湯

熟地黃　　　　　　　四錢
山　藥
山茱萸
白伏令
澤　舍　　　　　　各二錢
當　歸
川　芎
玄　蔘
鹿　茸 酒炙
五味子
肉　桂
肉從容　　　　　　各一錢
　　干　三
　　召　二

四五　水土

胃經濕痰四肢骨節痛胸鬱症
陰小陽虛

위경에 습담이 있어 사지 골절이 아프고 가슴이 답답하며 체증이 있고 음이 적으며 양은 허함.

補陰煎

熟地黃
人　蔘
山　藥
山茱萸
當　歸
陳　皮　　　　　　各一錢半

砂仁 炒研　　　　　一錢五分
赤伏令
澤　舍
肉　桂
付　子
五味子　　　　　　各一錢
　　干　三

五六　木火

胃經入血痰精神眩暈頭痛腰
痛乾嘔胸中鬱鬱

위에 혈담이 들어가 정신이 이상하고 어지러우며 머리가 아프고 허리도 아프며 구역질도 나고 가슴이 답답함.

加減滋陰降火湯

熟地黃　　　　　　　六錢
人　蔘
白伏令
白　朮
青　皮
砂　仁
枸杞子
鹿　茸 酒炙　　　　各二錢
五味子
甘　草　　　　　　各七分
　　干　三
　　召　二

第六章 却病 諸法

第一節 日別却病

凡人之病이 多出鬼崇而世不知之故로 道人張天師以此退送方으로 救之라 若或不愈則必非鬼崇也니 先以四課及六爻占之若鬼賊動則確是鬼崇이나 如不然則以藥治之可也니라

子日病　　三四日前嘔吐生이라 北方에 酒肉往來하고 産鬼作崇하며 父母兄弟行侵嘖이오 木石動土니 男重女輕이라 十三의 病을 愼之하라 白紙三張, 白米三升을 作飯하여 成造群雄에 祈하고 場中에 設四位하여 請産鬼退送北方하라

丑日病　　五六日前에 木石酒肉이 往來하여 成造群雄이 動하고 西北動土와 東方財物飮食이 往來한 故라 請無主鬼하여 祈西北方退送하라

寅日病　　行處得病이며 書簡往來하고 大人牛馬가 見夢하고 竈王動土와 寅申動土니 成造前에 設酒肉祈禱하고 場中에 又設七位하여 祈無主鬼退北方하라

卯日病　　五日前九日病이니 木石動土와 卯酉方神位出入한 罪이며 成造地神에 動土라 白紙一張, 白米一升을 作飯하고 成造群雄에 酒食을 設하여 祈父母兄弟神하여 退西方하라

辰日病　　出行得病하여 進退吐食하니 東南戌亥方을 犯한 罪라 三四人病이니 祭竈王하면 戌日에 少差라

巳日病　　手足四肢苦痛하며 大人牛馬見夢하고 三四日後至四五日에 進退吐食이라 巳亥方神位出人한 罪니 成造群雄에 設酒食하여 退送東方하면 吉하리라

午日病　　四肢不安하고 頭痛腹痛이니 肉味犯崇이라 成造少怒하여 三四人病이오 北方神位出入한 罪니 成造群雄에 設酒食하여 祈禱하고 又祈父母兄弟神祝願하여 退送東方하면 寅日에 可差라

未日病　　下血往來하며 大小便不通이라 北方土木出人罪니 成造前에 設酒食하고 場中에 又設三位하고 招餓死鬼하여 退送東方하면 八日後少

差라

申日病　　四肢不安하며 頭腹痛이 甚하니 東方財物來往하고 木石竈王動土罪라 場中에 設七位하고 酒食을 具하여 祈退東方하면 七八日後可差라

酉日病　　男重女輕하니 西北方酒肉往來하고 卯酉方財物出入하고 路中鬼侵嗔이니 成造群雄에 設酒食하고 請客鬼退送西方하면 卯日可差하리라

戌日病　　男女皆輕하며 出行得病이오 西方動土罪니 成造群雄에게 設酒肉하여 退送南方하면 小差하리라

亥日病　　頭腹痛이오 巳亥方財物出入罪와 路中客鬼犯하여 大人牛馬見夢이니 成造前에 設酒食場中에 又設九位하고 請客鬼退送하면 吉하리라

初一日病　東南木神과 客死鬼執頃이니 頭痛寒熱이오 飮食無味라 東南四十步退送則吉

初二日病　東南親戚老鬼執頃이니 頭痛嘔吐하고 寒熱無氣라 東南三十步限送則吉

初三日病　正北親鬼執頃이 頭痛寒熱煩燥하고 飮食不進이라 正北二十步退送則吉

初四日病　東北客鬼執頃이니 頭痛嘔吐하고 身重不省指向이라 東北五十步退送則吉

初五日病　東北에 得하여 石榴鬼執頃이니 嘔吐寒熱이라 東北五十步退吉

初六日病　正東木神黃頭鬼니 四肢重全身痛이라 正東四十步退送則吉

初七日病　東南土地神老鬼執頃이니 寒熱嘔逆四肢重이라 東南三十步退吉

初八日病　東北土地神女鬼執頃이니 脚膝皆痛하고 寒熱無氣라 東北二十步退吉

初九日病　正南親戚女鬼執頃이니 嘔吐無氣에 一身不安이라 正南三十步退吉

初十日病　正東客鬼執頃이니 寒熱頭痛과 四肢痛飮食無思라 正東四十

步退吉

十一日病　　正北冤死女鬼執頌이니　酸水吐而飲食無思라　正北四十步退吉

十二日病　　東北土地家鬼執頌이니　嘔吐煩燥四肢厥冷이라　東北三十步退
　　　吉

十三日病　　東北少女鬼執頌이니　雷亂瞑眩飲食無味라　東北五十步退吉

十四日病　　正東家神執頌이니　雷亂手足厥冷과　飲食無味라　正東三十步
　　　退吉

十五日病　　正南水火神執頌이니　寒熱嘔吐飲食不進이라　正南三十步退吉

十六日病　　南西親鬼執頌이니　頭痛四肢重이며　寒熱往來라　西南四十步
　　　退吉

十七日病　　正西少年鬼執頌이니　頭痛과　四肢如火에　寒熱甚이라　正西三
　　　十步退吉

十八日病　　西南食物鬼執頌이니　雷亂飲食無味에　寒熱往來라　西南四十
　　　步退吉

十九日病　　正北冤鬼女執頌이니　嘔上溫下冷에　酸水嘔吐라　正北三十步
　　　退吉

二十日病　　東北土鬼執頌이니　嘔吐寒熱에　坐臥不安이라　東北五十步退
　　　吉

甘一日病　　東北親戚少年鬼執頌이니　雷亂瞑眩하고　飲食無味라　正北四
　　　十步退吉

甘二日病　　正東井神引鬼執頌이니　雷亂煩燥와　手足厥冷하며　飲食無味
　　　라　正東三十步退吉

甘三日病　　正南産神客死鬼執頌이니　雷亂腹痛不成寐라　正南四十步退吉

甘四日病　　西南老母不葬鬼執頌이니　四肢重하고　寒熱嘔吐라　西南五十
　　　步退吉

甘五日病　　正西金神老鬼執頌이니　一身昏因하고　飲食無思라　正西四十
　　　步退吉

二十六日病西北에서　得之하고　北方大神使和尙家親鬼로　作病하여　頭痛
　　　眩氣하고　一身이　不省方向하니　西北五十步退吉

二十七日病正東에　得之하고　東方神이　使少年男子不合鬼로　作病하여　頭

痛霍亂이며 乍寒乍熱하여 嘔吐煩燥니 正東三十步退吉

二十八日病 正北에 得之라 金神使少年女鬼로 作病하여 頭痛發熱하고 睡起不安하며 不思飮食이니 正北四十步退吉

二十九日病 東南에 得之라 土地鬼作病하여 頭痛昏沈寒熱하고 飮食無味니 東南四十步退吉

三十日病 東北山神男子鬼作病하여 頭痛腹痛하고 吐瀉煩燥하며 恍惚不安하고 飮食不思니 東北四十步退吉

　　用上法하여 不差어든 且計得病日하여 先以天干字占으로 速行하고 復以地支字로 退送하되 皆夜中에 行하라

第二節 天干字却病

甲乙日病 鬼姓名은 奇壬用(千甫)니 靑紙에 裹錢八分하여 三呼鬼名하고 東方四十步退

丙丁日病 鬼는 禹鳳蓮이니 紅紙에 裹錢七分하여 再呼 鬼名하고 南方四十步退

戊己日病 鬼는 豐有信이니 黃紙에 裹錢十葉하여 五呼鬼名하고 西南三十二步退

庚辛日病 鬼는 孟分春이니 白紙에 裹錢九分하여 四呼鬼名하고 西方五十步退

壬癸日病 鬼는 林無生이니 黑紙에 裹錢六分하여 一呼鬼名하고 北方十八步退

第三節 地支字却病

子日病은 北方飮食에 往來하고 或乾巽方有頃이라 鬼名天賊이니 찰밥四器에 具鹽醬하고 酒一盞, 馬四疋을 畵하야 北方十九步에 三呼鬼名退送

丑日病은 太歲方과 西方을 動하야 帝釋의 罪逆이오 或東方財物과 飮食 納入한 頃이라 鬼名은 天剛이니 糯飯(찰밥) 七器에 具鹽醬하고 酒一盞, 馬七疋을 畵하여 西方十步에 三呼鬼名退

寅日病은 太歲方과 乾巽方使用하고 古木을 伐하여 竈主侵噴이라 鬼名은

同奴니 粟米飯七器에 具鹽醬하고 酒一盞과 馬七疋을 畫하여 北方四十步에 三呼鬼名退

卯日病은 巽方財物과 南方飮食에 附來라 或東을 動하고 古木을 斫伐하여 竈王의 罪逆이라 鬼名은 俄光이니 찰밥七器에 具鹽醬하고 酒一盞과 馬七疋을 畫하야 南方十七步에 三呼鬼名退

辰日病은 南方改井에 亥方動土의 탈로竈王이 作祟이라 鬼名은 祝骨이니 粟米飯七器에 具鹽醬하고 酒一盞, 馬七疋을 畫하여 南方十九步에 三呼鬼名退

巳日病은 東南方飮食來라 或南北을 다르고 改門戶한 頉이라 鬼名은 長良이니 수수밥七器에 具鹽醬하고 酒一盞, 馬七疋을 畫하야 東方十七步에 三呼鬼名退

午日病은 西方을 다르고 柳木을 버티였고 修井或衣服飮食酒肉에 有頉이라 鬼名은 百明이니 粟米飯九器에 具鹽醬하고 酒一盞, 馬九疋를 畫하여 東方十步에 三呼鬼名退

未日病은 月殺方과 巽方을 다르고 東西南木石入來의 頉이라 鬼名은 退奇이니 수수밥三器에 具鹽醬하고 酒一盞, 馬三疋을 畫하여 東方十五步에 三呼鬼名退

申日病은 修竈王馬廐伐古木或巽方에 鼎入한 탈이라 鬼名은 東龍이니 粟米飯七器에 具鹽醬하고 酒一杯, 馬一疋을 畫하여 東方十九步에 三呼鬼名退

酉日病은 東方飮食來 或은 修東方門戶하여 土地竈王의 罰逆이라 鬼名은 道側이니 粟米飯三器에 具鹽醬하고 酒一盞, 馬七疋을 畫하여 西方十步에 三呼鬼名退

戌日病은 東方物色納入又는 伐杯古木改井戶한 頉로 土地竈王의 侵噴이라 鬼名은 天赤이니 찰밥七器에 具鹽醬하고 酒一盞, 馬七疋를 畫하여 南方十步에 三呼鬼名退

亥日病은 北方土와 人의 出入頉이오 或月殺方을 犯한 탈이라 鬼名은 却老니 白飯九器에 具鹽醬하고 酒一盞, 馬九疋을 畫하여 南方十四步에 三呼鬼名退

第四節　病鬼退治

子日病　鬼名天賊赤面黑舌靑鬼北方十九步退
丑日病　鬼名天剛一手二足持坔靑鬼西方十步或十九步退
寅日病　(鬼名同奴)無眼面赤靑鬼北方四十步退
卯日病　(鬼名俄光)赤面鐵齒有角有尾靑鬼南方十七步退(或東方二十六步)
辰日病　(鬼名白蓮一名祝骨)南方十九步或十五步退
巳日病　(鬼名長良一名天干)赤面黃鬼　東方十七步退
午日病　(鬼名百明)有角黃面赤鬼　東方十步退或南方十五步
未日病　(鬼名退奇一名光膽江)一手一足兩翼東方十五步退
申日病　(鬼名東龍)人身魚首兩翼耳聾東方十九步退或南方十五步退
酉日病　(鬼名道側一名小郞)赤面靑鬼西方十步退
戌日病　(鬼名天赤一名赤伯)南方十步或十五步退
亥日病　(鬼名却老一名曾博)黃赤面執弓南方十四步或十五步退

第五節　三十日却病

一月內에　尋見何日得病하여　以其日用法으로　退其病鬼하되
紙上에　書某方某鬼退送이라 하고　錢五分同裏하여　棄之하라

每月初一, 三, 四, 五, 八日 十三, 十六, 十七, 十九日二十, 廿一, 廿二, 廿四, 廿六, 廿七, 三十日은 用黃紙하고 初二, 六, 七, 九, 十日 十一, 十二, 十四, 十五, 十八日 廿三, 廿五, 廿八, 廿九日은 用白紙하나니라

第六節　　病占

凡占病　四孟天行病　四仲卒患痛　四季常患病也

克金肺病大腹害　喘逆咳嗽鼻痛臨　克水腎家膀胱病　腰痛小病產生難　木主膽肝

眼昏神 耳聾瘡腫不虛言 克火大腹口乾渴 咽喉生瘡及心傷 克土脾胃不知味
腹腸沈重肺虛弱 人元爲頭天官隔 月將腹內地脚眞 金火相戰病轉甚 將位刑人
變哭音 白虎不要落土神 舊不宜空新宜空 千爲醫者位病人

第七章 病科 處方

避疾疫科

疾疫始初　○病人의 裙을 取하여 其裸(腰領)을 露하여 長木에 掛하여 受露處에 立置하고 病人으로 하여금 不知케하면 他人에 傳染치 아니하나니라 男襦女裾 ○牛肉三片을 家人不知하게 煙突에 潛入하여두면 傳染을 避하나니라○雄黃末에 香油를 調하여 鼻孔에 塗하고 香油를 또 鼻端에 抹하면 傳染치 아니하나니라○榕木을 佩하면 辟疾如神하나니라○五月一日에 古塚上土及磚石을 取하여 瓦器內 盛하여 門外階下에 埋置하면 全家泰平하나니라

諸病救急科

小便艱澁中痛欲死　○牛膝을 酒煎하여 空心服하라

小便不痛　螻蛄下半節을 硏하여 水調服하되 虛弱者는 不可니라

小便頻數　銀杏十四個를 半生半煨하여 吃食하면 即效하고 絡石(담쟁이)을 水煎服하면 神效하니라

病後頭髮脫落　東廷한 棗木根을 取하여 幾個던지 斷切하여 器內에 橫安한 後蒸飯에 納置하면 棗根兩邊頭에 液汁이 出하리니 此를 頭髮에 塗하면 即長하나니라○蔓菁子와 松菜子를 取油하여 塗布하면 即生하나니라

久病髮亂難梳　荊芥의 穗나 葉이나 濃煎하여 乘熱和油하여 朝塗하고 午時에 櫛梳하면 順解하나니라

口眼喎斜　北魚湯水에 洗面하면 神效하니라○方葱白을 搗爛하여 粘付하면 神效하니라

面部瘡痕　蜜陀僧一兩, 白附子五錢을 作末하여 洗水後에 頻頻히 塗布

하면 瘡痕이 自褪하나니라○鷹屎白과 胡燕의 巢中藁(집검불)를 燒灰等分하여 人乳에 和塗하면 瘢滅肉平하여 復舊無痕하나니라

面部爪破 薑汁에 輕粉을 調付하고 또 生栗을 嚼付하나니라

乾癬 杏仁을 燒研하여 和油塗布하고 또 驢屎를 燒存性하여 油에 和塗하고 또 倭獰躅花汁을 塗하면 神效하니라

黙黙(죽은깨) 白朮을 苦酒中에 漬하여 拭面하면 漸消하나니라

濕癬(진버듬) 藿豆를 燒灰하고 礦末三錢을 和油塗布하며 石花나 蝌蚪(올챙이)를 搗付함도 亦好하니라

風丹 生太末을 鹽水에 調付하면 神效하니라○當處周暈을 針刺하고 生猪肉을 付하면 神效하며 豆腐를 多付하고 木麥末을 作餠裏付함도 無妨하며 麥飯도 付하면 有效하고 梨汁에 雄黃末을 和하여 鷄羽로써 刷上하며 井中答를 撈採付粘하면 俱好하니라○雄瓦二個를 腹合堅縛하여 地上에 입하고 麥삐를 其中에 盛한 後火燒하고 砂椀으로 其上을 覆할 時에 唾津을 少吐하여 覆置하면 煙熏이 砂椀內에 黃結晶되나니 此를 塗付하면 神效無比하니 非但風丹에 治療할 而己라 他腫도 亦効하니라

丹毒 諸魚血을 塗付하고 또 黃芩末을 水調付하라○鍛鐵竈灰(풀무구멍의재)를 溫水에 和付하라○遍身赤丹이면 羚羊角을 燒灰하여 鷄子淸에 和塗하면 神效하니라

眼生赤翳 田螺(우렁) 一個를 去掩幂(穀上盖)하고 黃連末로써 滲하여 露處에 置하였다가 曉頭에 取見하면 肉化爲水하리니 眼中에 此를 滴入하면 即効하니라.

病後生翳 ○白菊과 蟬退를 等分하여 蜜少許를 加入하고 煎服하라

眼疾 大蛤水로 洗眼하라○白狗乳에 枯白礬末을 和하여 點眼하면 神效하니 此는 夢中神效方이라○大蘿苗一個를 空中을 割하고「鷄屎白」一枚를 入하여 積土하였다가 其開花結子를 待하여 鷄屎白을 取出研末하고 蘆甘石(瑕過) 一錢 熊胆五分, 龍腦一分, 龍腦一分半을 加하여 和蜜하고 一日一次式點眼하면 七日에 全快하리니 眼翳에도 神效하니라

疔翳(삼눈) ○石雄黃을 水飛하고 龍腦少許를 人乳에 和하여 每取求豆大하여 點眼하면 不痛自效하나니 日二三次式 斷음시하면 神效하리라

眼中入刺終不出 ○桑灰水에 浸眼하고 淨洗하면 自然脫出하나니라

眼胞赤症不得開　○生地黃을 搗付하라

眼入飛絲(俗云 여운가시)腫痛不開　○上品眞墨을 濃磨入眼하고 數時間閉眼하면 其絲가 自然威塊하여 拭出하나니라

耳聾　○黃麻子三個와 大棗肉五個를 硏極作丸하여 綿裏掩耳하라○松葉과 黃麻子를 等分하여 水煎入瓶하고 瓶口에 屬耳하여 熏氣取汁으로 爲度하라○靑布를 燒灰하여 和葱汁作丸하여 塞耳하면 三十年久聾을 可治라

暴聾　全蝎을 去毒하고 作丸하여 調酒滴耳中하라

耳痛及聤耳　○(귀에진물나는대)○萆麻子油를 耳中에 滴入하면 有效하니라

虫入耳中　○桃葉을 熱按(손으로부비여)하여 耳孔을 塞하면 自出하나니라○韭汁이나 鷄冠血或은 葱汁, 薑汁을 滴耳하면 幷出하나니라

虱入耳膜　○白綿에 眞油를 濡하여 耳門을 塞하면 自出하나니라

鼻症　○鹿角을 火灸하여 頻頻히 揷充하라○瓜蔞를 去仁하고 暴乾作末하여 竹管에 盛하여 鼻孔에 吹入하라○枯白礬을 面脂에 和하여 綿에 付하여 塞鼻中하면 數日內에 症肉이 隨藥自落하리라

鼻塞　○麻鞋消灰를 鼻에 吹入하면 立通하나니라

鼻瘡　○杏仁을 作泥하여 乳汁에 調付하고 又는 王容膏或은 棍脂를 幷塗하라 鼻中瘡에 一切神效하니라

鼻澁不聞香莫　○乾柿三個와 粳米末一合, 鼓少許를 煮粥하여 空心服하면 神效하니라

鼻中肉出如錐痒痛　○(名血癰이라 必潰膿血而死)○葱燒灰水에 頻洗하고 飮鼓湯數杯하라

口瘡　枯白礬, 黃丹一錢胆礬, 孩兒茶, 黃柏五分, 麝香, 龍腦, 朱砂, 石雄黃各三分을 作末滲之하라○枯白礬, 黃丹三錢胆礬, 孩兒茶一錢(有虫蝕이면 加雄黃三分)을 作末滲之하라

舌苔　○竹葉, 細辛을 水煎하여 頻漱하고 又生薑을 切片하여 拭舌上하면 亦好니라

重舌　百草霜, 滑石, 芒硝를 等分作末하여 酒에 調塗하라

唇腫　○飯糊에 枯白礬을 調付하고 加黃丹小許하면 大妙하니라○枯白礬을 津涎에 和付함도 亦好니라○毒遍唇部者는 人糞灸가 極好니라○如針

刺者는 瘡根을 刮去한 後粘米를 細嚼하여 入瘡口하고 外付粘米飯하라

齒痛　○秋茄花를 燒末하여 塗痛處하라

遞齒久不生　○取羊糞中太하여 燒末塗齒端하면 卽生하나니라

齒痛　○秦凡葉을 搗察作丸하여 三四丸을 痛齒上에 含하면 甚好하니 冬以 其根으로 水煎漱口하면 神效하니라

咽喉　○地龍汁을 服之하라○人中白(오줌벅음)과 枯白礬을 作末하여 以 行管으로 吹喉하라○單蛾, 雙蛾를 勿論하고 蛇退를 燒存性하여 雉混到 (꿩의멀더구니)과 地龍乾者를 作末하여 以管으로 朝夕吹喉하라○最急者 는 單蛇退를 燒存性하여 吹喉하고 且喉間如肉塊華下者는 (名曰華盖)니 竹葉茶에 牛黃涼膈丸十個를 化下하라

咽喉項直　○後髮際一穴을 灸七張하고 又中封穴에 灸七張하면 大効니라

胸痛　○生淸 一鍾, 好酒 一盞, 塩水一鍾을 同入缸中하고 封缸口直架上 이라 方痛時에 服一鍾하고 痛止에 更服餘鍾하라○糯米一斗, 末麴四升, 生芋(土蓮)二十一個를 合同釀酒하되 鼈三個를 甕中에 先置하고 次入米 麴芋混合해서 依法釀造하여 至十一日에 取出作燒酒하여 隨量服하면 三 十年久病者라도 皆效하나니라○鼴鼠三首를 燒存性하여 酒에 調服하라

又白石　(차돌)大如鷄卵者三個를 入火中하여 赤煎後에 淬蜜水하여 一器 를 痛飮하면 卽時袪根이니 蜜은 生淸이 甚好하니라○合歡根中皮(자귀나 무)를 濃煎服하라

男子乳核欲威成腫　○杏仁, 靑皮, 胡桃肉十個를 同硏하여 分二次和 醋하야徵妙塗付하되 日二次替付하면 至月餘에 乃解하나니 婦人核에도 亦好라○螳螂을 去頭足殼하고 搗付하라

腹痛　○熊膽, 大豆少許를 調溫水에 調服하라

腹中虛冷　鼠糞을 碎塡臍中하고 艾炷를 如棗核大하여 火灸三張, 五七 張하되 春秋灸하면 神效라

癮疹　○租皮(벼져)를 水煎代茶服하라○又樺皮를 煎服하라○白礬를 醋에 煎塗하라

㾦疹　○浮萍을 水煎頻洗하고 以滓로 亦付患處하라

赤㾦痒痛　○朱土二錢重을 冷水에나 蜜水에나 調服하면 大好니라

赤白瘢　○(어두럭이)○茄帶末을 和硫黃擦付하라(黃用黃帶, 白用白帶)
紫瘢　○和母를 醋에 磨하야 擦付하되 日三次爲度하라○右神方에 兩肩에서 雙垂當乳頭處하여 皮膚를 堅執하고 以墨絲로 貫針하여 刺左右曳出絲하면 自然消滅하니라
痱瘡　○亂髮灰, 石灰各半兩을 炒하여 合棗葉半根作末하여 以溫醬水로 先流後付하라○滑石末, 菉豆粉을 同和하여 以綿으로 蕉擦하라
手臂痲痺痛　○松葉, 蘇葉, 薄荷葉, 生薑, 葱白을 同炒하여 火炒厚貼痛上하고 或單松葉을 乘熱慰溫하면 幷神效니라
凍指欲墮　○馬糞煎湯에 漬半日하면 即愈니라
脚氣腫痛　○桃葉을 和塩爛搗하여 付當處하고 且兼水腫(수종다리)에 桑葉을 濃煎하여 頻頻洗滌하라
手足指忽腫　○蚯蚓糞을 醋和付之하고 馬糞煎水에 漬之하라
足生疣目　(티눈)○蠶出納穀을 割去兩頭하고 貫裸疣指하면 至朔餘에 自消라○大棗肉으로 裏疣指하면 三四朔에 自消하나니라
水腫脚病　○以熱尿로 浸脚連日하면 甚好하니 治法이 無過此方이라
前陰疝病　○石衣(바위옷)를 水煎하여 一椀을 服하라
癀疝(토산)　○薏苡仁을 東壁土에 炒하야 水煎하여 服數次하라○皂角實을 作末하여 和好醋付하라
陰囊濕痒　○吳茱萸煎水에 頻洗하라○蛇牀子를 水에 煎하여 頻洗하고 伏龍肝에 和鷄子白하야 塗痒處하라
外腎腫　○大牡蠣를 作末하여 和鷄子白調付하라○黃土를 和醋付하라
下疳瘡　○黃柏或甘草水에 頻洗하고 五倍子를 燒存性하여 作末滲付하라
陰囊爪破或濕爛　○紅紙(다목물드린종이)를 津唾付處하라
八脚虫生陰毛作痒　○水銀을 和律唾하여 塗毛根하라○煙竹中熏津을 和水塗하면 立效라
婦人陰戶搔痒　○覆盆子(딸기나무뿌리) 木根을 多採濃煎하여 頻洗면 神效니라
後陰痔疾　○熊胆을 頻塗하면 能治五十年久痔라 尖槐花枳實, 荊芥葉煎湯에 和白礬洗하라○油髮을 入瓶中하고 下合大瓶後外裸泥土하고 以糖火로 取油塗하라

脫肛　○槐皮를　濃煎盛餠하고　乘其上取熏하라
暑天中暑　○大蒜汁을　和白淸服하라
中暑仆地氣絶　○大蒜及路中蟄土各一握을　搗硏하여　以新汲水로　和取汁하여　決齒灌口하면　少頃卽甦하라○漿을　和水服하라
伏暑　○燒酒에　入地龍數十介하여　經一二宵後服하라
藿亂　○木爪五錢, 桑葉三片을　煎服하라. ○井華水一甫兒를　煎半하여　冷水半甫兒에　相合하여　調百草霜三七하여　服하라(此名陰陽水)
轉筋　○牛糞을　和水去滓하여　一椀을　服하라. 白礬을　作末하여　三四錢을　和水服하라
咳嗽　○胡桃, 川椒各五枚大棗十個, 生薑五片을　煎服하라(此名五椒湯)
膈痰咳嗽　○天花粉을　乳汁에　蒸하여　竹瀝에　浸曬乾하여　每二錢을　生薑湯或梨汁에　調服하라
痰喘咳嗽　○糯米一斗作飯하고　桃仁千個를　去皮些하여　水泡에　磨末하고　入麵釀酒하여　隨量服하면　神效라○又芒硝一錢을　生薑湯에　調服하고　又白礬末을　調服하라.
土疾積年　○民魚胆을　和溫酒하여　每日淸晨에　吃一盃하면　神效無比니라.
　　○黑糖(검은엿)을　多食하라　又醋一牀에　調鷄卵三個服하라
土疾兼痰喘　○乾柿二個를　去核하여　合腹하고　以橡葉으로　重裏하여　浸童便하되　朝浸夕取하여　更浸米泔汁後經夜取出하여　火煨服하되　限二貼服하면　神效하니라○白鴨卵을　去白하고　連服三朔하면　神效하니라
積聚痃癖　○大蒜을　合皮하여　截去四頭하고　呑下니라
痃癖　○鴨卵을　去白하고　和好醋하여　連服七日이면　大效라
肉積不下　○白鳳仙花子, 阿魏들　煎服하고○「까마종이」草를　煎服하면　即差라 (生, 乾草皆用)
浮腫　○木防己(通草) 二三兩重을　水煎浴之하고　兼服之하라○商陸을　搗付하면　立效라
黃疸　○綿花子를　煎服하라○黃芩五錢을　伏龍肝煎水에　和服하라○年久한　籬木入地者를　煎服하라
背腫肩甲以上　○生沙蔘을　搗付하라○雄鷄尿(뾰족한것)을　作末하여

沙蔘膏에 加入付處하면 自潰濃出하야 即差니라○眞末에 和鷄冠血하이 作膏付하라

凡大小腫癤 ○生芋(토란)를 搗付하라

背腫髮疽及一切惡瘡 ○松茸을 濃煎頻塗하고 重者는 煎滓를 付하면 自潰即效라○促膿膏, 眞末, 麴末을 等分하여 和鷄子黃作膏付하면 膿近 或自潰니라○腫後自潰어던 菉豆二三個를 細嚼하여 膿頭尖處에 貼付하면 過半日에 自潰神效니라

內腫及脾癰 ○岩上石衣을 多取하여 以伏龍肝漿水에 煎하여 空心連服하라○腫出久未瘥하면 黃狗肉을 燒末하고 合歡皮(자귀나무겁즐)를 濃煎하여 和肉末一匕하여 空心連服하라

附骨疽(믜) ○蜣螂(말똥구리) 七個를 和大麥하여 搗爛付하라 大蒜을 硏하여 一分과 井底泥二分을 同和付하며 不過三四次에 效니라○凡腫潰後有根不出에 林檎을 火灸付하라○白狗糞을 麴末에 等分하여 和飯爛付하라

一切毒腫刺痛 ○眞末生白礬을 等分하여 和蛛蚓汁付하라○黃丹, 枯白礬, 石雄黃을 等分하고 和蠅油猪脂하여 作膏付之하고 或飯糊에 入塩和調付하라「此名拔疔膏」

疔腫 ○白礬 槐花末을 和蠅油付하고 初發時에 斧子上에 以靑布로 燃燒하면 有凝脂하니 頻取塗付하라

紅絲疔 ○以針亂刺後에 菊葉을 搗付하고 冬月은 菊根을 搗付하여 木麥飯을 付하라

水疱疔 ○針刺하여 出惡血하고 付拔疔膏하라

便毒 ○鷄尿을 和水付하라○黃瓜蔞一斤, 黃連五錢을 水煎連服하라.

漏瘡久不斂口 ○鼈甲을 燒存性하고 作末滲付하며 兼有惡臭어던 大腹皮를 水煎하여 頻洗하고 神聖散을 用하라○枯白礬一錢, 黃丹, 乳香, 沒藥, 白及, 朱砂, 黃連, 硫黃, 雄黃, 孩兒茶, 胡桐淚, 輕粉, 蘆會 의 重數는 隨症加減하여 作末滲各하라. 右藥을 或以眞末로 作糊하되 燈心樣가치 作柄하여 厚塗藥末하여 更轉盤上乾出하면 內白外紅하나니 其難滲藥末處에는 隨腫毒淺深하여 柄藥을 瘡口內에 納함이 爲可하니라 又一方은 枯白礬一錢 黃丹, 朱砂五分孩兒茶三分, 胡桐淚, 靑黛各二分, 胆礬

三分 龍腦一分(名神聖散)이라 云하니라

腮頷腫 ○赤小豆末를 和醋塗付하고 又白合을 搗付하라○大黃末을 醋에 調付하라

痰腫未潰者 ○何首烏紅者五兩獨活三兩, 石菖蒲, 赤芍藥, 南星二兩白芷一兩을 作末하여 雀舌茶에 入酒少許하여 調付患處하면 卽效하나니라 「名曰五行膏」

痰腫已潰者 ○乾白狗胆五錢 麝香, 雄黃, 乳香各一錢 熊胆五分龍腦三分牛黃一錢(名麝香膏)을 用하라

○五倍子를 以綠豆五兩同炒하여 去豆하고 草烏四兩 南星, 半夏, 大黃, 羌活, 黃柏各一兩 乾薑五錢을 作末하여 葱汁好醋에 和付하면 散核하나니라「名曰黑虎膏」

痰瘤(혹)大如升者 ○紫河車一部를 淨洗하여 去筋取肉하고 無子家의 三年陳醬三匕와 黃麻子仁五個에 眞末眞油를 調和勻搗하여 作片付連日하면 膿熱自潰니 作片이 太乾하면 添油하고 太泥하면 添眞末하라 又一方에는 小片瓦三七個를 入火通紅하고 每一個式浸水後에 遍按瘤上하여 至二十一個하면 瘤必軟爛하리니 以粳米飯으로 裹付經宿하면 愈爛化水니 又經一宿後에 針刺出水하고 外付糯米飯하면 自然合瘡神效니라

○「난디무가시」를 瘤上 揷入하되 若瘤大하면 數三個「가시」를 連續揷入하여 四五日後潰어던 刮膿汁하고 粳米飯에 和鹽付○凡諸惡不問何處하고 ○菖蒲末을 和醋付一日夜하면 卽效라

諸瘡努肉凸出或如蛇頭或突起數寸者 ○硫黃을 塗付하면 卽縮하고 或肉頭가 如梅實及豆하여 根細如索如事어던 以蜘蛛絲로 回纏하면 枯落하나니라 一方에는 枯白礬二錢五分 五倍子一錢五分 雄黃, 胡椒一錢 胡桐漏五分 人言半分을 作末하여 眞油, 鷄子淸에 一二沸한 後에 去淸하고 勻和塗付하면 一切淚瘡及粉刺等瘡에 皆效니라

頭腫瘡十年惡瘡 ○蛇退一條를 燒存性하여 猪脂에 和付하라

頭部及女人面上生瘡 ○兎絲子煎水에 洗하고 更以猪胆汁으로 塗하라

白禿瘡及身上瘡 ○馬骨을 燒末하여 和醋調付하라○鷄子黃을 炒하고 油粉을 醋和付함도 亦好라

瘰癧　○鳳凰殼을 砥石과 幷末하여 和醋付하라○未潰已潰를 勿論하고 螳螂을 去頭殼搗付하라○已潰者는 鱺魚를 生으로 作片付하면 瘡中虫이 盡出하나니 日日連付하라○潰久不愈者는 乳香, 黃連, 黃丹, 雄黃一錢黃柏, 松脂, 片腦, 龍骨五分 硫黃一錢 黃蠟, 香油에 溶化하여 作膏付하면 神效라○玄蔘酒를 長服하라○海藻一升을 酒二升에 浸하여 數日後에 稍稍飮하라○蜈蚣末을 麻油에 和調塗하라

疥瘡　○砒霜熏燒가 第一良方이나 熏時에 以眞末로 水調作片하여 臍孔腎囊及糞門을 堅堅固封하고 且以綿屬으로 裏束하여 砒煙侵入을 嚴防한 後 取熏이 爲可니 不然이면 恐傷命이라 熏後生砒毒이어든 草麻子仁을 爛搗하여 水煎洗身하면 不過三次에 全效라○砒熏後에 鳩糞을 水煎하여 浴體하라

癩病　○服白蛇或烏蛇煎하고 溫泉에 浴하라

臁瘡（左右허리）　○苦蔘煎水로 洗한 後에 黃柏末을 和猪脂付하고 或水에 調付하라

唐瘡　○槐木皮를 去麁皮하고 取二兩하여 水二器에 煎至半하여 調生松脂末二三錢溫服하되 至十餘日止하면 永永斷根이라

甲疽瘡久不愈欲成蛇頭瘡　○雄黃, 硫黃末을 等分摻裏하면 甚神效라○已成蛇頭하야 百藥無效者는 鷄卵을 穿孔하고 浸患指連日하면 神效하니 連替新卵하라

火傷　○鼠糞을 醋에 調付하라○蛤殼을 火煆하여 油에 調付하라○鷄子黃을 頻頻塗付하라

湯水傷有大泡者　○眞末로 作糊付하면 立地止痛하고 三日이면 落痂니라

熱油傷及火傷　○石膏末을 付傷處하라

灸瘡　○靑色布를 燒存性하여 油에 調付하라○牛糞을 燒灰付하라

痔疾　○北魚大者三個를 燒末하여 塗付하되 至乾커든 和油塗하라

肩臂痛　○「엄나무」皮를 作末하여 恒服하라○陳皮一錢 厚朴(酒炒)一錢半을 煎하여 恒服하라

眼明法　○每年十月上巳日에 槐花子를 多取하여 缸中에 入하고 牛胆一二個를 和水하여 浸槐花子하여 過一個月하면 槐花子一皆腐하나니 後에

　　　　取出恒服하라

滯疸浮症　○茵陳一兩大黃五錢山梔子三錢限十貼服用하고　更用滑石하라

疝症　○「蕩疝湯」「半夏白朮天千麻湯」을 用하나니

　　(蕩疝湯)枸杞子三錢當歸身, 白茯苓, 烏藥, 小茴香各二錢人蔘, 肉桂, 吳
　　茱萸各一錢唐木香五錢

　　(半夏, 白朮天麻湯) 半夏, 橘紅, 麥芽(炒)各一錢半白朮　神曲(炒)各一錢
　　白朮, 仁蔘, 黃芪, 天麻, 白茯苓澤瀉各五分入乾薑三分　黃柏二分 限二十貼食還日再服

腰痛　○服「加減蒼柏丸」하나니　如左蒼柏一片黃柏(酒洗),　牛膝(酒洗),
　　白茯苓各六兩杜冲(去絲, 干妙) 破古紙, 防己各二兩을　米泔浸挫乾하여
　　半部童便, 半酒浸하여　經一宿後作末神曲糊丸綠豆大로　空心服하라

保命延壽丹　○石硫黃에　加丁香皮五兩(九沸)石雄黃 不用雜石者 辰砂, 赤石
　　脂炒, 素石英(火醋淬七次)　陰陽起石(火煆醋淬七次)하야　各二兩式極細末
　　糊丸梧子大로　空心服十丸式하라

　　右藥은　癱疽, 虛勞, 中風, 水腫, 膨脹, 脾泄, 久痢, 久瘧, 尸厥, 兩脅
　　連心痛, 夢泄, 遺精, 女人血崩, 童子骨蒸, 潮涎及一切虛羸, 黃黑疸, 急
　　慢驚風等百餘種欲死者를　皆治니라

杖瘡預防　○未受杖前에　白蠟을　細切하여　入椀內하고　滾酒服하면　重杖
　　이라도　不疼이니라

杖畢後　○童便, 黃酒各一鍾子를　溫服하면　血不攻心이라

成瘡　○黍米燒灰를　和油付하고　又는　眞末糊　도付하면　擧皆成腫치안코
　　止痛하나니라○半夏末을　調付하면　一宿에　不見痕이라

杖瘡重傷者　○黃土數斗를　盛袋한　後袋口를　緩結하여　平置하고　踞坐其
　　上하여　搖身하면　結核處가　盡消解하리니　然後에　以上藥物을　付하라

臍瘡　○當歸末을　摻付하고　又柏墨散이　亦好라○一切臍腫에　荊芥湯으로
　　洗한　後葱葉을　火灸候冷하여　以指甲으로　剖開하고　付腫處하라

痔瘡突出疼痛坐立不便　○先以韭菜淨洗하되　和沸湯하야　瓦器에　煎
　　하여　取熏하고　通手沃洗하면　即效하니라 如未盡消어든　小生薑(切薄片)하
　　여　散布痔上痛其處하고　以熟艾로　作炷하여　灸三張하면　黃水流出하여　自
　　消하고　若肛門上에　有兩三個　하여　四五日不消어던　　依前法一二且灸하

면 即效라

瘰癧 ○不問新久, 膿未膿하고 皆服玄蔘酒하여 發見諸瘡하라 飮酒不能者는 少飮하여 只取熏氣하되 輕者는 服一年하고 重者는 服二三年하며 最重者는 滿項膿血下止하야 延及頭上하나니 恒服不輟하라 將瘥時에 如何한 堅硬成核處던지 盡成膿化하여 皮肉空陷, 筋骨露見이라도 勿爲驚恐하라 此는 去腐生新의 兆니라 忌生冷熟肉, 葱, 蒜, 無鱗魚, 米醋, 猪肉, 濕麵等하라 喉破流膿者도 亦效라○小癧에는 地楡散에 加玄蔘服半年이면 神效라

凡瘰癧及痔漏唐瘡最神方 ○蜘蛛를 取一升하여 入置白缸中하고 浸一鍾眞油하여 勻漬衆蛛하고 經一宵周至漬油時量하여 傾出油汁하여 封口하고 黃土로 作確하여 入油한 蜘蛛를 取入하여 合口하고 圍以炭火하여 黃土確의 變成黑色으로 爲限하고 破確取蛛하여 細末하고 又以確土로 浸水하여 取出淸汁하여 每一鍾에 和酒少許하고 調蛛末一方寸匕 服하고 瘡口에 塗封置油汁하고 經三日更塗하면 不過三四次에 其效如神이라 但塗油處가 少痛이니라

小便卒不痛 ○炒鹽을 納臍中하면 即效라

夢泄 ○白茯苓一斤을 作末하여 米飮에 和下하면 即效니 赤伏을 參用도 亦可니라

陽虛陰萎不起 ○猪脊全部에 內外腎을 縫入脊內하여 蒸食하되 連用三次하면 仙藥이라 可稱하리라

中風不語或痰厥氣倒仆不省人事 ○急取香油三四兩하여 入麝香二三分攪均하여 病人의 口로 大開灌下케 하여 通關竅하면 即甦하니 無麝香이어든 生薑自然汁半盞을 同服하면 亦可라

中惡卒死或平居寢臥忽死 ○急取葱心黃하여 刺入鼻孔하되 男左女右로 刺入三四寸하면 鼻自出血者는 生하고 不出血者는 死하나니 此는 扁鵲秘方이라

肥濕者欲瘦方 ○棗葉을 曬乾하여 濃煎浴體하라

感寒一二日欲汗者 ○赤豆一握을 磨한 後白沸湯一湯器에 猛洗服하고 取汗하라

犯房傷寒至於死境者 ○雄雉(장기)의 右便足二個를 水一碗에 煎至

半器하여 溫服取汗하고 徐徐納汗하면 卽效니라○眞木炭을 作末하여 一合을 水煎服하고 取汗하면 亦效라

婦 人 科

帶下症 ○益母草末二錢을 空心酒服日三次하라○地楡一斤을 水熱成膏하여 空心服二合하되 日再次하라

○狗肝을 乘熱作膾하여 和芥子汁服하되 若一狗肝에 不差어던 三狗肝을 必食하라○貫衆五錢을 酒에 煎服하라○杏仁上의 黃皮를 燒存性作末하여 三錢式空心溫酒下하라○旱蓮草를 煎服又는 水豆腐를 多食하라

血崩 ○棉花子를 炒至盡煙後作末하여 每二錢을 空心溫酒下하라○覆盆子를 多服하면 永斷이니라

經道不通 ○茜草一兩을 酒煎服하면 一日卽通이라

孕婦心腹痛及漏胎 ○益母草를 煎服하라

胎動有落胎之漸 ○鷄卵을 依胎月數하여 烝食하라 銀指環을 水煎服하라○葱白을 煎服하라松寄生을 煎服하라

孕婦熱病 ○鷄子七個를 納置井中하여 待極冷呑下하라

兒在腹中哭 ○服黃連煎汁하고 使胎母로 俯伏向地하여 拾物하면 卽止라

難產 ○麝香一錢을 水調服하면 立產이라○草麻子를 兩手에 各執하면 立產이라○鼈甲을 作末하여 水調服하되 方寸匕服하라○槐子七個를 水呑하라○秋田蝸斯(뫼뚝이)三個를 去足하고 炒末하여 溫水調服하라○蝸斯一個右手에 執하면 卽產이라○松茸를 入白沸湯하여 其水淡黃커던 服하라○貂皮或熊皮上에 坐하면 卽產이라○海馬를 手執하면 卽產이라

大抵難產에 最要方은 太一個를 分半하여 一片에는 書日字하고 一片에는 書月字하여 呑下하면 卽產하나니라

死胎 ○其夫의 小便一盞을 煖飮하면 卽下라

橫逆產 ○其父名을 足上에 書하면 卽產이라

胞衣不下(後產) ○卑麻子仁二個를 搗付足心하면 卽下하니 隨其下하여 搗付한 卑麻子를 勿留一刻하고 速히 拭去하라 若遲緩이면 腸出이니 或至腸出이어든 卑麻子末을 頂心에 付貼하면 腸還收入하나니라○胞未出

時에 大紅蛤二十個를 水二升에 煎半服하면 即出하고 又産兒가 無病充實하니라 又胞不下에 醋鰕全體者를 擇하여 去頭尾足하고 中體만 二個를 呑下하면 即下하나니라○銀杏一個를 磨水飮하면 亦好라

難産 ○三姓家鷄卵各一個式과 三姓家水一匕, 鹽一撮式을 取하여 和服한 後에 仍摻吐하면 即産이라

臨産用力太多陰門突出 ○四物湯에 加龍骨末少許調服하되 空心連二貼하고 麻油湯水로써 熏洗하라

産後諸症 ○益母草에 童便, 黃酒를 相半하여 煎服하라 凡産後는 不問有無病하고 未食前에 黃酒와 童便을 折半相合하여 溫服하라

素患頭風婦人每當産後滿身浮腫者 ○未食前에 和酒添水少許하여 作粥頓服하라

産後發熱 ○柹屑三合을 溫水調服하라○熊膽을 溫水調服하야 一大盞을 服之하라○紅柹三個를 服하라○千葉膽를 多食하라○産後染衣를 漬水服하라○胡桃三個를 去皮服하라○野葵(아욱)를 濃煎多服하여 以代茶水하면 能히 淸熱補虛니라○蠶殼三枚를 燒存性하여 酒에 調服하되 熱極昏絶에 必用하라○紫騮糞을 以桑枝로 爛擣하여 作灸하고 刮取外皮하여 浸溫水後乘熱服하고 取汗하라. 産後諸症彌留者每産後復發 ○淸酒一鍾에 生地黃 五錢을 取汁하야 和服三四次하면 百病이 自差하니 飮酒不能者는 酒水相半하여 服用하라

産後見鬼譫妄 ○生地黃汁二合, 益母草三合, 童便一合, 鷄子淸三枚를 三 四沸하여 溫洗하라.

産後忽死而胸肋間有微熱 ○紅花數十斤을 大鍋에 煮熱하여 置牀下하고 熏且服하면 遂甦하나니라

産後陰中傷 ○梧桐枝를 水煎하여 頻洗하라

陰痛痒 ○陳艾를 和醋炒慰하고도 水煎溫洗하라

虛勞骨節疼痛汗出 ○取猪腎하여 造稀翟(국구미)하고 入葱, 豉, 米하야 依食法作粥服하라○牛脾(쇠지라)를 去筋膜하고 黑小太로 微炒作末하이 擣作丸服하라

産後腫 ○蟬三個를 去頭足하고 陰乾作末하여 溫水調下하라○菁根을 多取磨擣하여 乘熱付하면 大效라○뫼뚜기를 以好醋로 炒黑存性하여 至乾

커든 更添醋하여 猛炒作末後好酒調下하면 不過三四次에 祛根하나니라

産後咳嗽　○童便, 好酒各半盞을 和合溫服하라○奮命散이 神效니라(在醫方)

産後咳逆　○壁鏡窠(낙거미집)三五個를 煎取汁하여 熱服하고 靑橘皮末을 加入하라○葱白을 童便에 煎服하라

凡難産及後産不下子懸症　○百沸湯에 肉燭少許를 消飮하라(肉燭은 即牛油燭)

産後生腸不收　○香油를 煉熟하여 盆에 盛하고 待熱退稍溫하여 令産婦로 坐油盆中하여 約一食頃久後에 以皂角子末少許로 吹入鼻中하여 令作嚏하면 立效라

胎上附難堪(치겨붓터)　○布手巾을 胸中에 安鋪하고 牛糞을 煨火하여 取溫하면 即時安胎나 限久하면 亦不利니라

逆産足先出　○銀杏二十一個를 煎服하면 即産하나니 如無銀杏이면 杏木을 代煎하라

臨産久延辛苦至氣絕者　○蘇葉煎湯으로 腹部及産門을 洗之하면 順産이라

難産(胎兒死於胎內産母危急)　○冬葵子를 細末하여 酒調服하면 回甦하나니 産母가 若噤口어든 期於開口토록 服用하라

胎動(因物抵觸而動胎)　○向日花(해바라기꽃)를 煎服하면 即安하나니라

臨産辛苦　○杏仁一個를 去皮하고 白仁을 分半하여 一片에 書日字하고 一片에 書月字하여 塗生淸하고 更即合仁하여 生淸이 自然流外어던 白塗全仁하고 百沸湯에 呑下하면 即效라

胎兒姑未當門前胎母空然努力甚苦　○磨右(중쇠자웅)을 井水에 煎服하라

滿朔前死胎不即出瀉胎母陷危　○黑太를 醋에 煎하여 一碗을 服하라

後産不出　○生男에 用海帶(다시마)하고 生女에 用甘藿하되 海帶와 甘藿間에 一如掌大樣으로 切取한 後浸水待潤하여 腹臍上에 付粘하면 以手로 不捫이라도 自然順下라

落胎而不即出下　○糖桿中心(수수대속)을　燒末하여　酒調服하면　卽下하나니라

胎中痔疾　○烏鷄卵三個를　或生食煎食호대　隨意爲之하라

産後雜頉　○瓢枯(표고버섯)七個와　大棗二枚와　粘米一合을　同煎一服하면　神效라

産後乳道不足　○猪乳半鐘子를　溫水에　調服하면　好니라○萵苣種子, 木通, 甘草各三錢　大葱白二錢을　水煎服하라

乳腫　○初起時에　蔓荆子를　炒末하여　酒服方寸匕하고　以其滓로　付患處하라　又馬糞을　付하라　百合을　擣付하라○(鯖鯁魛鯛鲌鱈鯉魟鯝鯆鮋鰷鯯鰱魴)十四字符를　患處에　書하라

乳巖　○靑皮甘草煎湯에　樺皮燒存性하여　每一匕調服하고　日用涼膈散하라　○生太末을　和水連付하라○桃仁一升, 米一斗를　合同釀酒하여　連服하라

乳腫始初　○生地黃을　爛擣하여　付하면　効速니라○木麥末을　調蜜하여　數次溫付하라○鰍魚를　燒末하여　黑砂糖에　調和塗하면　卽差라○墨筆로　瘡處에「大根葉宗宗」五字를　書하면　不成腫하나니라

乳腫堅固成核身熱不能飮食　○橘皮一錢을　細末하여　酒에　連服하라

産後陰戶突出　○牛膝五錢을　水煎服하고　其後에　他人이　以醋塗手하여　其突出者를　推入하면　更不出이라

産後出血不止　○益母草를　煎服하여　限二十日하면　效하니라.

月經不順又不出　○生牧丹根을　煎하여　三四次服하면　卽效라

赤白帶下幷用方　○鼴鼠(두더지)를　燒黑末하여　一次에　五分重式每日　二三次溫水服하면　不過二四日全治라

産母餘血腹痛　○乾柿蔕(감꼭지)五六介를　水一鍾에　煎至半甫兒하여　服用하면　快愈할뿐　아니라　産母의　營養에　大效니라

胎兒不産而産母死　○鼠穿穴한　土를　木綿　布片에　盛置하여　爐火에　取熱溫하여　下腹에　安布置하면　不過十二分頃에　胎兒가　卽出하나니　其土末을　卽速推去하라　不然이면　五臟이　迸出하나니라

小兒科

小兒初生氣欲絕不能啼此是難產時或胃寒所致　○急抱綿絮하여　置懷中하되　勿斷臍帶하고　且以熱醋로　洗臍帶하야　須令氣回然後에　斷臍帶하라○初生에　遍身이　如魚泡하며　或如水晶하여　破即水流어던　蜜陀僧末을　摻付하고　因服蘇合元하라

初生面靑口噤者乃胎寒　○以白殭蠶으로　可救니　白殭蠶　木香　檳榔　肉桂　陳皮　甘草灸　各五分을　水煎하여　以綿으로　蘸入兒口하라

初生即死　○急視하면　口中에　有懸癰하고　臍上에　有泡라　以爪로　破出血히여　以帛으로　拭去하고　髮灰로　滲付하되　若惡血이　入口中하면　即死니　愼之하라

初生急患撮口不能飮乳(名曰 馬牙) 急視하면　齒齦上에　有小泡子하여　狀如粟米하니　以爪로　搔破하고　點生淸하라

初生大穀道(분문)無孔不通○以金玉簪尖末로　刺以穿孔한　後以蘇合元으로　作錠하여　納孔하고　或油紙로　撚經住하이　勿令再合케하라

初生大便不通　○以硬葱尖으로　入肛門中하라

初生小便不通　○生地龍數條를　調蜜少許하여　硏付陰莖上하라

初生不能吐乳謂之鵝口　○以括髮로　纏指하여　蕉井水淨拭하라○鼠婦(쥐며누리)를　取汁塗付하라

初生遍身無皮　○白米粉末로　撲之하여　待生皮乃止하라

初生鼻塞不通乳不得下　○皂角, 草烏을　等分作末하여　調葱涎파진하여　付頂門(숫구멍)하라

初生發驚乃胎驚　○用鎭驚散하라

初生發赤毒腫　○遊走入腹入腎則死니　名曰東遊오　即胎毒이라　鍼刺暈處하고　赤豆末을　和鷄子白하여　塗付하라

初生未啼時　○急以綿絮로　裹指尖하여　口中穢濁을　拭去하면　他日驚風熱瘡惡痘를　預防되나니라

兒生三日後洗浴　○易受風寒하니　雖夏炎이라도　愼之하라

初生時値天寒兒不能啼　○急以綿絮로　包裹하고　以香油紙로　燃臍帶하고　艾火로　灸斷하어　使煖氣로　入腹하되　若先斷臍帶하면　氣絕致死니라

初生不能出聲啼　○急視하면 糞門에 有一膜이 閉住하여 不能出聲이니 當以手爪로 徵徵搏搖하면 膜破하여 能啼하나니라

百日之內不宜堅抱　○堅抱하면 易悲生驚이오 頭傾하여 天柱가 倒仄할 憂慮가 有하니라

半歲前不可獨坐　○獨坐하면 龜背拘樓의 症이 有하니라○兒生兩月後 若遇晴和天氣時어든 一度風日을 恰受식히면 血氣剛强하나니라

洗浴　○當護背하야 勿觸風寒하고 又忌多浴이니 勿令臍肛으로 見濕하라

剃頭　○宜暖處에 宜丑寅日이오 剃後에 用薄荷三分杏仁三個皮尖하고 爛搗하여 入生麻油三四滴後에 和均拌하여 頭上에 擦付하면 可避風邪라

食肉　○太早가 甚忌하니라

口瘡　○黃連末을 摻付하라

鵝口瘡　○鼠婦를 取汁塗付하라

撮口及發噤　○白僵蠶二個를 作末調蜜하여 付脣口內하라

齒齦潰爛　○雪綿子로 裏手指하고 第二番米紺水를 頻蕉하여 頻拭出血하라

痘後牙疳　○眞油를 火沸하고 綿子로 作椎三四個하여 蕉熱油하여 刷疳蝕處하면 神效라

口疳腐齦　○眞油를 猛火沸하고 入鷲(독수리)羽하여 盡消後에 塗付하라

脹症　○鷄子殼을 燒末하여 酒服方寸匕하라

月蝕瘡　○蚯蚓糞을 燒末和猪脂하여 付貼하라

胎毒爛瘡　○舊鞋底(묵은 짚신창)을 燒末하여 和猪脂或眞油하여 塗付하라

諸爛瘡　○浮萍草苦蔘을 等分濃煎하여 浸洗하라

頭耳瘡　○以兒父尿로 洗後에 狗糞을 燒灰하여 和油塗하라

身上諸瘡及白禿瘡　○馬骨을 燒灰하여 和醋付하라 白禿瘡은 凡頭上에 團團한 白色이니 每早에 以蒜切片하여 從白處塗付하라

痘後痰盛　○生梨一個를 半部去瓢하고 入硼砂五分하여 復合半하고 蒸取汁服之하라

風丹及胎丹　○寒水石을 作末하여 調水付貼하면 神效니라

諸咬傷科

蜈蚣咬 ○十指甲(손톱)을 磨水付하면 立效라 田蝸(달팽이)를 搗付하라 「역귀입새」를 取汁塗하라 生栗을 嚼付하라 蝎螫傷 雄者는 傷人에 痛在一處하고 雌者는 傷人에 痛牽遍身하나니 井底泥를 付하고 隨乾換付하라 書地作十字하고 取其土하여 水煎服少許하라 木椀을 蓋痛處하고 遇半日하면 即愈라○生芋를 搗付하라

毒蛇纏身不脫 ○令其人으로 在地上하여 遍身轉滾하면 蛇自骨軟而解脫이니라 又用草刺蛇尾上小眼하면 亦效라

蛇咬 ○用新汲水하여 洗淨腐肉하고 白草末에 加胆礬麝香少許하야 滲하라○貝母末을 酒調服하되 隨量大飲하면 少頃에 酒自傷口로 流出하니 待流盡하여 以渣로 付之하라○兩刀로 在水相磨하여 飲之하라○五靈脂一兩重雄黃五錢共末하여 各二錢을 酒調服하라○桑灰水에 三次淨洗後枯白礬末을 摻하라○北魚目을 吸煙草涎에 嚼付하라○燒酒를 大飲하고 胡椒煎水에 頻洗하고 北魚皮를 付之하라○櫻桃葉을 搗付하라○白粥을 煎浴하면 神効하니라

毒蛇咬 ○生石灰와 生柿汁을 混合置之하였다가 咬處에 頻頻塗付하라

鼠蛟 ○荔枝를 嚼付하고 又는 班猫燒灰를 香油에 調付하라

猫咬 ○薄荷를　　　煎洗하라○川椒를　　　煎洗하라

家犬咬 ○胡椒를 極細末付之하면 初覺腫痛이나 少刻에 痛止腫消하나니라○以木一截로 向傷處指定하여 以火로 在木尾燒之하며 問其痛否하여 痛則多燒數次하고 不痛則愈니라

狂犬咬 ○糯米末을 以法油로 煎餅하이 食之하라○被咬時頭頂上紅髮二三根을 見하거든 超急拔去하고 無風處에서 以冷茶로 洗淨하고 杏仁을 搗付하며 內服韭汁一椀하고 隔七日再服하되 四十七日에 共服七椀하고 鷄子白을 煎熟하여 傷口上에 蓋하고 用艾灸數十張하라 百日內에 忌塩醋하고 一年內에 忌猪肉魚醒酒色하며 終身所忌는 狗肉, 蠶蛹, 紅豆飯이라○班猫三分重을 作末하여 男子被咬에는 持右猫末하고 咬人의 後에 立하여 授以服之하며 女子被咬에는 持左猫末하고 咬人의 前에 立하야 授以服之하면 即差하리라(水調服)

諸傷通治科

手足凍龜(얼어터진데) ○菊花莖을 水煎洗하라 ○蕃茄(가지)樹根, 葉間霜前에 採取陰乾하였다가 三伏에 水煎浸手足하면 神効니라

火傷 ○「오소리」油를 塗付하고 糖油(등겨기름)를 塗付하고 「우무」를 塗付하라 ○沒食子를 細末하여 猪脂에 和調付之하라 ○鼠糞을 精綿木(정한헝겊)에 陳醬(묵은간장)을 蕉하여 傷處에 裏한즉 止痛速差하나니라

火傷皮脫 ○燒酒를 塗하라 ○梨葉을 浸燒酒하여 付之하라 ○熊油를 塗之하라 ○豆粥에 죽니불진것을 歛取付之하라 ○鼠糞을 燒灰하여 眞油에 和調付之하면 毒液이 流出速效하나니라

湯水傷 ○白米粥을 炎하여 待冷浸傷處하라

刀鎗傷 ○白礬末을 塗付하되 勿論大小傷皆效니라 ○車前子葉을 細末摻之하라

鐵釘刺 ○石灰를 付之하면 即差니라

草木根刺 ○榛子(개암)를 嚼付하면 即出이라 ○蕎麥桿灰水에 溫浸하라 牛肉을 薄切하여 付當處면 自出이라

針入腹中 ○磁器를 肛門에 按住하면 引出이라

矢鏃入肉 ○蝌蚪(올챙이)와 螳螂(말동구리)을 合搗付之하면 自然聳出이라

蛇骨刺成腫 ○百藥無效에 家舂(찧는 방아) 頭便地의 土를 掘取하여 調水作餅하여 溫付하고 起土를 浸水頻服하면 神効라

蛇轉瘡(全身頭面作浮腫形與蛇同凶怪) ○庭階石面에 雨水頻濕處靑苔生한者一錢重을 水調付하면 神効라

各種滯祟科

食滯 ○(보리슈나무)枝條를 濃煎하야 三次服하라

積滯 ○破沙器를 細末하여 水三椀에 煎至半하여 去滓하고 眞油一鍾을 和溫하야 二次分服하라

牛肉滯 ○生梨汁을 服하라 ○梨木枝數握을 濃煎服하라 ○畓中草(俗名가

래)를 服하되 乾者는 煎服 生者는 取汁服一鍾子하라○白鳳仙花一握을 水三椀에 煎至一碗하야 空心服數三次하라

猪肉滯 ○柿를 生食이나 或煎服하라

鷄卵滯 ○蘇葉及梗을 煎服하라

河豚湯毒(복어탕독) ○砂糖을 水煎하여 二三次服之하고 又米泔水(쌀뜨물)를 多服하라

麵滯 ○大根生汁을 服之하라

脉法圖

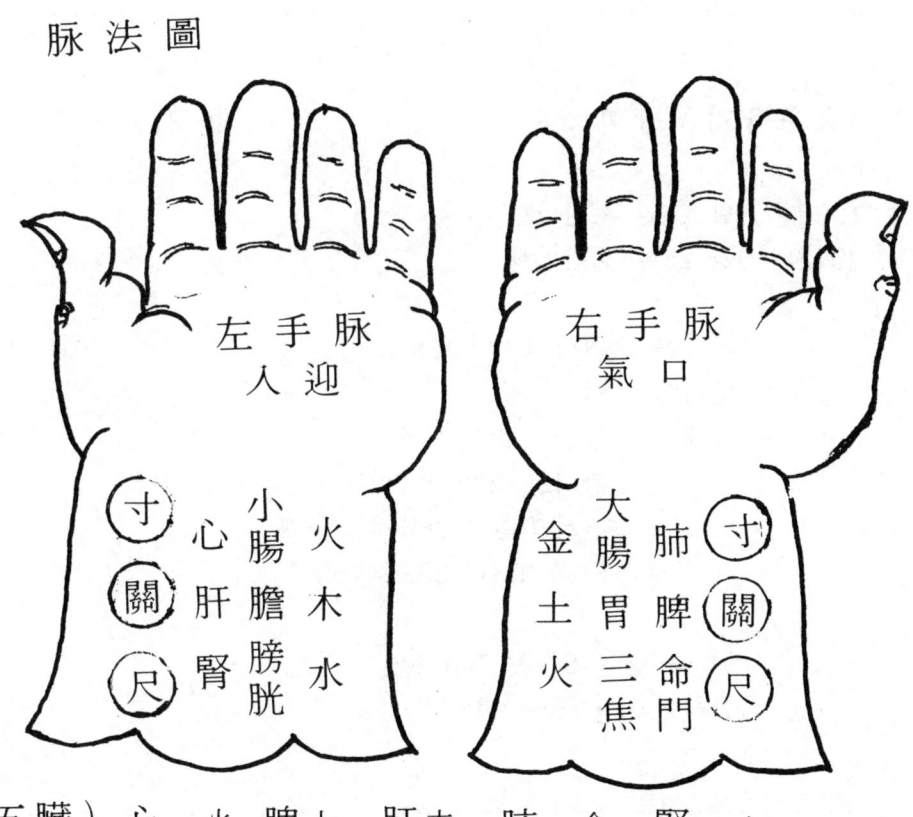

(五臟) 心 火 脾 土 肝 木 肺 金 腎 水 命門 火
(六腑) 小腸 火 胃 土 膽 木 大腸 金 膀胱 水 三焦 火

一坎　二坤　三震　四巽　五离　六乾　七兌　八艮　(九離)
身脉　昭海　外關　臨立　列決　公孫　後溪　內關
一　　二　　三　　四　　五　　六　　七　　八

판 권
본 사

오운육기처방학   값 27,000원

1989년 9월 25일 초판발행
2012년 6월 25일 재판발행

       저 자   최성식(백운당)
       발행인   안 영 동
       발행처   출판사 동양서적
                 경기도 용인시 기흥구 청덕동 554-5
                 전화 (031) 282-4766~7
                 FAX (031) 282-4768

등 록 일   1976년 9월 6일
등록번호   제6-11호